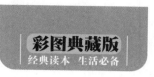

彩图典藏版
经典读本 生活必备

精解精析 图文并茂

拉筋拍打治百病

张威◎编著

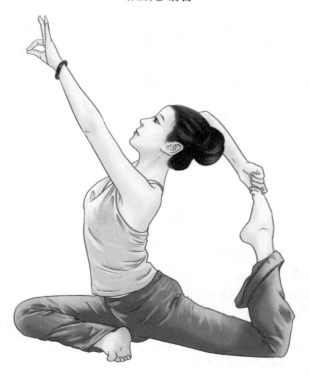

天津出版传媒集团

天津科学技术出版社

图书在版编目（CIP）数据

拉筋拍打治百病 / 张威编著. –– 天津：天津科学
技术出版社，2018.6

ISBN 978-7-5576-4586-1

Ⅰ.①拉… Ⅱ.①张… Ⅲ.①按摩疗法（中医）Ⅳ.
① R244.1

中国版本图书馆 CIP 数据核字（2018）第 037140 号

策划编辑：刘丽燕　张　萍

责任编辑：王朝闻

责任印制：兰　毅

天津出版传媒集团
天津科学技术出版社 出版

出版人：蔡　颢

天津市西康路 35 号　　邮编：300051

电话：（022）23332490

网址：www.tjkjcbs.com.cn

新华书店经销

三河市万龙印装有限公司印刷

开本 720×1 040　1/16　印张 26　字数 608 000

2018 年 6 月第 1 版第 1 次印刷

定价：68.00 元

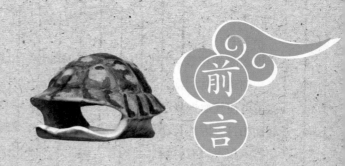

　　中医讲"筋长一寸，寿延十年"，传统中医认为，每个人的身体里面都有一条大筋，从颈部开始引向背部，经腰、大腿、小腿、脚至脚心。它就像经络穴位，并无有形的位置，但是当你接受治疗的时候，就会感到这条筋的存在。人们在工作或者学习中由于长时间保持同一姿势，坐立姿势不正确，或者缺乏充足的运动，运动方法不科学，运动不当，会使肌肉产生反射性收缩和痉挛，就会造成筋缩。

　　随着现代社会的发展、生活节奏的加快、工作压力的加大以及情感的变化等诸多因素，很多人表面上看起来没有病，身体却处于亚健康状态，不是腰酸背痛、颈肩疼痛，就是浑身没有力气，但是去医院检查又没有什么病。这时候如果你去找中医进行诊治，中医就会告诉你，这是因为你的气血不通畅，筋缩了。筋缩的症状五花八门，主要表现为腰背疼痛、腿疼、麻痹、长短脚，有时则会引致脚跟的筋也有放射性牵引痛，步伐无法迈开，要密步行走，髋关节的韧带被拉紧，大腿既不能抬举也不能横展。

　　人体得病的原因很多，但是不论是何种原因导致的疾病，其本质都是某个部位的气血不通畅。中医讲"不通则痛"，经络壅塞会导致气血不畅通，气血不畅通则导致体内器官不能正常运转，器官不能正常运转，则会引发各种不适症状，严重者就会引发各种疾病。由此可知，经络壅塞是疾病的根本，只要疏通了经络，自然就可以祛掉病根，有效地养护人体健康。

　　要想把握住自己的健康，就必须尽快地行动起来，在认识正确的健康理念的基础上，学习和掌握一些科学的具体的健身方法，并实实在在地将它们融入自己的日常生活中。拉筋拍打就是非常有效的方法，身体因为筋缩而导致的各种病痛，因经络壅塞而产生的疾病，都可以通过拉筋拍打来进行治疗。

　　拉筋是一种简单有效的大众经络保健方法，使用这种方法人们不需要掌握专业的技术，也不一定要使用专业的医疗器具，只需要熟悉人体经络的走向以及养生要穴的分布，用自己的身体做出各种动作，或是用手掌对症拍打相应的经络穴位，就能达到舒经活络、养护健康的功效。拍打也是一种随时随地可以进行的绿色养生术，它有助于疏通人体经络，调和气血。看似简单的拍打，可以拍出身体瘀毒，通过不断地拍打气血不通的部位，就可以使气血恢复畅通，各种不适症状也就自然消失，身体也就可以恢复健康。小小的拉筋和拍打，因为符合天地万物运行之道，在现代人自我治疗中起到非常有效的作用。拉筋拍打不仅可以有针对性地治疗人体的各种常见疾病，如高血压、心脏病、糖尿病等生活方式病，更对网球肘、鼠标手、关节错位、肌肉拉伤等现代文明病有非常明显的疗效，还可以帮助人们美容、减肥、抗衰、美体，可以说是改善身体健康状况、防病强身、治疗百病的奇效良方。拉筋拍打不仅具有安全方便效果好的特点，而且不需要特别的专业知识，也不需要耗费医疗设施和资源，为现代人自我养生之首选。

作为一本学习拉筋拍打的基础入门之书，《拉筋拍打治百病》有着非常实用的价值，可以让人们了解拉筋拍打治百病的操作方法和具体功效。本书全面系统地介绍了拉筋拍打的发展历程，揭示其现代医学理论依据和中医经络学基础知识；分析了拉筋的原因、方法、常见问题等，详细介绍牛角松筋术的理论依据，面部美容、腰腿保健、美体塑形等方面的牛角松筋术；针对颈椎错位、肩关节错位、髋关节错位、肘关节错位、腕掌骨错位以及身体其他部位的错位进行了详细的复位手法介绍；针对颌颈部、肩部、肘部、腕部、胸部、腰背部、骶髋部、膝部、踝及足部等身体各个方面的解结松筋手法分析，循经拍打养生的要点、注意事项；人体十四条经络上的穴位功用，美肤、瘦身、抗衰的相应拉筋拍打方法；针对孩子、女人、男人、老人等不同人群易患疾病各自适合的拉筋拍打方法；针对常见的症状、心脑血管疾病、现代文明病等现代常见病的拉筋拍打治疗法。最后还介绍了许多和拉筋拍打有异曲同工之妙的中医常用保健方法，比如推拿、拔罐、刮痧、导引等。

本书系统全面、科学实用，讲解深入浅出，适合各类人群阅读，不论有无任何医学基础，都可以较轻松地读懂。书中还配以相应的图片，使读者能够更加直观形象地学习和掌握各种按摩技术和调理方法。通过本书，你能对拉筋拍打养生法有一个全面而深入的认识，并能快速有效地运用到自己的生活中，取得不错的养生保健功效。

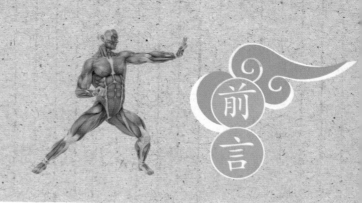

第一章 重拾传统拉筋拍打养生大法

第二章 筋长一寸，寿延十年
——拉筋，国人健康长寿的保健之法

第三章　妙用牛角松筋术，健康天天住你家

第四章　错位是一种筋伤，正骨帮你寻回健康

第五章　从头到脚的解结松筋术，全方位的养生大计

第六章　循经拍打几分钟，全身上下都轻松

第七章　认清穴位，精准拍打更健康

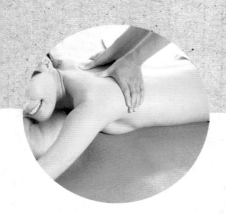

重拾传统拉筋
拍打养生大法

● 中医之宗《黄帝内经》认为，经脉能"决生死，处百病，调虚实"，由此开启了中医经络学的发展，也开始了拉筋拍打养生大法的发展历程。导引、气功、易筋经、针灸等中国传统养生保健法无一不是活血通络的体现，且自古以来的长寿者通常都有一副柔软的筋骨。因此可知，要想健康长寿，人们需要重拾传统的拉筋拍打养生大法。

第一节

拉筋拍打养生，
源远流长

《黄帝内经》——拉筋拍打养生的起点

《黄帝内经》是中医养生的源头之作，也是拉筋拍打养生的起点。在《黄帝内经·灵枢·经脉篇》里记载有："经脉者，所以能决生死，处百病，调虚实，不可不通。"这里再三强调人体经脉必须畅通的原因就是经脉能"决生死，处百病，调虚实"。因此，经络的作用可谓"神通广大"。

"决生死"是指经脉的功能正常与否，能够决定人的生与死。人之所以成为一个有机的整体，是由于经络纵横交错，出入表里，贯通上下，内联五脏六腑，外至皮肤肌肉。经络畅通，人体气血才能使脏腑相通，阴阳交贯，内外相通，否则，脏腑之间的联系就会发生障碍，引发疾病，严重者甚至导致死亡。"处百病"是说经脉之气运行正常，对于疾病的治疗与康复起着重要的作用，中医治病都必须从经络入手。"痛则不通，通则不痛"，身体发生疾病就是因为经络不通。只有经络畅通，才能使气血周流，疾病才会好转，病人才得以康复。

"调虚实"指的是调整虚证和实证。比如对实证，有人患有胃痉挛，则可针刺病人足三里穴，使胃弛缓；对虚证要用补法，如胃弛缓的，针刺病人足三里穴，可使其收缩加强。当然，尽管都针刺足三里穴，但因为虚实不同，一个用的是泻法，而另一个用的是补法。

由此可知，经络是联系全身的网络系统，树杈众多，错综复杂，把全身各个部分联系起来。人体的各种气血精微物质和各类信息，都是通过这个网络系统传送、传播到身体的各个角落。也就是说，生命是否存在，决定于经络；疾病之所以发生，是由于经络活动出了问题；疾病之所以能得到治疗，也是由于经络的作用。因此，在日常的保健中，人们要保持经络畅通，多运用拉筋、拍打等养生法来舒筋活络，才能减少疾病的发生，拥有健康的体魄。

皇甫谧《针灸甲乙经》——首次系统地介绍人体经络穴位

晋代皇甫谧编写的《针灸甲乙经》是中国针灸学专著，原名《黄帝三部针灸甲乙经》，简称《甲乙经》。该书集《素问》《针经》（即《灵枢》古名）与《明堂孔穴针灸治要》3书中有关针灸学内容分类合编而成。原书根据天干编次，内容主要论述医学理论和针灸的方法技术，故命名为《针灸甲乙经》。世人评价其"洞明医术，遂成其妙"。

据史书记载，皇甫谧本是一位史学家，年近50岁时，开始钻研针灸医术，学习上述3书，并将其中"事类相从，删其浮辞，除其重复，论其精要"而成书。人称其"习览经方，手不辍卷，遂尽其妙"，或誉之为"晋朝高秀，洞明医术"。正是凭着这股为自救而钻研医学的精神，皇甫谧成了"久病成良医"的典范人物。在当时，中医学典籍《素问》《灵枢》等虽有关于针灸学理论与技术的阐述，也有若干专门论述针灸经络的小册子，然而或已散落残佚，或只散见而不成系统，皇甫谧正是在这样的历史背景下对针灸经络、腧穴等从理论到临床进行了比较全面系统的整理研究，最终成书《针灸甲乙经》。

① 系统论述经络学说

经络是一个至今尚未证实其客观存在的系统，但2000多年来其理论学说一直指导着中医学、针灸学的诊断和临床治疗，并每获佳效。这一系统的径路、走行方向、与穴位关系等在针灸学的发展上没有不同观点。《甲乙经》在晋以前医学文献的基础上，对其进行了比较全面的整理研究，对人体的十二经脉、奇经八脉、十五络脉以及十二经别、十二经筋的生理功能、循行路线、走行规律以及发病特点等传统理论做了比较系统的概括和论述，成为后世对此学说研究论述的依据。

② 系统整理人体穴位

该书对针灸穴位的名称、部位、取穴方法等，逐一进行考订，并重新厘定腧穴的位置，同时增补了典籍未能收入的新穴，使全书定位腧穴达到349个，其中双穴300个，单穴49个，比《内经》增加189个穴位，即全身共有针灸穴位649个。在此之后穴位数虽每有增减，但该书为之奠定了可靠的基础。正是由于《针灸甲乙经》首次全面介绍了人体经络穴位，从而为拉筋拍打养生奠定了更为坚实的基础。

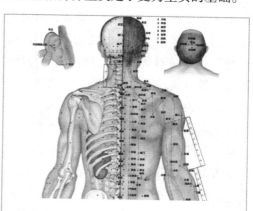

◎人体经络穴位与拉筋拍打有密不可分的关系，拉筋拍打养生往往都是根据穴位的功能发展出来的。

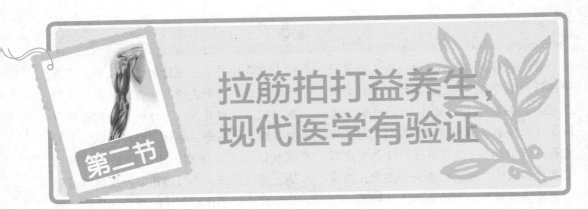

拉筋拍打益养生，现代医学有验证

第二节

❤ 经筋与肌学——中西医殊途同归

从字体分析来看，经筋的"筋"字是会意字，因此，可以通过分析它的部首来推断出它代表的具体意义。筋字从竹、从力、从月（肉）旁。竹者节也，说明为筋之物可以有竹节样的外形变化；从力，指出了随着筋出现竹节样外形变化的同时，可以产生力量；从月（肉）旁者，则更明确了筋是肉性组织。由此得出结论：在人体中，筋可随人的意志伸缩变形并产生力量，是牵拉肢体产生相应活动的组织。正如《说文解字》所说："筋者，肉之力也"，《灵枢·经脉》也说"骨为干，筋为刚"，都是对运动肌的描述。而西医认为，骨骼肌都附着于骨骼上，其越过一个或多个关节，当肌肉收缩时，则牵引远端的肢体沿关节的某个运动轴活动而产生运动；其肌腱均附于关节周围，正如《素问·五脏生成篇》所说："诸筋者皆属于节"；其肌腹由肌纤维组成，维持着肌肉的外形，居两关节之间，正是"其所结所盛之处，则唯四肢溪谷之间为最"。由此

可知，筋肉包绕了关节，又隆盛于两关节之间，正是"连缀百骸，故维络周身，各有定位"，因此可以明确得出结论，中医的"筋"就是西医的"骨骼肌"。只有明确"筋"在人体的具体所指，才能分析筋的生理、病理及易患疾病。每块肌肉都是一个器官，除肌组织外，还有结缔组织、血管、神经等分布。骨骼肌由中间部分的肌腹和端部附着于骨面上的肌腱两个部分构成，此外还有筋膜、滑囊液、腱滑液鞘、滑车、籽骨等肌肉附属组织。在肌组织中，受到主动收缩力或被动牵拉力时，其应力点基本在肌的起止点（即肌在骨骼上的附着点）处，中医称作筋结点。这里也正是劳损并引起关节痹痛的重要部位。而在该部位的附属组织更首当其冲，是劳损最早发生的部位，筋结点反复损伤，尤其有"横络"形成时，则称之为结筋病灶点。某些特殊易磨损的部位，如肱二头肌长头肌腱沟处，因肌腱受肱骨大小粗隆及其上附着的横韧带的限制，也是常出现结

筋病灶的部位。与此相同，神经纤维管、骨性纤维管、腱鞘、滑液囊、滑车、杆骨等也是容易出现结筋病灶点的部位。 此外，中医之所以在"筋"前加上"经"字，构成经筋理论，是因为十二经筋是十二经脉所络属的筋肉组织，正如《针灸学》所说："十二经筋是十二经脉之气结聚于筋肉关节的体系，是十二经脉的外周连属部分。"十二经筋与十二经脉循环分布相似，却各有不同。

经筋与韧带学——束骨利关节

中医的"脏象"理念指的是以象（功能）推导其脏（组织结构）的方法，正所谓"脏藏于内，而象于外"。简单点儿说，就是在人们掌握一定的规律之后，可以根据人体的表象来推断它内在的功能和存在价值。而这个规律就是指"经筋"。

《黄帝内经》在《素问·痿论》指出："宗筋主束骨而利机关者也。""利机关"即运转关节，"束"是约束的意思，束骨指的是人体骨骼的关节连结问题，这便涉及西医解剖学的韧带学内容。现代医学认为，骨与骨之间借纤维结缔组织、软骨或骨组织相联结，形成不动、微动和可动关节。关节的主要结构有关节面、关节囊和关节腔。关节的辅助结构有滑膜皱襞、韧带、关节盘、关节盂缘等。其中骨间的纤维结缔组织、关节滑膜皱襞、韧带、关节盂缘等均同于经筋病学的范畴。

具体来说，关节囊是结缔组织构成的膜囊，附着于关节的周围，密封关节腔。其外层为纤维层，厚且坚韧。在运动范围较小或负重较大的关节中，均较厚而且紧张，有的部分明显增厚而形成韧带。衬附于纤维层内、关节韧带及通过关节内肌腱表面，其周边附着于关节软骨边缘，这是滑膜层。滑膜表面常形成许多突起，多附着在关节囊附着部附近，有的形成皱襞突入关节腔，形成滑膜皱襞。有的滑膜层还穿过纤维层呈囊状向外膨出，形成黏液囊，常介于肌腱与骨面之间，起到减轻摩擦损伤的作用。关节盂缘为纤维软骨环，底部较宽，附着于关节窝的周缘。 正是这些呈索状、短板状或膜状，附着于两骨的表面且有相当的韧性和坚固性的纤维结缔组织，使得人体的骨骼之间紧密相连，充分发挥着"束骨利关节"的功效。

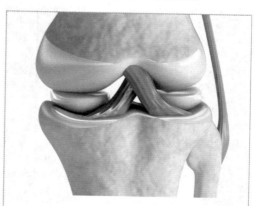

◎在人体中，骨与骨之间借纤维结缔组织、软骨或骨组织相联结，形成不动、微动和可动关节。

经筋与运动力线——牵一筋而动全身

《黄帝内经》认为，经筋主束骨而利关节，即主人体百骸的连接与关节运动。人体自身的肌肉收缩即可产生躯体在空间的位置改变，这就是运动。运动是人生存所必需的生理活动，但非生理的运动却可能造成肌肉及其相关组织的损伤。从现代医学的角度来分析，人体运动是由自身的肌肉主动收缩而产生的，也就是说，自身肌肉收缩所产生的力，由肌肉本身传递到肌两端与骨相联结的结合点上，从而使其跨越的关节产生活动，从而出现肢体的运动。同理，当损伤性的肌肉收缩时，也会在肌肉的两端（即起止点）施加同样的力，故而也会造成肌肉起止点的损伤。虽然，由于解剖结构不同，可以先在某一端出现，或表现得比较显著，但反复、长期的非生理的肌收缩，往往会使两端受力点受伤，因此，当肌肉附着的一端出现关节疼痛时，常常在肌肉另一端附着点也会伴有轻重不等的损伤。这样，就出现了在

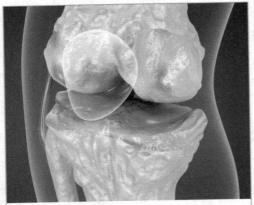

◎经筋主束骨而利机关，即主人体百骸的连接与关节运动。

痹痛关节远端的疼痛点。将两点相连，则成为一条痛点连线。而这一连线，也恰恰是该肌肉的运动力线。由此可知，人体的任何一个活动都不是一块肌肉所能完成的。除上述主动肌的运动损伤外，一般都会牵及相关的其他辅助这一运动的肌组，甚至要累及参与这一运动的所有肌群，从而出现极长的损伤线。例如一个投掷运动，它不仅有握肌肌组的参与，还要有屈肌肌组参与、屈肘、屈肩、收腹、下肢蹬地、弹跳等一系列主动肌的顺序参加。这样，一个投掷运动的损伤，常常会沿这条超越局部的力线出现病痛。而这些痛点或力线，恰恰与《灵枢·经筋》对十二经筋从四肢末至头身的整体性描述一致。因此，我们不难看出，经筋更重要的临床意义在于它是对人体运动力线的深刻总结和描述。这种描述从生理上概括出参与同项运动的肌肉组分布规律；在病理发展过程中，又是病痛传变的潜在扩延线。这种规律性总结，可以称作点线规律。说得简单一点儿，也就是牵一筋而动全身。

此外，任何运动都需要固定肌的参与。固定肌是指那些起着固定原动肌起或止点所附着骨骼作用的肌群。比如，在屈肘举臂过程中，首先要固定肩胛骨，继而固定肱骨，只有这样才能发挥肱二头肌、肱肌的屈肘功能。固定肩胛骨是由肩带的前伸、后缩肌群和上下回旋肌群同时收缩完成的，还涉及肩胛提肌、菱形肌、冈上肌、冈下肌、前锯肌、胸小肌。由于协同

肌都居于主动肌两侧，因此，协同肌损伤的痛点就分布于主动肌力线的两旁。将这些病痛点与主动肌力线上痛点相连，则往往形成一个"面"。由此，经筋劳损扩延的过程还可以由"线到面"，这又可称作线面规律。

运动时也少不了拮抗肌——那些与主动肌相对抗的肌肉群就是"拮抗肌"，它们与主动运动相反。然而，正是借助拮抗肌的主动弛缓或伸展，使主动运动平稳，节制其运动过度，防止出现急跳或痉挛运动。由此可见，不协调的运动和劳损性伤害，不仅损伤主动肌，而且可以损及拮抗肌和固定肌。由于拮抗肌分布在肢体对侧面，当其损伤时，其病状会出现在肢体对侧，使痹痛症状向立体方向发展，即"由面到体"。"由面到体"的逐渐进展规律可称为面体规律。 十二经筋正是总结了这种临床疾病传变规律，且从生理分布和病理发展角度，进行了高度概括和总结。手足三阳经筋分布于人体躯干与四肢背侧（阳面）；手足三阴经筋分布于人体躯干与四肢前面（阴面）。反映了前（阴）、后（阳），即整体的身前、身后经筋的生理与病理关系。足三阴经筋以厥阴居中，太阴居前，少阴居后，反映了下肢内侧"面"的经筋生理与病理关系。足三阳经筋以少阳居中，太阳居后，阳明居前，反映了下肢、躯干背侧"面"的生理与病理关系。手三阴经筋以厥阴居中，太阴居前，少阴居后，反映了上肢内侧"面"的生理与病理关

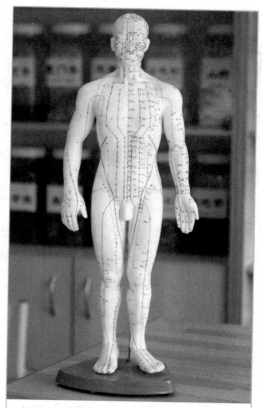

◎经脉是经络的主体，主要分为正经和奇经两类。正经有十二条，称为"十二正经"，奇经有八条，称为"奇经八脉"。

系。手三阳经筋以少阳居中，太阳居后，阳明居前，反映了上肢背侧、头颈部"面"的生理与病理关系。十二经筋循行线则分别反映了"线"的生理与病理关系，而每个筋结点和结筋病灶点，则反映"点"的生理与病理关系。 因此，结合中西医的观点，可以得出这样的结论即十二经筋是以12条运动力线为纲，对人体韧带学、肌学及其附属组织生理和病理规律的概括和总结，充分论证了其"牵一筋而动全身"的重要意义。

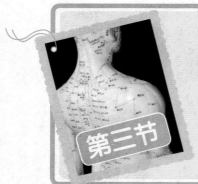

拉筋拍打，先问问经络这个健康大管家

第三节

人体内看不见的河流——经络

经络是经脉和络脉的总称，人体上有一些纵观全身的路线，古人称之为经脉。这些大干线上有一些分支，在分支上又有更小的分支，古人称这些分支为络脉。"脉"是这种结构的总括概念。

尽管早在2000年前的汉代就有了经脉图谱，但是，直到解剖学说成熟完善的现代，也找不到与古典图谱一致的经络，那究竟有没有经络呢？中医是相信经络的存在的。早在数千年以前，人们就发现某些人生病时身体会出现红色发烫的线条，按摩那些线条可治疗疾病，经络学说就是从这些治疗经验里发展出来的，并成为中医最重要的组成部分。

虽然迄今为止，没有人知道经络的实质，也没有人知道经络是怎样被发现的，但是经络却用特殊的方式告诉世人它的存在是千真万确的，只是没有人能看见而已。当针灸或者按压穴位的时候，人身上沿着经络的地方会出现酸、麻、胀、痛的感觉，比如按手臂肘弯下的"麻筋"，

手心会有麻的感觉，中医把这个叫"得气"，出现这种现象时，诊治效果往往更好。不过这种"得气"跟每个人体质有关，有的人明显，有的人则没什么感觉。

中医认为，经络的养生功效主要有以下三个方面。

① 联系脏腑、沟通内外

《灵枢·海论》指出："夫十二经脉者，内属于腑脏，外络于肢节。"人体的五脏六腑、四肢百骸、五官九窍、皮肉筋骨等组织器官，之所以能保持相对的协调与统一，完成正常的生理活动，是依靠经络系统的联络沟通而实现的。经络中的经脉、经别与奇经八脉、十五络脉，纵横交错，入里出表，通上达下，联系人体各脏腑组织；经筋、皮部联系肢体筋肉皮肤；浮络和孙络联系人体各细微部分。这样，经络将人体联系成了一个有机的整体。

经络的联络沟通作用，还反映在经络具有传导功能。体表感受病邪和各种刺

激，可传导于脏腑；脏腑的生理功能失常，亦可反映于体表。这些都是经络联络沟通作用的具体表现。

② 运行气血、营养全身

《灵枢·本藏》指出："经脉者，所以行血气而营阴阳，濡筋骨，利关节者也。"气血是人体生命活动的物质基础，全身各组织器官只有得到气血的温养和濡润才能完成正常的生理功能。经络是人体气血运行的通道，能将营养物质输送到全身各组织脏器，使脏腑组织得以营养，筋骨得以濡润，关节得以通利。

③ 抗御病邪、保卫机体

营气行于脉中，卫气行于脉外。经络"行血气"而使营卫之气密布周身，在内和调于五脏，洒陈于六腑，在外抗御病邪，防止内侵。外邪侵犯人体由表及里，先从皮毛开始。卫气充实于络脉，络脉散布于全身而密布于皮部，当外邪侵犯机体时，卫气首当其冲发挥其抗御外邪、保卫机体的屏障作用。如《素问·缪刺论》所说："夫邪客于形也，必先舍于皮毛，留而不去，入舍于孙脉，留而不去，入舍于络脉，留而不去，入舍于经脉，内连五脏，散于肠胃。" 总之，中医认为经络是人体内的一种通道，是气血的通道，在人体内，是一种内景，在外面是看不见的。要"反观"，就是往里看，就是《黄帝内经》所说的"内求"。其实，想要内求并不难，这需要修炼入静的功夫，在有了一定的功夫后，就能往里看了。这种功夫需要修炼，而且人人都可以修炼出来，这种功夫就是后来所谓的气功。只要静心澄志，精神内守，就可以内观到经络的运行。

❤ 十二经脉：人体经络的主干要道

十二经脉是经络学说的主要内容。"十二经脉者，内属于府藏，外络于肢节"，这概括说明了十二经脉的分布特点：内部，隶属于脏腑；外部，分布于躯体。又因为经脉是"行血气"的，其循行有一定方向，就是所说的"脉行之逆顺"，后来称为"流注"；各经脉之间还通过分支互相联系，就是所说的"外内之应，皆有表里"。

（1）手太阴肺经：手太阴肺经主要分布在上肢内侧前缘，其络脉、经别与之内外连接，经筋分布其外部。

（2）手阳明大肠经：手阳明大肠经主要分布在上肢外侧前缘，其络脉、经别与之内外连接，经筋分布其外部。

（3）足阳明胃经：足阳明胃经主要分布在头面、胸腹第二侧线及下肢外侧前缘，其络脉、经别与之内外连接，经筋分布其外部。

（4）足太阴脾经：足太阴脾经主要分布在胸腹任脉旁开第二侧线及下肢内侧前缘，其络脉、经别与之内外连接，经筋分布其外部。

（5）手少阴心经：手少阴心经主要分布在上肢内侧后缘，其络脉、经别与之内外连接，经筋分布其外部。

（6）手太阳小肠经：手太阳小肠经主要分布在上肢外侧后缘，其络脉、经别与之内外连接，经筋分布其外部。

（7）足太阳膀胱经：足太阳膀胱经主要分布在腰背第一、二侧线及下肢外侧后缘，其络脉、经别与之内外连接，经筋分布其外部。

（8）足少阴肾经：足少阴肾经主要分布在下肢内侧后缘及胸腹第一侧线，其络脉、经别与之内外连接，经筋分布其外部。

（9）手厥阴心包经：手厥阴心包经主要分布在上肢内侧中间，其络脉、经别与之内外连接，经筋分布其外部。

（10）手少阳三焦经：手少阳三焦经主要分布在上肢外侧中间，其络脉、经别与之内外连接，经筋分布其外部。

（11）足少阳胆经：足少阳胆经主要分布在下肢的外侧中间，其络脉、经别与之内外连接，经筋分布其外部。

（12）足厥阴肝经：足厥阴肝经主要分布在下肢内侧的中间，其络脉、经别与之内外连接，经筋分布其外部。

十二经脉的循行走向是：手三阴经从胸走手，手三阳经从手走头，足三阳经从头走足，足三阴经从足走腹（胸）。正如

《灵枢·逆顺肥瘦》所载："手之三阴从藏走手，手之三阳从手走头，足之三阳从头走足，足之三阴从足走腹。"

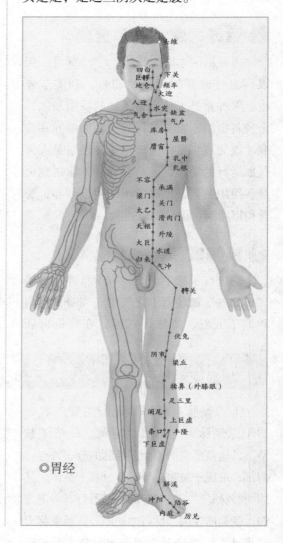

◎胃经

❤ "离、入、出、合"的十二经别

经别，就是别行的正经。十二经别的循行，都是从十二经脉的四肢部分别出，走入体腔脏腑深部，然后浅出体表而上头面，

阴经的经别合入阳经的经别而分别注入六阳经脉。所以，十二经别的循行特点，可用"离、入、出、合"来概括。每一对相

为表里的经别组成一"合"，十二经别共组成"六合"。十二经别的功能主要是加强和协调经脉与经脉之间、经脉与脏腑之间以及人体各器官组织之间的联系。

❶ 足太阳与足少阴经别（一合）

足太阳经别：从足太阳经脉的腘窝部分出，其中一条支脉在骶骨下5寸处别行进入肛门，上行归属膀胱，散布联络肾脏，沿脊柱两旁的肌肉到心脏后散布于心脏内；直行的一条支脉，从脊柱两旁的肌肉处继续上行，浅出项部，脉气仍注入足太阳本经。

足少阴经别：从足少阴经脉的腘窝部分出，与足太阳的经别相合并行，上至肾，在14椎（第二腰）处分出，归属带脉；直行的一条继续上行，系舌根，再浅出项部，脉气注入足太阳的经别。

❷ 足少阳与足厥阴经别（二合）

足少阳经别：从足少阳经脉在大腿外侧循行部位分出，绕过大腿前侧，进入毛际，同足厥阴的经别会合，上行进入季胁之间，沿胸腔里，归属于胆，散布而上达肝脏，通过心脏，挟食道上行，浅出下颌、口旁，散布在面部，系目系，当目外眦部，脉气仍注入足少阳经别。

足厥阴经别：从足厥阴经脉的足背上处分出，上行至毛际，与足少阳的经别会合并行。

❸ 足阳明与足太阴经别（三合）

足阳明经别：从足阳明经脉的大腿前面处分出，进入腹腔里面，归属于胃，散布到脾脏，向上通过心脏，沿食道浅出口腔，上达鼻根及目眶下，回过来联系目系，脉气仍注入足阳明本经。

足太阴经别：从足太阴经脉的股内侧分出后到大腿前面，同足阳明的经别相合并行，向上结于咽，贯通舌中。

❹ 手太阳与手少阴经别（四合）

手太阳经别：从手太阳经脉的肩关节部分出，入于腋窝，行向心脏，联系小肠。

手少阴经别：从手少阴经脉的腋窝两筋之间分出后，进入胸腔，归属于心脏，向上走到喉咙，浅出面部，在目内眦与手太阳经相合。

❺ 手少阳与手厥阴经别（五合）

手少阳经别：从手少阳经脉的头顶部分出，向下进入锁骨上窝。经过上、中、下三焦，散布于胸中。

手厥阴经别：从手厥阴经脉的腋下三寸处分出，进入胸腔，分别归属于上、中、下三焦，向上沿着喉咙，浅出于耳后，于乳突下同手少阳经会合。

❻ 手阳明与手太阴经别（六合）

手阳明经别：从手阳明经脉的肩髃穴分出，进入项后柱骨，向下者走向大肠，归属于肺；向上者，沿喉咙，浅出于锁骨上窝。脉气仍归属于手阳明本经。

手太阴经别：从手太阴经脉的渊腋处分出，行于手少阴经别之前，进入胸腔，走向肺脏，散布于大肠，向上浅出锁骨上窝，沿喉咙，合于手阳明的经别。

奇经八脉：人体经络的"湖泽"

奇经八脉是督脉、任脉、冲脉、带脉、阴维脉、阳维脉、阴跷脉、阳跷脉等八脉的总称。它们与十二正经不同，既不直属脏腑，又无表里配合关系，因为"别道奇行"，故称"奇经"。

八脉中的督、任、冲脉皆起于胞中，同出会阴，称为"一源三歧"，其中督脉行于腰背正中，上至头面；任脉行于胸腹正中，上抵颏部；冲脉与足少阴肾经相并上行，环绕口唇。带脉起于胁下，环行腰间一周。阴维脉起于小腿内侧，沿腿股内侧上行，至咽喉与任脉会合。阳维脉起于足跗外侧，沿腿膝外侧上行，至项后与督脉会合。阴跷脉起于足跟内侧，随足少阴等经上行，至目内眦与阳跷脉会合。阳跷脉起于足跟外侧，伴足太阳等经上行，至目内眦与阴跷脉会合，沿足太阳经上行，于项后会合足少阳经。

奇经八脉交错地循行分布于十二经之间，其作用主要体现于两方面。其一，沟通了十二经脉之间的联系。奇经八脉将部位相近、功能相似的经脉联系起来，达到统摄有关经脉气血、协调阴阳的作用。督脉与六阳经均有联系，称为"阳脉之海"，具有调节全身阳经经气的作用；任脉与六阴经均有联系，称为"阴脉之海"，具有调节全身诸阴经经气的作用；冲脉与任、督脉及足阳明、足少阴经等有联系，故有"十二经之海""血海"之称，具有涵蓄十二经气血的作用；带脉约束联系了纵行躯干部的诸条足经；阴阳维脉联系阴经与阳经，分别主管一身之表里；阴阳跷脉主持阳动阴静，共司下肢运动与痿痹。其二，奇经八脉对十二经气血有蓄积和渗灌的调节作用。当十二经脉及脏腑气血旺盛时，奇经八脉能加以蓄积，当人体功能活动需要时，奇经八脉又能渗灌供应。

冲、带、跷、维六脉腧穴，都寄附于十二经与任、督脉之中，唯任、督二脉各有其所属腧穴，故与十二经相提并论，合称为"十四经"。十四经具有一定的循行路线、病候及所属腧穴，是经络系统的主要部分，在临床上是针灸治疗及药物归经的基础。

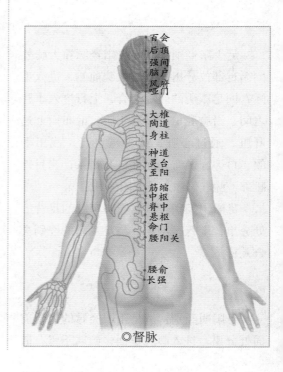

◎督脉

❶ 督脉

督，有总督的意思。督脉行于背正中，能总督一身之阳经，故又称"阳脉之海"。

循行部位：起于胞中，下出会阴，后行于腰背正中，经项部，进入脑内，属脑，并由项部沿头部正中线，经头顶、额部、鼻部、上唇，到上唇系带处。并有地脉络肾、贯心。

主要病证：脊柱强直、手足麻木等。

❷ 任脉

任，即担任。任脉行于胸腹部的正中，能总任一身之阴经，故有"阴脉之海"的称号。

循行部位：起于胞中，下出会阴，经阴鼻，沿腹部正中线上行，通过胸部、颈部，到达下唇内，环绕口唇，上至龈交，分行至两目下。

主要病证：疝气、流产、不孕等。

❸ 阴跷脉、阳跷脉

跷，有轻健跷捷的意思。阳跷主一身左右之阳，阴跷主一身左右之阴。同时还有濡养眼目，司眼睑的开合和下肢运动的作用。

循行部位：跷脉左右成对。阴阳跷脉均起于足眼。

主要病证：阳跷为病，肢体外侧肌肉弛缓而内侧肌肉拘急、喉痛等。阴跷为病，肢体内侧肌肉弛缓而外侧肌肉拘急、癫狂等。

❹ 冲脉

为总领诸经气血的要冲。

循行部位：起于胞中，并在此分为3支。一支沿腹腔后壁，上行于脊柱内；一支沿腹腔前壁挟脐上行，散布于胸中，再向上行，经喉，环绕口唇；一支下出会阴，分别沿股内侧下行至大趾间。

主要病证：月经不调、吐血及气逆上冲等。

❺ 阴维脉、阳维脉

维，有维系的意思。阴维脉维系三阴经，阳维脉维系三阳经。

循行部位：阴维起于小腿内侧足三阴经交会之处，沿下肢内侧上行，到腹部，与足太阴脾经同行，到胁部，与足厥阴肝经相合，然后上行至咽喉，与任脉相会。阳维起于外踝下，和足少阳胆经并行，沿下肢外侧向上，经躯干部外侧，从腋后上肩部，前行到额部，循头入耳，与督脉会合。

主要病证：阴维脉发生病变时，常有胸痛、心痛、胃痛等证。阳维脉发生病变时，常见发冷发热等证。

❻ 带脉

带脉围腰一周，状如束带，能约束诸脉，所以有"诸脉皆属于带"的说法。

循行部位：起于季胁，斜向下行至带脉穴，绕身一周。

主要病证：腹满，腰部觉冷如坐水中。

十五络脉："支而横者为络"

十二经脉和任、督二脉各自别出一络，加上脾之大络，共计15条，称为十五络脉，分别以十五络所发出的腧穴命名。四肢部的十二经别络，加强了十二经的表里两经的联系，沟通了表里两经的经气，补充了十二经脉循行的不足。躯干部的任脉别络、督脉别络和脾之大络，分别沟通了腹、背和全身经气。

（1）手太阴之别络：从列缺穴处分出，起于腕关节上方，在腕后半寸处走向手阳明经；其支脉与手太阴经相并，直入掌中，散布于鱼际部。

（2）手阳明之别络：从偏历穴处分出，在腕后3寸处走向手太阴经；其支脉向上沿着臂膊，经过肩，上行至下颌角，遍布于牙齿，其支脉进入耳中，与宗脉会合。

（3）足阳明之别络：从丰隆穴处分出，在外踝上8寸处，走向足太阴经；其支脉沿着胫骨外缘，向上联络头项，与各经的脉气相合，向下联络咽喉部。

（4）足太阴之别络：从公孙穴处分出，在第一趾跖关节后1寸处，走向足阳明经；其支脉进入腹腔，联络肠胃。

（5）手少阴之别络：从通里穴处分出，在腕后1寸处走向手太阳经；其支脉在腕后1寸半处别而上行，沿着本经进入心中，向上系舌本，连属目系。

（6）手太阳之别络：从支正穴处分出，在腕后5寸处向内注入手少阴经；其支脉上行经肘部，网络肩部。

（7）足太阳之别络：从飞阳穴处分出，在外踝上7寸处，走向足少阴经。

（8）足少阴之别络：从大钟穴处分出，在内踝后绕过足跟，走向足太阳经；其支脉与本经相并上行，走到心包下，外行通贯腰脊。

（9）手厥阴之别络：从内关穴处分出，在腕后2寸处浅出于两筋之间，沿着本经上行，维系心包，络心系。

（10）手少阳之别络：从外关穴处分出，在腕后2寸处，绕行于臂膊外侧，进入胸中，与手厥阴经会合。

（11）足少阳之别络：从光明穴处分出，在内踝上5寸处，走向足厥阴经，向下联络足背。

（12）足厥阴之别络：从蠡沟穴处分出，在内踝上5寸处，走向足少阳经；其支脉经过胫骨，上行到睾丸部，结聚在阴茎处。

（13）任脉之别络：从鸠尾（尾翳）穴处分出，自胸骨剑下行，散布于腹部。

（14）督脉之别络：从长强穴处分出，挟脊柱两旁上行到项部，散布在头上；下行的络脉从肩胛部开始，从左右分别走足太阳经，进入脊柱两旁的肌肉。

（15）脾之大络：从大包穴处分出，浅出于渊腋穴下3寸处，散布于胸胁部。

此外，还有浮络、孙络。浮络是络脉中浮行于浅表部位的分支，其主要作用是输布气血以濡养全身。从别络分出最细小的分支称为孙络，它的作用同浮络一样输布气血，濡养全身。

十二经筋：和十二经脉大不同

经筋的分布，同十二经脉在体表的循行部位基本上是一致的，但其循行走向不尽相同。经筋的分布，一般都在浅部，从四肢末端走向头身，多结聚于关节和骨骼附近，有的进入胸腹腔，但不属络脏腑。其具体分布如下：

❶ 足太阳经筋

起于足小趾，向上结于外踝，斜上结于膝部，在下者沿外踝结于足跟，向上沿跟腱结于腘部，其分支结于小腿肚（外），上向内廉，与腘部另支合并上行结于臀部，向上挟脊到达项部。分支结入舌根，直行者结于枕骨，上行至头顶，从额部下，结于鼻。分支形成"目上网"（即上睑），向下结于鼻旁，背部的分支从腋行外侧结于肩。一支进入腋下，向上出缺盆，上方结于耳行乳突（完骨）；另一支从缺盆出，斜上结于鼻旁。

❷ 足少阳经筋

起于第四趾，向上结于外踝，上行沿胫外侧缘，结于膝外侧；其分支起于腓骨部。上走大腿外侧，前边结于"伏兔"，后边结于骶部。直行者，经季胁，上走腋前缘，系于胸侧和乳部，结于缺盆。直行者，上出腋部，通过缺盆，行于足太阳经筋的前方，沿耳后，上额角，交会于头顶，向下走向下颌，上结于鼻旁。分支结于目外眦，成"外维"。

❸ 足阳明经筋

起于第二、三、四趾，结于足背；斜向外上盖于腓骨，上结于膝外侧，直上结于髀枢（大转子部），向上沿胁肋，连属脊椎。直行者，上沿胫骨，结于膝部。分支结于腓骨部，合并足少阳的经筋。直行者，沿伏兔向上，结于股骨前，聚集于阴部，向上分布于腹部，结于缺盆，上颈部，挟口旁，会合于鼻旁，上方合于足太阳经筋——太阳为"目上网"（下睑）。其中分支从面颊结于耳前。

❹ 足太阴经筋

起于大足趾内侧端，向上结于内踝。直行者，络于膝内辅骨（胫骨内踝部），向上沿大腿内侧，结于股骨前，聚集于阴部，上向腹部，结于脐，沿腹内，结于肋骨，散布于胸中；其在里的，附着于脊椎。

❺ 足少阴经筋

起于足小趾的下边，同足太阳经筋并斜行内踝下方，结于足跟，与足太阳经筋会合，向上结于胫骨内踝下；同足太阴经筋一起向上，沿大腿内侧，结于阴部，沿脊里，挟膂，向上至项部，结于枕骨，与足太阳经会合。

❻ 足厥阴经筋

起于足大趾上边，向上结于内踝之前。沿胫骨向上结于胫骨内踝之上，向上沿大腿内侧，结于阴部，联络各经筋。

❼ 手太阳经筋

起于手小指上边，结于腕背，向上沿前臂内侧缘，结于肘内锐骨（肱骨内上髁）的后面，进入并结于腋下，其分支向后走腋后侧缘，向上绕肩胛，沿颈旁出走足太阳经筋的前方，结于耳后乳突；分支进入耳中；直行者，出耳上，向下结于下额，上方连属目外眦。还有一条支筋从颌部分出，上下颌角部，沿耳前，连属目外眦，上额，结于额角。

❽ 手少阳经筋

起于无名指末端，结于腕背，向上沿前臂结于肘部，上绕上臂外侧缘上肩，走向颈部，合于手太阳经筋。其分支当下额角处进入，联系舌根；另一支从下颌角上行，沿耳前，连属目眦，上额，结于额角。

❾ 手阳明经筋

起于示指末端，结于腕背，向上沿前臂外侧，结于肩，其分支，绕肩胛，挟脊旁。直行者，从肩部上颈，分支上面颊，结于鼻旁。直行者上出手太阳经筋前方，上额角，络头部，下向对侧下额。

❿ 手太阴经筋

起于手大拇指上，结于鱼际后，行于寸口动脉外侧，上沿前臂，结于肘中；再向上沿上臂内侧，进入腋下，出缺盆，结于肩前方，上面结于缺盆，下面结于胸里，分散通过膈部，到达季胁。

⓫ 手厥阴经筋

起于手中指，与手太阴经筋并行，结于肘内侧，上经上臂内侧，结于腋下，向下散布于胁的前后。其分支进入腋内，散布于胸中，结于膈。

⓬ 手少阴经筋

起于手小指内侧，结于腕后锐骨（豆骨），向上结于肘内侧，再向上进入腋内，交手太阴经筋，行于乳里，结于胸中，沿膈向下，系于脐部。

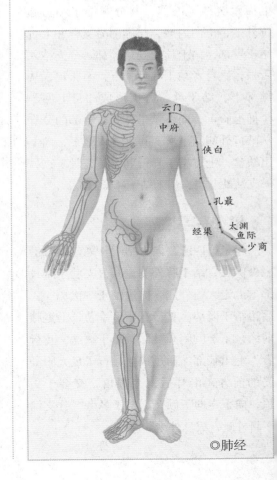

◎肺经

♥ 十二皮部：络脉之气散布之所在

十二皮部是指十二经脉功能活动反映于体表的部位，也是络脉之气散布之所在。因此，十二皮部的分布区域，也是以十二经脉在体表的分布范围来划分，即将十二经脉在皮肤上的分属部分作为依据来划分。故《素问·皮部论》指出："欲知皮部，以经脉为纪考，诸经皆然。"同时，皮部不仅是经脉的分区，也是别络的分区，它同别络，特别是浮络有着密切的关系。所以《素问·皮部论》又说："凡十二经络脉者，皮之部也。"

由于十二皮部居于人体最外层，又与经络气血相通，故是机体的卫外屏障，起着保卫机体、抗御外邪和反映病证的作用。当机体卫外功能失常时，病邪可通过皮部深入络脉、经脉以至脏腑。正如《素问·皮部论》所说："邪客于皮则腠理开，开则邪入客于络脉，络脉满则注入经脉，经脉满则入合于脏腑也。"反之，当机体内脏有病时，亦可通过经脉、络脉而反映于皮部，根据皮部的病理反应而推断脏腑病证。所以皮部又有反映病候的作用。此外，中医针灸临床常用的皮肤针（七星针、梅花针）、皮内针、穴位贴药治疗等均是通过皮部与经脉、络脉乃至脏腑气血的沟通和内在联系而发挥作用的。

♥ 拉筋拍打，也要顺时循经

要知道，经络也有自己的上班时间，在它的工作时间你去找它，自然会收获颇丰，如果在它休息的时间去叩它的家门，你是不被欢迎的，即使它碍于情面勉强接待了你，也不会给你什么好处。所以，要想通过经络疗法保护自己，必须在心里有张人体经络运营时间表。

晚间23点～凌晨1点，子时，胆经开

胆是代谢解毒器官，需在熟睡中进行，此时不宜进行拉筋拍打活动。

凌晨1～3点，丑时，肝经开

肝开始排毒，也需要在熟睡中进行，因此也不宜进行拉筋拍打活动。此外，晚上23点至凌晨3点这个时间段保持充足的睡眠，可有效预防脸部长斑点和青春痘。

凌晨3～5点，寅时，肺经开

肺排毒开始，此即为何咳嗽的人在这段时间咳得最剧烈，因排毒动作已走到肺；不应用止咳药，以免抑制肺积物的排出。此时，可拍打或按摩肺经，或是按摩手腕凹陷深处的太渊穴，但这个穴位不易找准，可用左手横握右手的手腕，用左手大拇指中间的指节的侧面按压，这样可以找准这个穴位，有疼痛感就对了。

凌晨5～7点，卯时，大肠经开

大肠的排毒，应喝淡盐水清肠后上厕所排便。此时正是敲打大肠经的最佳时间，大肠经很好找，你只要把左手自然下垂，右手过来敲左臂，一敲就是大肠经。

敲时有酸胀的感觉，敲到曲池穴时多敲一会儿，曲池穴就在大肠经上肘横纹尽头的地方。

上午7～9点，辰时，胃经开

胃大量吸收营养的时段，应吃早餐。疗病者最好早吃，在6点半前，养生者在7点前，不吃早餐者应改变习惯，即使拖到9、10点吃都比不吃好，以免胃被胃酸侵蚀，也要预防浓缩的胆汁因为没有食物的消化而演变为胆结石。此时，还应拍打胃经，比如推按腹部胃经（尤其是腹直肌部分）、敲打大小腿上的胃经、在胃经路线上拔罐刮痧以及练武术的基本动作——蹲裆骑马式、跪膝后仰头着地等，都是打通胃经的方便之法。

上午9～11点，巳时，脾经开

脾是运送营养的脏器，如果这时候没有营养和热量输送，你一天就没有力气工作了。此时是按摩脾经的最佳时间。身体有一些不适，可以坚持每天按摩脾经的大都、商丘两穴各3分钟，大都在右脚大脚趾左边靠近脚底1厘米处，商丘在脚腕凹处。还要坚持按摩小腿脾经，再加上肾经的复溜穴可治痛风，复溜穴在小腿肚后面，靠近脚腕约5厘米。

中午11～13点，午时，心经开

这时候小睡一会儿，或是多按按心经，会让下午的你精神奕奕。沿着心经的走向，可以找到以下要穴：极泉穴在腋窝中，点按可使心率正常，又治劳损性肩周炎；少海穴在肘纹内，拨动可治耳鸣、手颤及精神障碍；神门穴在掌纹边，点掐可促进消化，帮助睡眠，预防老年痴呆；少

府穴在感情线上，可泻热止痒，清心除烦，通利小便。

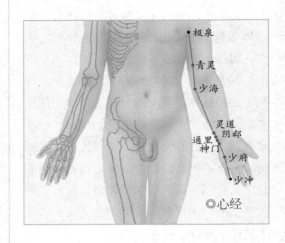

◎心经

下午13～15点，未时，小肠经开

小肠开始吸收午餐时摄入的营养，以保证下午和晚上的热量充足。此时，可以适当做做运动，进行拉筋拍打的运动，尤其要拍打小肠经。

下午15～17点，申时，膀胱经开

膀胱经此时气旺，外欲排体表之风寒，内欲通水道之湿浊，两相用力，大耗气血，故借调全身气血相助。因而体倦思睡，以保养气血。此时，可做做拉筋，拍打按摩从臀部到脚外侧这段膀胱经线路，从上到下，按摩时穴位有痛感效果好，通常是越接近足部时痛感越小，并反复按摩。当用指甲轻掐小脚趾外侧的至阴穴痛如针刺时，膀胱经就算是打通了。经常按摩膀胱经有利于排毒减肥。

下午17～19点，酉时，肾经开

此时应拍打按摩肾经，比如可以用双手在腰部上下贴肌肤搓几下至有热感，有利于保养肾脏，让你气色红润身体好。

手太阴经筋的循行路线

手太阴经筋以胸部为中心，连接手臂、手掌和拇指。

从大拇指指尖、经大鱼际后、前臂到锁骨，以至胸腔表里都属于手太阴经筋的分布范围。

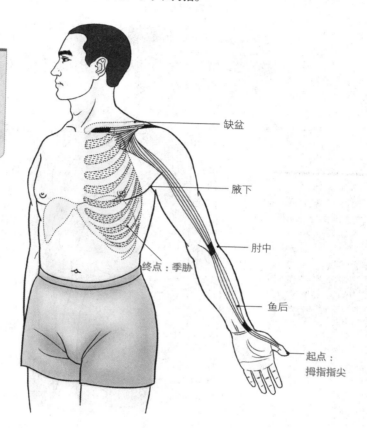

缺盆

腋下

肘中

鱼后

终点：季胁

起点：
拇指指尖

手太阴经筋走向

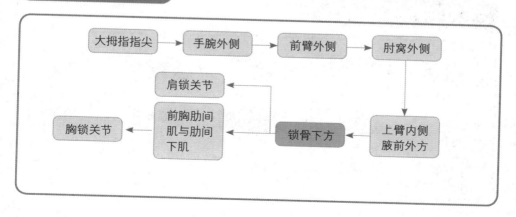

大拇指指尖 → 手腕外侧 → 前臂外侧 → 肘窝外侧

肩锁关节

前胸肋间肌与肋间下肌

胸锁关节 ← 前胸肋间肌与肋间下肌 ← 锁骨下方 ← 上臂内侧腋前外方

手阳明经筋循行路线

手阳明经筋分布于手臂外侧，连接头面部和手臂，与手阳明大肠经联系密切。

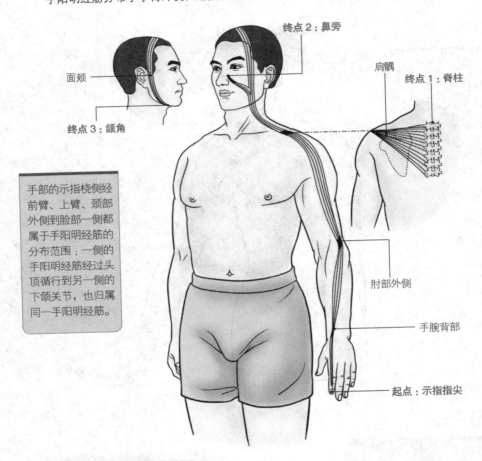

终点2：鼻旁

肩髃

终点1：脊柱

面颊

终点3：颌角

手部的示指桡侧经前臂、上臂、颈部外侧到脸部一侧都属于手阳明经筋的分布范围；一侧的手阳明经筋经过头顶循行到另一侧的下颌关节，也归属同一手阳明经筋。

肘部外侧

手腕背部

起点：示指指尖

手阳明经筋走向图

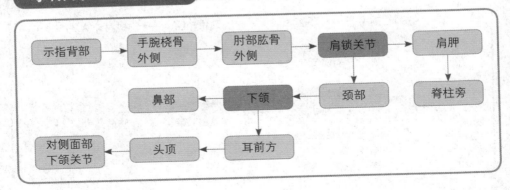

示指背部 → 手腕桡骨外侧 → 肘部肱骨外侧 → 肩锁关节 → 肩胛

肩锁关节 → 颈部

肩胛 → 脊柱旁

鼻部 ← 下颌 ← 颈部

下颌 → 耳前方

对侧面部下颌关节 ← 头顶 ← 耳前方

手少阴经筋的循行路线

手少阴经筋分布于手臂内侧，附着于胸椎的第五根肋骨附近，并从腋下分散进入胸腔内部，与手少阴心经联系密切。

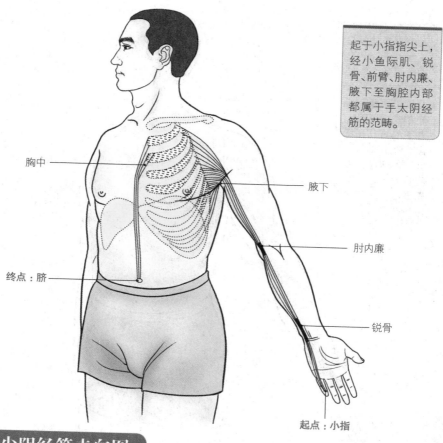

起于小指指尖上，经小鱼际肌、锐骨、前臂、肘内廉、腋下至胸腔内部都属于手太阴经筋的范畴。

胸中

腋下

肘内廉

终点：脐

锐骨

起点：小指

手少阴经筋走向图

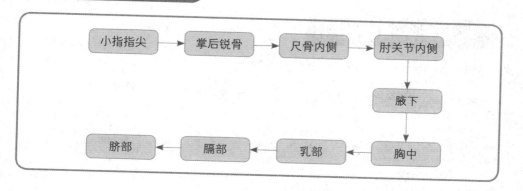

小指指尖 → 掌后锐骨 → 尺骨内侧 → 肘关节内侧

肘关节内侧 → 腋下

腋下 → 胸中

胸中 → 乳部 → 膈部 → 脐部

手厥阴经筋的循行路线

手厥阴经筋是分布于手掌和手臂内侧正中的一条经筋，经过腋下散布于前后胸胁部分，与手厥阴心包经联系密切。

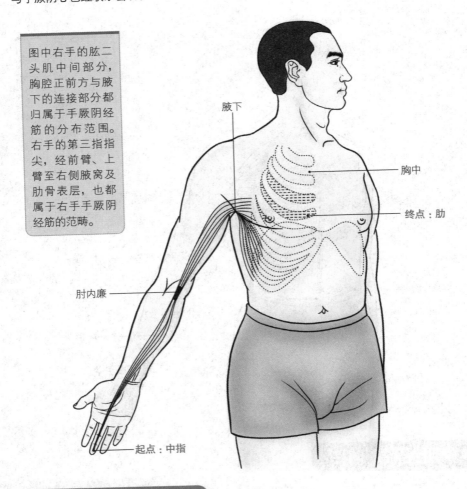

图中右手的肱二头肌中间部分，胸腔正前方与腋下的连接部分都归属于手厥阴经筋的分布范围。右手的第三指指尖，经前臂、上臂至右侧腋窝及肋骨表层，也都属于右手手厥阴经筋的范畴。

腋下

胸中

终点：肋

肘内廉

起点：中指

手厥阴经筋走向图

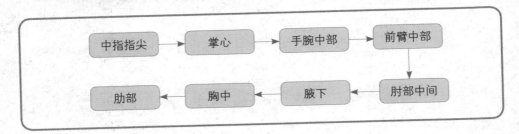

中指指尖 → 掌心 → 手腕中部 → 前臂中部

肋部 ← 胸中 ← 腋下 ← 肘部中间

手太阳经筋循行路线

手太阳经筋分布于手臂后侧，蜿蜒至头面部，是连接手臂、肩胛部位和头面部的一条经筋。

右侧脸部的眼、耳归右手的手太阳经筋管辖。右手的第五指外侧向上，经前臂、上臂、肩胛部位外侧也都属于手太阳经筋的范围。

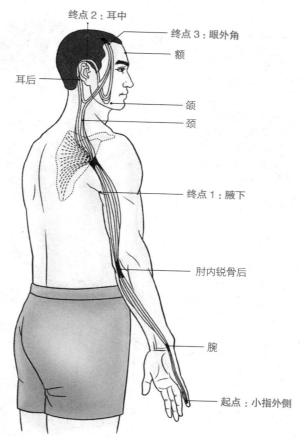

终点2：耳中
终点3：眼外角
额
耳后
颌
颈
终点1：腋下
肘内锐骨后
腕
起点：小指外侧

手太阳经筋走向图

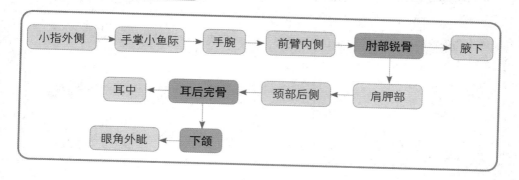

小指外侧 → 手掌小鱼际 → 手腕 → 前臂内侧 → 肘部锐骨 → 腋下 → 肩胛部 → 颈部后侧 → 耳后完骨 → 下颌 → 眼角外眦 / 耳中

手少阳经筋循行路线

手少阳经筋是分布于手臂外侧正中的一条经筋，连接手臂、肘部、肩部和头面部外侧。

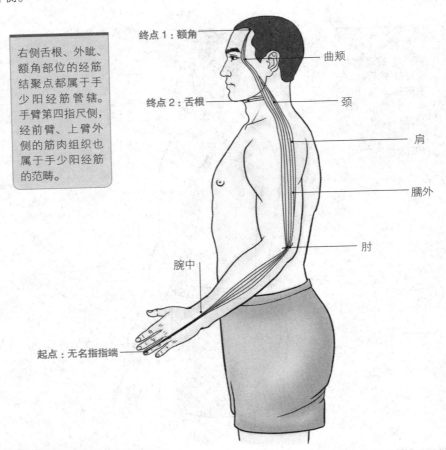

右侧舌根、外眦、额角部位的经筋结聚点都属于手少阳经筋管辖。手臂第四指尺侧，经前臂、上臂外侧的筋肉组织也属于手少阳经筋的范畴。

终点1：额角

曲颊

终点2：舌根

颈

肩

臑外

肘

腕中

起点：无名指指端

手少阳经筋走向图

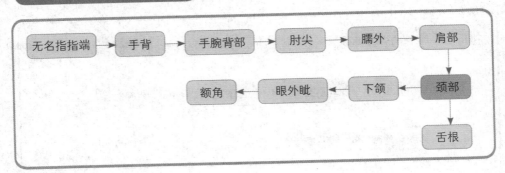

无名指指端 → 手背 → 手腕背部 → 肘尖 → 臑外 → 肩部

额角 ← 眼外眦 ← 下颌 ← 颈部

颈部 → 舌根

足阳明经筋循行路线

足阳明经筋是一条从头顶蜿蜒至脚趾的经筋，是人体最长的经筋之一。

腹股沟韧带及腹直肌向上，经腰、胸、颈部外侧，直至头面部的口、鼻都是足阳明经筋的分布范围。脚的第二、三、四趾背部，沿小腿、大腿前侧和外侧也都属于足阳明经筋的范畴。

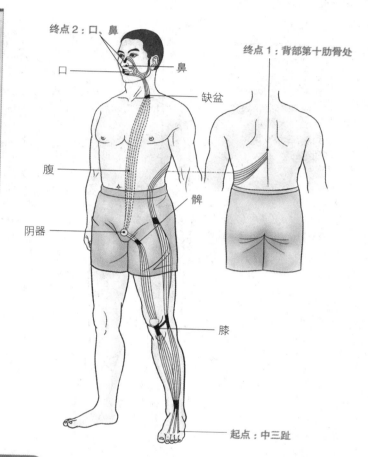

终点2：口、鼻

口　鼻

缺盆

终点1：背部第十肋骨处

腹

髀

阴器

膝

起点：中三趾

足阳明经筋走向图

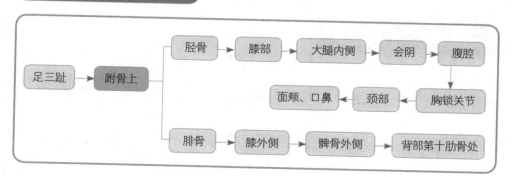

足三趾 → 跗骨上 →

胫骨 → 膝部 → 大腿内侧 → 会阴 → 腹腔

面颊、口鼻 ← 颈部 ← 胸锁关节 ←

腓骨 → 膝外侧 → 髀骨外侧 → 背部第十肋骨处

足太阴经筋循行路线

足太阴经筋是分布于下肢内侧的一条经筋，从大趾沿下肢内侧经髀骨、阴器至肚脐，从肚脐散入胸腔内部。

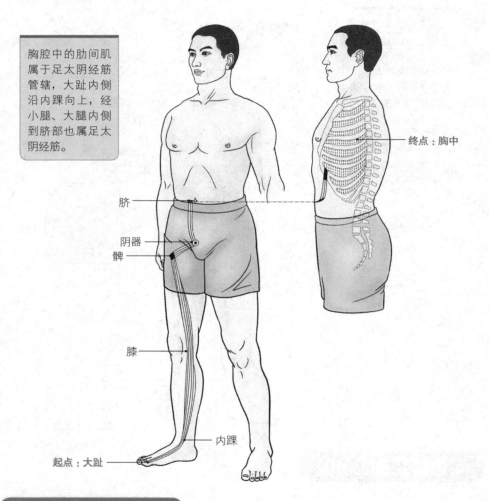

胸腔中的肋间肌属于足太阴经筋管辖，大趾内侧沿内踝向上，经小腿、大腿内侧到脐部也属足太阴经筋。

终点：胸中

脐

阴器
髀

膝

内踝

起点：大趾

足太阴经筋走向图

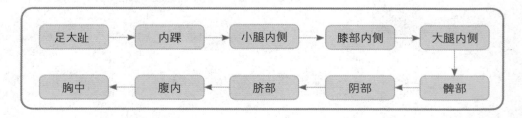

足大趾 → 内踝 → 小腿内侧 → 膝部内侧 → 大腿内侧

胸中 ← 腹内 ← 脐部 ← 阴部 ← 髀部

足太阳经筋循行路线

足太阳经筋从足趾外侧起，沿小腿、大腿后侧、臀、腰背直至颈部和头部，是人体最长的经筋之一，此经筋发生异常时会影响到全身。

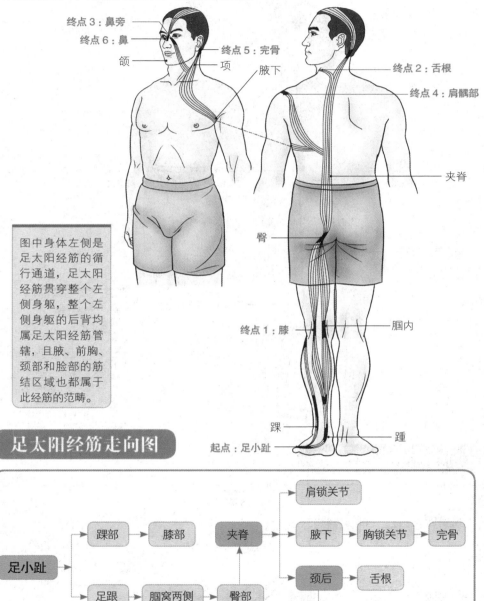

终点3：鼻旁
终点6：鼻
颌
终点5：完骨
项
腋下

终点2：舌根
终点4：肩髃部

夹脊

臀

腘内

终点1：膝

踝
踵

起点：足小趾

图中身体左侧是足太阳经筋的循行通道，足太阳经筋贯穿整个左侧身躯，整个左侧身躯的后背均属足太阳经筋管辖，且腋、前胸、颈部和脸部的筋结区域也都属于此经筋的范畴。

足太阳经筋走向图

足小趾 → 踝部 → 膝部

足小趾 → 足跟 → 腘窝两侧 → 臀部 → 夹脊

夹脊 → 肩锁关节

夹脊 → 腋下 → 胸锁关节 → 完骨

夹脊 → 颈后 → 舌根

颈后 → 头顶 → 鼻旁

足少阳经筋循环路线

足少阳经筋是从头部绕往身体侧面，最终到达脚尖的一条非常长的经筋。

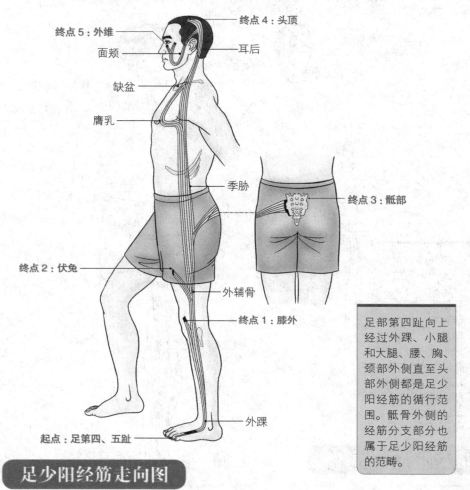

终点5：外维
面颊
缺盆
膺乳
终点4：头顶
耳后
季肋
终点3：骶部
终点2：伏兔
外辅骨
终点1：膝外
外踝
起点：足第四、五趾

足部第四趾向上经过外踝、小腿和大腿、腰、胸、颈部外侧直至头部外侧都是足少阳经筋的循行范围。骶骨外侧的经筋分支部分也属于足少阳经筋的范畴。

足少阳经筋走向图

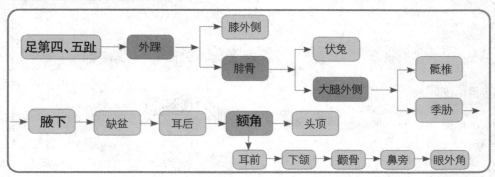

足第四、五趾 → 外踝 → 膝外侧
外踝 → 腓骨 → 伏兔
腓骨 → 大腿外侧 → 骶椎
大腿外侧 → 季肋
腋下 → 缺盆 → 耳后 → 额角 → 头顶
额角 → 耳前 → 下颌 → 颧骨 → 鼻旁 → 眼外角

足少阴经筋循环路线

足少阴经筋是一条由脚掌上行至颈部后侧枕骨的经筋，与足少阴肾经联系密切。

颈横突的前部和脊椎都属于足少阴经筋，足第五趾脚底经涌泉穴、过内踝后、上小腿和大腿内侧到骶骨内部，也属于足太阴经筋的分布范围。

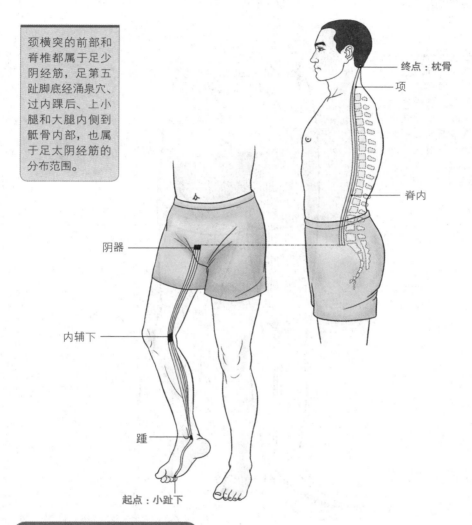

终点：枕骨
项
脊内
阴器
内辅下
踵
起点：小趾下

足少阴经筋走向图

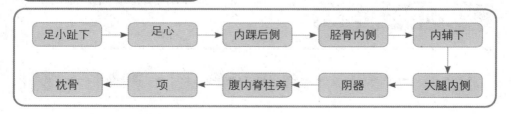

足小趾下 → 足心 → 内踝后侧 → 胫骨内侧 → 内辅下

枕骨 ← 项 ← 腹内脊柱旁 ← 阴器 ← 大腿内侧

29

足厥阴经筋循行路线

足厥阴经筋分布于下肢内侧，从大趾上，经内踝至于阴器。足厥阴经筋与足厥阴肝经关系密切。

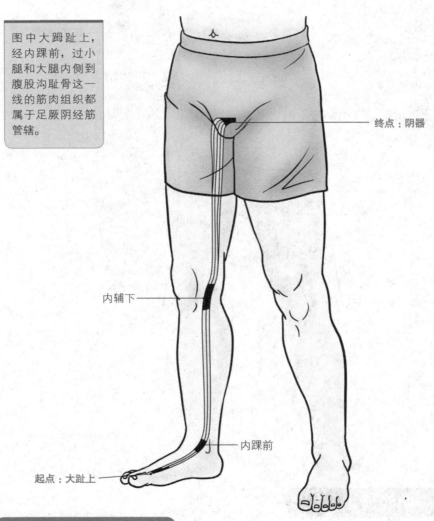

图中大踇趾上，经内踝前，过小腿和大腿内侧到腹股沟耻骨这一线的筋肉组织都属于足厥阴经筋管辖。

终点：阴器

内辅下

内踝前

起点：大趾上

足厥阴经筋走向图

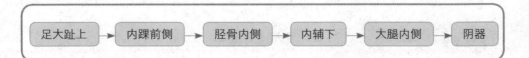

足大趾上 ➤ 内踝前侧 ➤ 胫骨内侧 ➤ 内辅下 ➤ 大腿内侧 ➤ 阴器

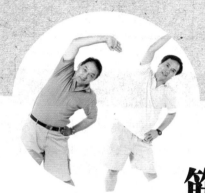

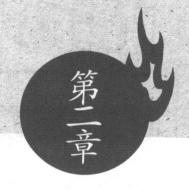

筋长一寸，寿延十年

——拉筋，国人健康长寿的保健之法

●中医之宗《黄帝内经》认为，经脉能"决生死，处百病，调虚实"，由此开启了中医经络学的发展，也开始了拉筋拍打养生大法的发展历程。导引、气功、易筋经、针灸等中国传统养生保健法无一不是活血通络的体现，且自古以来的长寿者通常都有一副柔软的筋骨。因此可知，要想健康长寿，人们需要重拾传统的拉筋拍打养生大法。

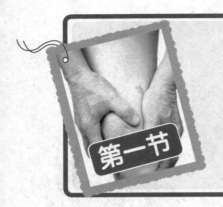

小心筋缩伤人，它就潜伏在你身边

第一节

深入了解经筋的系统

结合中西医来看，经筋系统是对人体肌肉与韧带的规律性总结，尽管中国的古医家没有详尽记述全部的肌肉与韧带，而是以天地之数概括。正如《素问·气穴》记载："肉之大会为谷，肉之小会为溪……溪谷三百六十五

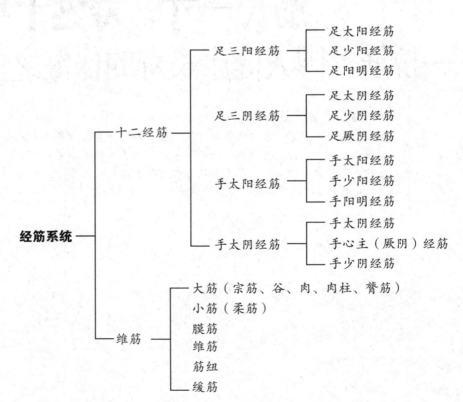

穴会。"而在《素问·五脏生成篇》也说："人有大谷十二分，小溪三百五十四名"。总以1岁365天之数概括之。而从西医来看，人有肌肉600块，与运动有重要关系的约150块，其大小、深浅各不同形，古人所指仅是其中表浅且易于观察的那部分肌肉而已，且以天文之数泛指其繁。

具体来说，就筋肉韧带而言，经筋主要包括大筋（刚筋、谷、触肉）、小筋（溪，柔筋）、宗筋、膜筋、缓筋、维筋、肌、分肉等，充分体现了其"束骨利关节"的功效。具体分析如下：

❶ 大筋

大筋指的是人体那些粗大的肌肉，盛于辅骨之间，多分布于手足项背，直行而粗大，成为十二经筋的主体。因其粗大刚劲，充分体现了"筋为刚"的性质，故又称作刚筋。刚筋会聚，其间若谷，如群山围合形成山谷，也称为谷。谷内是气血营卫会聚流行之处。因其肌肉高突，形象显露，又称为大肉。

❷ 小筋

人体上那些细小的肌肉被称为小筋，它们属刚筋之支，而横者细小交错，有维系诸筋、辅助及联络各筋的作用，是十二经筋支别横络的部分，多分布于胸腹头面。因其质地柔细，故又称柔筋。细小之筋相维，如平缓小丘相并，其间形成浅沟小溪，故又称溪。溪间也是气血营卫涌流之所，犹经脉之有维络。

❸ 宗筋

宗，是总的意思，宗筋就是指多条大筋汇聚而形象高突、肌力刚劲的肌肉，亦即大筋、大谷、肉，其分布特点更能体现诸筋的"束骨而利机关"的功能。宗筋由大筋汇集而成，是劳动损伤的好发部位，是防治经筋痹痛的关键肌群，也是拉筋的主要关注点。

❹ 膜筋

膜筋指人体那些片状的肌肉，或包绕在肌肉外层的筋膜。某些肌肉起始部不是以点状起始，而是呈片状分布，这样不仅增宽了肌肉的附着面，而且各部肌束受力也因之分散。这种分布有利于肌肉多方向发挥功能，但也会产生受力点的转移，运动中某一受力点的承受力可能会相对加重，这样也就较易损伤。

膜筋的另一种形式就是肌膜，包绕在肌肉外层的膜状组织可称之为肌鞘，它由深筋膜与肌外膜共同组成。肌鞘有保护肌

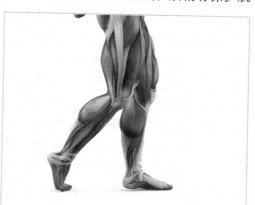

◎膜筋指人体那些片状的肌肉，或包绕在肌肉外层的筋膜。

肉的作用，尤其是对不同运动方向的肌束，使之得到保护，减少磨损。但肌鞘常与深部的骨组织附着，使之相对固定。运动过程中，肌肉的伸缩活动与相对固定的肌鞘的活动不同步时，常会造成肌肉与肌鞘的相互磨损，尤其是在其间有神经、血管穿行的地方，常是出现牵拉、损伤之处。膜筋附着的肌表层，常与皮下深筋膜汇聚，将整个肌体包绕起来，在某些关节处还分化成副支持带，以协助约束肌筋，其附着点也易磨损，产生结筋病变。

❺ 缓筋

缓筋，就是指腹后壁隐藏之筋。正如张志聪注云："缓筋者，循于腹内之筋也"。缓筋首见于《灵枢·百病始生篇》，在论及邪气由浅入深传变，留滞于不同组织时而提出，其原文为："或著孙脉，或著络脉，或著经脉，或著输脉，或著于伏冲之脉，或著于膂筋，或著于肠胃之募原，上连于缓筋"。显然，缓筋处膂筋、肠胃膜厥之间。本篇又云："其善于阳明之经，则挟脐而佬，饱食则益人，饥则愈小。其著于缓筋也，似阳明之积，饱食则涌，饥则愈小。其著于肠胃之募原也，痛而外连于缓筋，饱食则安，饥则痛"。本段又一次明确了缓筋的体表投影在腹部阳明经范围，其在肠胃募原之外。再综合上段所论，缓筋在膂筋深层，显然，其所指为腹后壁的筋肉。从解剖学角度分析，当指腰大肌、腰方肌、髂肌等。

❻ 维筋

维，是网维的意思，因此维筋指那些维系网络之筋。《灵枢·经筋》指出："足太阳之筋为目上网；足阳明之筋为目下网；手少阳经筋，下为肘网。皆联系着维筋，维筋多指腱膜"。

❼ 膂筋

膂筋指脊柱两旁的肌肉，相当于解剖学的竖脊肌等。《灵枢·经脉》："膀胱足太阳之脉……入循膂"。明代医学家张介宾注："膂，吕同，脊背曰吕，象形也"。

总之，经筋是沿人体运动力线分布的大筋、小筋、宗筋、缓筋及网络维系各条经筋的维筋、膜筋等的概括，经筋的分布除了有"结""聚"的特点，各条经筋又相互联系，相互影响。因此，人们在拉筋时即便只拉一个肌肉群，也可能对其他经筋产生影响，进而影响人体全身。

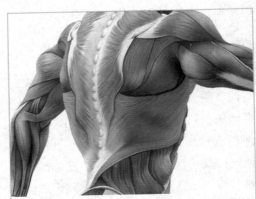

◎膂筋是体表部位，膂(膂筋)指在背部，脊椎骨左右两侧的背部肌肉群。

经筋特点示例图

经筋具有约束骨骼、连缀四肢百骸、维系联络各组织器官的作用。如果说人体像一座建筑的话，那么经筋系统就好比这座建筑中的钢筋混凝土，连缀和支撑着人的形体。下面以人体右臂的手少阳经筋和手少阳三焦经为例说明经筋的特点。

经筋的特点

- 经筋的走向大致与经脉的走向相合，略有不同。
- 经筋分布均起始于四肢末端，向躯干头面循行。
- 经筋在循行途中如果遇到关节或者筋肉聚集的地方就会结合、联结。

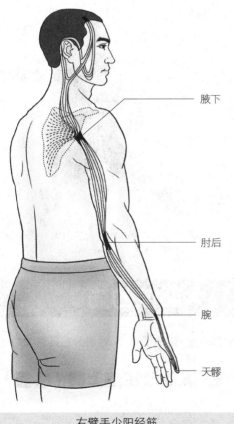

腋下

肘后

腕

天髎

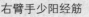
右臂手少阳经筋

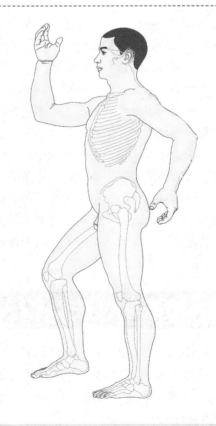
手少阳三焦经脉

❤ 从"筋长者力大"来认识筋的作用

在中国传统养生文化中，筋占据了重要的地位，为什么筋这样重要？我们还是先来了解一下什么是筋。《易经》云："筋乃人之经络，骨节之外，肌肉之内，四肢百骸，无处非筋，无处非络，联络周身，通行血脉而为精神之辅"。可见，最初的"筋"是指分布于身体各部分的经络。后来，经过时代的演变，筋的定义也发生了改变，逐渐成了韧带和肌腱的俗称，也就是我们现在所说的筋。

筋附着在骨头上，起到收缩肌肉，活动关节和固定的作用，人体的活动全靠它来支配。可以说，如果人体没了筋，就会成为一堆毫无活力的骨头和肉。中医认为，肌肉的力量源于筋，所谓"筋长者力大"，筋受伤了自然使不出力气来，尤其是后脚跟这根大筋，支撑着身体全部的重量，对于运动员来说，一旦筋受了伤，已经心有余而力不足了，即使拼着这条腿不要了，也不可能出好成绩。这样，我们也就明白了，为什么一个武功高强的人，挑断脚筋之后就会成为一个废人，因为他已经使不出力气来了。

筋的最基本功能是伸缩，牵引关节做出各种动作，筋只有经常活动，也就是伸拉，才能保持伸缩力、弹性，这就是我们通常所说的练筋。需要注意的是，练筋还需要特殊的方法，我们平常所做的跑步、登山等运动活动的主要是肌肉，由于肌肉组织的粗纤维之间有很多的毛细血管，其活动需要大量的供血来完成，这样会使脉搏加快，造成人体缺氧而呼吸急促，这时体内的筋还远远达不到锻炼的目的。因此，需要一种能锻炼筋而尽量不锻炼肌肉的运动。

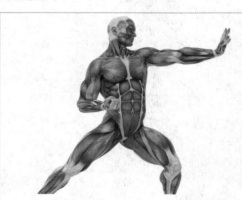

◎筋附着在骨头上，起到收缩肌肉、活动关节和固定的作用，人体的活动全靠它来支配。

❤ 拉筋前，先认识人体几大部位的筋

中医认为，人体筋的数目共计485道。人体正面上部62道，人体正面中部126道，人体正面下部72道，人体背面127道以及额外筋98道。

《刘寿山正骨经验》一书对人体几大

部位的筋做了详尽的划分，具体如下：

❶ 人体的正面上部（头面）筋

巅顶有巅筋1道
左顶心骨有左角筋1道

右顶心骨有右角筋1道

囟门有囟筋1道

额颅有云筋2道

两额角各有额筋1道

两眉间有印筋2道

鼻额有额筋1道

鼻准有准筋1道

两鬓各有鬓筋1道

两太阳各有太阳筋1道

两眉上各有棱筋1道

两眉各有眉筋1道

两锐眦各有锐眦筋1道

两内眦各有内眦筋1道

两上下眼胞各有开筋、盖筋各1道

两颌骨各有筋1道

两颧骨各有颧筋1道

两环骨各有环筋1道

下巴骨尾部左右各有钩筋1道

两背骨各有背筋1道

两颐骨各有颐筋1道

两耳各有耳筋1道

两耳缘各有郭筋1道

两颧下各有颜筋1道

两颊车各有颊筋1道

两口角上方各有笑筋1道

两口角下方各有哭筋1道

上嘴唇有开筋、盖筋各1道

下嘴唇有开筋、盖筋各1道

下颏有开筋、盖筋各1道

❷ 人体正面中部（项、胸及上肢）筋

前项窝内有伸、屈筋各2道

项两侧有护项筋左右各4道

胸前骨包筋5（块）道，外有条筋5道，内有抱筋2道

前肋有包骨筋左右各12道

血盆骨有包骨筋左右各1道，条筋左右各1道

两骨上头各有吞口筋1道、连带筋1道

胸前骨两侧有横心筋左右各1道

膀腋前有前等筋（前三角筋）左右各1道

两骨内侧有哈筋左右各1道

曲瞅有包骨筋左右各1道

胳膊有伸、屈、力、通筋左右各4道

骰子骨有连膜筋片左右各1道

五指有伸、屈筋左右各10道

拇指有斜牵筋左右各1道

手掌心有掌筋左右各1道

❸ 人体正面下部（下肢）筋

胯部有篡筋左右各2道、包骨筋左右各1道、连带筋左右各2道

大腿正面有通筋左右各1道，通筋外侧有伸筋左右各1道，通筋内侧有屈筋左右各1道，屈筋内侧有力筋左右各1道

小腿骨外侧有步筋左右各1道，步筋外侧有站立筋左右各1道

膝盖骨有包骨筋左右各2道

站骨有包骨筋左右各1道

跗骱骨有包骨筋左右各1道

内、外踝骨有包骨筋左右各2道

五趾有条筋左右各5道

五趾趾节有包骨筋左右各14道

足掌心有足掌筋左右各1道

❹ 人体背面筋

枕骨有后发筋4道

后项窝有后合筋4道

两完骨各有完纂筋2道

两寿台骨有包骨筋左右各1道

项、脊两侧有大板筋2道，大板筋外侧左右各有伸、屈筋各1道

琵琶骨有包骨筋左右各2道

两胳膊背面有通背筋左右各1道

膀腋后下方有后等筋（后三角筋）左右各1道

胳膊有后通筋左右各3道

鹅鼻骨有包骨筋左右各1道

臂骨下头有包骨筋左右各1道

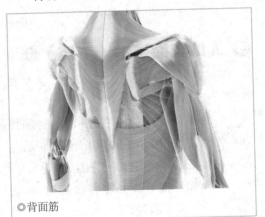

◎背面筋

脊梁骨有包骨筋24道、包棘筋21道

后肋有包骨筋左右各12道

胂肋骨有包骨筋左右各4道

大腿有后通筋左右各3道

大腿后方有大腓肠筋左右各1道

小腿后方有小腓肠筋左右各1道

跟骨有包跟筋左右各2道

❺ 额外筋

眼内有血连筋左右各1道

下巴骨有连带筋左右各1道

牙窠有连带筋28道（32、36道）

肩有护窠筋左右各1道

肩端有护头筋左右各1道

肘骨有上下护头筋左右各3道

臂、昆骨下头有护头筋左右各2道

楗窠有护窠筋左右各1道

楗骨头有护头筋左右各1道

两膝盖骨上下左右共有额外筋32道

伏兔骨有护头筋左右各1道

膝骨有护头筋左右各1道

站骨有护头筋左右各1道

骨下头有护头筋左右各1道

内外踝骨有护头筋左右各2道

骨有护头筋左右各2道

❤ 经筋养生基础：人体结构平衡

经筋医学认为，人体的平衡结构是指人体结构要达到上下平衡、左右平衡、阴阳平衡、五行平衡等。人体结构一旦失去平衡，就可能在不平衡的地方产生酸、麻、胀、痛等现象。

中医学认为，人体所产生的酸、胀、麻、痛其实是一种信号，表明人体某些器官功能的衰退。也就是说，酸、胀、麻、痛等症状表示着筋肉、骨骼结构平衡的紊乱，也就是筋肉、骨骼结构上出现了不平

衡。经筋、骨骼结构平衡紊乱后，势必影响经脉和五脏六腑的正常结构与功能，临床上早期表现出各种不适的亚健康症状，继而引发组织器官功能衰退，严重者出现功能障碍性疾病，甚至诱发筋性内脏病。也就是说，一旦一条经筋的某些部位结构出现破坏，如损伤、粘连或者出现筋结等问题，整条筋都会受到影响，若不及时纠正和救治，相关联经筋的结构也会逐渐受到影响，所以治疗的最终原则是进行整体施治、重点修复。通过全身松筋、疗筋、理筋、养筋使经筋结构恢复整体平衡，使功能达到最佳状态。

因此，经筋养生的基础就在于维护人体结构平衡，通过论述局部不平衡原因，并透过手法调理，将不均整、不平衡的结构修饰平衡，使得体内代谢顺畅，气血通行，机体的各项功能自然能恢复正常，酸、麻、胀、痛等现象也就消失了。

一旦经筋结构恢复平衡后，机体结构才能真正达到上下平衡、左右平衡、阴阳平衡、五行平衡，从而使五脏六腑的机能达到最佳状态。人体结构只要平衡，就没有所谓"病"的症状出现，也就使人体恢复了"健康状态"。这也是筋性内脏病以及筋性原因引起的各种疼痛问题、功能障碍等真正能够解决的根本原因。

经筋养生重在未病先防

《黄帝内经》中说："上医治未病，中医治欲病，下医治已病"。自古以来，防病胜于治病都是中医养生的一大原则。从自然规律来说，任何事物都是从无到有、从弱到强的一个过程，疾病也不例外。任何疾病的发生都是从未病到已病，从未成形到已成形。按照现代医学的说法，就是任何一个器质性的病变都是从非器质性的阶段发展而来，病情的发生必须有一个转化的过程。在非器质性的阶段治疗是比较容易的，而一旦进入器质性的阶段，治疗就困难多了。

然而，在现实生活中，防病难于治病，因为未病阶段的身体功能、感官处于不自觉状态下，疾病还在耐受的范围内，因此身体不容易觉有太明显的不适，因此易被人们忽视。而在已病阶段，身体功能、感官开始进入自觉状态，疾病已超越耐受的范围，身体开始出现明显的不适症状，人们才开始积极求医治疗。

当病变已明确显现时，人体的器官

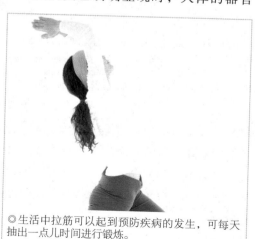

◎生活中拉筋可以起到预防疾病的发生，可每天抽出一点儿时间进行锻炼。

已受到一定损害，即便医治好了，也需要一段时间恢复元气。正如《素问·四气调冲大论》中所说："是故圣人不治已病治未病，不治已乱治未乱，此之谓也。夫病已成而后药之，乱已成而后治之，譬犹渴而穿井，斗而铸锥，不亦晚乎！"

任何病变都有征兆，人们只要对身体出现的一些心悸、胸闷、失眠、虚汗、气短、眩晕、后背痛等小状况加以重视，并可以通过拉筋等方式来舒筋活络，保持体内的气血畅通，就能够达到中医"治未病"的目的。

要想通过拉筋等舒筋活络的方式来防病治病，首先要善于识病。也就是

说，经筋诊断可依身体整体结构的变化，再论局部机体后续的延伸；亦可直接以四肢末端论整体结构，至整体的病因病理；任何病变在身体的某一部位都有明显的线索可以遵循，且其线索均有相对应的线索存在。因为身体结构为求平衡，在对应的地方产生了所谓的代偿作用（病因），而在两相对应的中间形成压力（自觉不适）。辨明病因之后，通过采取相应的舒筋活络方法，往往能达到"手到病自除"的功效。

因此，人们应时时拉筋，以便舒筋活络，气血畅通，身体自然不会受到疾病的侵袭。

身体酸、麻、胀、痛，就是筋缩了

在中医古籍中，筋症被分为筋断、筋走、筋弛、筋强、筋挛、筋萎、筋胀、筋翻及筋缩等。筋缩是其中之一，但其含义和解释并不清楚，对于这些病症的临床记载并不多，中外医学书籍亦难找到详细的论述。筋是中医的旧称，西医统称为肌腱、韧带、腱膜等；缩，有收缩和痉挛的意思。简单来说，筋缩就是筋的缩短，因而令活动受限。每个人身上都有一条大筋，从颈部开始引向背部，经腰、大腿、小腿、脚跟至脚心。解剖学里没有提及这条大筋，它就像经络穴位，并无有形的位置，但当你接受治疗时，就体会到这条筋的存在。

成年人即使有筋缩，一般对生活都暂

时没有太大影响，所以感到腰、背痛时也不会想到是因为筋缩的缘故，其实这正是筋缩的先兆，只是他们根本不认识这种病证。西医的物理治疗科、脊椎神经科、骨

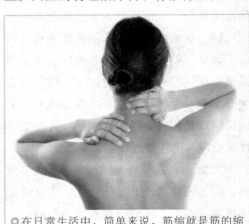

◎在日常生活中，简单来说，筋缩就是筋的缩短，因而令活动受限。

科对筋缩病没概念，所以很多病人曾看过中、西医的不同科，结果只能得到很多不同的病因及病名，医生不懂何谓筋缩，当然亦无法有效地治疗了。

要知道，人的一生就是一个由软到硬的过程，刚生下来时柔软无比，随着年龄的增加，人们身体的柔韧性日益变弱，到了人死后身体则完全硬邦邦的，这种由软变硬的过程就是筋缩。筋缩了，则导致十二经筋不通，也导致与经筋运行轨迹类似的十二经脉堵塞，并最终导致整个经络系统的堵塞，人们就会出现种种疾病的症状，比如颈紧痛、腰强直痛、不能弯腰、背紧痛、腿痛及麻痹、不能蹲下、长短脚

等，尤其是脚跟的筋有放射性的牵引痛，步法开展不大，要密步行走；髋关节的韧带有拉紧的感觉，大腿既不能抬举亦不能横展，转身不灵活，肌肉收缩、萎缩，手不能伸屈（手筋缩短），手、脚、肘、膝时有胀、麻、痛感，活动不顺等。

既然知道筋缩会引发种种疾病，人们就要善于拉筋的养生法，把筋拉开，使筋变柔，令脊椎上的错位得以复位，重回"骨正筋柔，气血自流"的健康状态。此外，拉筋还可以打通背部的督脉和膀胱经，并改善大腿内侧的肝脾肾三条经，有效治疗女性的痛经、月经不调、色斑、子宫肌瘤、乳腺增生等疾病。

因为筋缩，人们衰老；因为衰老，人们筋缩

人体就是一个由软变硬的过程，这个过程就是筋缩的过程，因此可得出结论：筋缩是人体衰老的原因，也是人体衰老的结果。也就是说，筋缩可以导致衰老，衰老也可以导致筋缩，二者互为

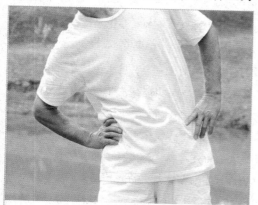

◎对于老年人，经常拉一拉已经没弹性的筋，这样不但能防止某些疾病的发生，还能预防衰老。

因果。

一般来说，人的衰老主要有眼花、耳聋、腰驼、背弓、腿僵、浑身没劲等特征，这些在老年人身上是极为普遍的特征。自古以来，那些长寿老人的身上都较常人晚出现或少出现这些特征，任何人看到一个高龄老人眼不花、耳不聋、腰不驼、背不弓、腿脚灵活、浑身轻松，都会认为老人还能活很长时间。从中医角度来分析，衰老与精气虚衰、气血失常有关。而十二经筋不仅连缀百骸，还分布于眼、耳、口、鼻、舌、阴器等部位，并在一定程度上维系着这些器官的正常功能活动。正如中医常说的"骨正筋柔，气血自流"，筋柔骨健，自然能在一定程度上延缓人体衰老。

西医将人体的筋当成一种间质纤维，据此提出了"间质纤维衰老说"，来解释人体衰老的原因。西医认为，在老人的机体中，形成纤维细胞的氧供应不足，影响到需氧的脯氨酸羟化过程，因而造成老人的胶原组成成分脯氨酸含量低下，胶原纤维形成不良，不但胶原纤维数目减少，而且韧性差，溶解度低，弹力纤维合成减少，更新迟缓，存留者逐渐老化，最终导致了人体衰老。

此外，老年人的一些主要脏器，如肝、肾等细胞衰老萎缩、消失，器官因之缩小变形，其支撑承托的网状纤维失去支撑承托的内容，并受张力的影响发生合并、黏着、胶原化，使萎缩的器官质地变硬，也是人体衰老的一种原因。

中国一些俗语也能说明经筋与人体衰老的关系，比如"人老腿先衰"。意思是说，人老了，双腿往往会弯曲、僵硬，行动不便，这说明衰老的次序是从腿开始的。而我们腿上的筋腱生在皮肤之内、肌肉之间、骨骼之外，有连接肌肉和骨骼的作用。因此俗语说："竹从叶上枯，人从脚上老，天天千步走，药铺不用找。"也就是说，人们要想健康长寿，就要勤于动腿动脚，经常活动，使腿脚的经络畅通，经筋舒展。

此外，说明拉筋有益于长寿的民间俗语还有许多，比如"筋长一寸，力大千斤""常练筋长三分，不练肉厚一寸""运动强筋骨，吐纳肺腑良""久行伤筋，久立伤骨，久坐伤肉，久卧伤气""老人多摇扇，筋骨更舒展""老筋长，寿命长"这些都说明筋其实就是指人体的柔韧性，如果人体的柔韧性很差，那么与之相对应的人的关节、血管、肌肉、韧带、骨骼等状况也不好，人又怎么能健康呢。

因此可知，人们只有天天拉筋，保持人体的柔韧性，那么才能达到《黄帝内经》所说的"筋长一寸，寿延十年"的养生境界。

养生百宝箱

我国著名国学大师南怀瑾老先生提倡从中国传统文化中提取养生智慧，比如他在关于太极拳与道功论述中，就提到了筋长与寿命的关系，原文如下：

"太极拳主要的重点，还有腰的运动，即注重身体下半截的生命力，道家讲任督两脉是人体的主要生命线，尤以督脉为阳，自后脑脑下垂体区延伸，到下颈项部位，开始分支散为两支经脉于脊椎两侧，至腰下尾闾又合而为一，至会阴复再分支，行于两足，下达足底，故练拳的人，久久练至两腿足筋越练越柔，则自然长寿，一般人年纪越老，因体内石灰质增加，胶质减少，经络萎缩，两腿愈来愈蜷缩，走路老态龙钟，连头颈都没有弹性，倦态毕露。练拳的人，则锻炼筋骨，使之柔韧，隐伏有病痛的部位，亦可由麻木而渐知酸痛，而渐复正常。练拳打坐能知觉腰酸背痛，亦是好现象的开始，以后即恢复自然，萎缩的筋脉亦拉长，每拉长1分，即有年轻1岁左右之妙用，当然这是假说的数字。"

小心！爱运动的人也筋缩

人们知道运动员为了挑战生理极限，常常做出剧烈的运动，因此时常发生肌腱拉伤的事情。因此，人们认为经常运动可能拉伤肌腱，却不可能筋缩。其实，这是一种错误的观点。要知道，即便一个人几十年来经常打球、游泳，他还是有可能会出现筋缩症状。

这些爱运动的人要找到筋缩的原因，首先要问自己3个问题：做运动前是否先做热身运动？是怎样做热身运动的？是否认真做了拉筋舒展运动？

要知道，对于那些经常运动的人来说，他们觉得自己筋骨活络，因此常常忽视了运动前的热身运动，只是随便动动手脚、挥挥手臂，几分钟了事。更有甚者，运动前根本不做热身运动。这是非常错误的做法。不要以为电视里的国家运动员比赛前就不做热身运动，而只是随便甩甩手脚了事，其实他们早在进入赛场之前就做好了一切必需的关节、肌肉、筋腱等热身运动，因此到了运动场只是再松一松而已。

此外，在做热身运动时要尽量激活全身肌肉，避免进行单调重复的热身运动，而使得某些部位频繁运动，却导致其他部位不能平衡。另外，游泳前一定要进行一段时间的热身运动，因为有时由于游泳池内水温太低，也容易引起筋缩。

筋缩可能带来的十五种症状

当人体筋缩后，可能导致如腰背痛、腿痛及麻痹等种种症状，严重者还会导致长短脚。一般来说，如果你发现一些人的站立姿势很特别，如屈膝、屈髋、臀部则微微向后，走路时步伐无法开展等，这就是典型的严重筋缩症状。

专家总结了拉筋正骨的经验，将筋缩可能出现的症状归纳为如下15种：

（1）颈紧痛

（2）腰强直痛

（3）不能弯腰

（4）背紧痛

（5）腿痛及麻痹

（6）不能蹲下

（7）长短脚

（8）脚跟的筋有放射性的牵引痛

（9）步法开展不大，密步行走

（10）髋关节的韧带有拉紧的感觉

（11）大腿既不能抬举亦不能横展

（12）转身不灵活

（13）肌肉收缩或萎缩

（14）手不能伸屈（手筋缩短）

（15）手、脚、肘、膝时有胀、麻、痛感，活动不顺

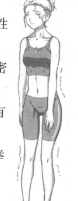

生活中的九种筋缩场景，你知道吗

筋缩症状之一：弯不下腰

弯腰也是人们生活中的常见动作之一，体育课上，学生们也经常做。通过弯腰并将手指尖或手掌贴住地面的方式来拉筋，作为运动前的热身运动。因此，要检验自己有没有筋缩症状，只需要看自己能不能弯下腰来。一般来说，筋缩症患者常常感觉腰背疼痛。东西掉到地上，想捡起来，却因为不能弯腰，拣不了。此症状常见于静坐于办公室的人群，较少出现在长期运动和从事体力劳动的人身上。

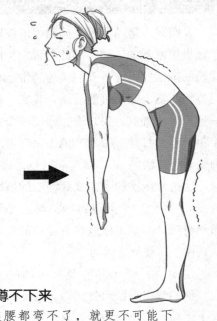

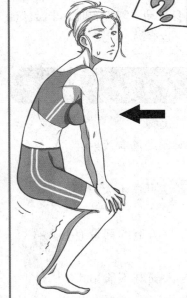

筋缩症状之二：蹲不下来

如果一个人连腰都弯不了，就更不可能下蹲了。不能下蹲的筋缩症状往往出现在老年人群身上，但随着现代生活中运动的逐步减少，一些懒于运动的"宅男""宅女"身上也可能出现不能下蹲的筋缩症状。尤其是家里的厕所是蹲厕时，这些筋缩患者的生活就会面临极大的不便。

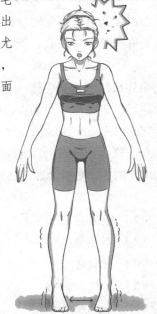

筋缩症状之三：腿横跨不了

要想知道自己有没有筋缩，不妨试着蹲蹲马步，如果发现腿不能横跨，也就说发现两腿张不开，这就说明你筋缩了，需要适当拉筋恢复身体柔韧性。

筋缩症状之四：转身较困难

近几年流行拉丁舞，许多人在学习舞蹈的过程中常常发现自己转身较困难，这可能不是你技巧生疏的原因，而可能是你筋缩了。这是因为许多人们从事办公室工作，容易导致身体僵硬，出现筋缩。此时，就要多练扭腰功等来随时拉筋。

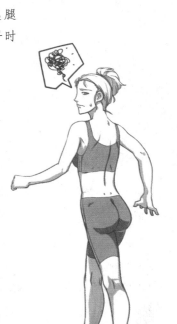

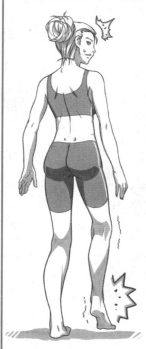

筋缩症状之五：腿抬不起来

生活中，人们常常会遇到上台阶的事情，有些人能一步跨好几个台阶，而有些人连上一个台阶都困难，抬不起腿来，这就是筋缩的症状，平时要注意多拉腿筋。

筋缩症状之六：密步行走

在传统的审美观里，女子宜小碎步行走，以体现其温婉细腻的女人味；男人宜大步向前，体现男人的豪迈之气。然而，生活中许多男人也小碎步行走，这不一定是他女性化的表现，也可能是因为筋缩导致步伐开展不大，只能小步行走。此时就要多拉腿筋。

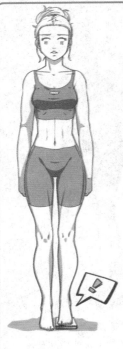

筋缩症状之七：长短腿

有些人生下来就一条腿长，一条腿短，人们将这种症状称为"长短腿"，然而，有些人是因为患上筋缩症，导致"长短腿"，不得不一瘸一拐地走路，极为不便。此类人宜注意拉筋锻炼，以逐渐改善"长短腿"症状。

筋缩症状之八：手不能伸屈

手是人们生活中极其重要的帮手，如果手不能伸屈，往往是筋缩的原因，会给患者的生活带来极大的不便。因此，人们在平时的生活中应注意多拉手筋。

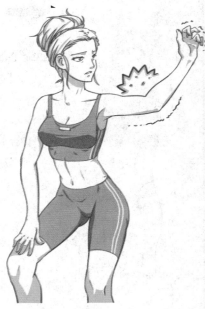

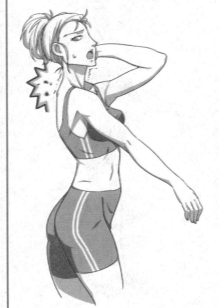

筋缩症状之九：脖子动不了

当人们发现自己不能做低头、摇头或扭头等动作时，常常说自己"脖子硬了"，这大多是筋缩导致颈部肌肉紧痛的原因，这时，就该多做做拉颈筋的动作。

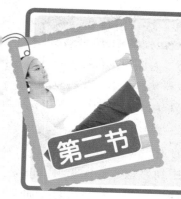

拉筋，让筋肉的"哭脸"变"笑脸"

第二节

❤ 防治筋缩症的最好办法——拉筋

中医认为，筋缩是衰老的象征。在老年人身上出现筋缩，大多是一种自然的衰老现象，使用外在方式来拉筋也不可能改变身体逐渐衰老的事实。然而，现在的许多人年纪轻轻也出现了弯腰困难、不能下蹲、转身不灵活、脖子僵硬等筋缩症状，给自己的生活造成了极大的不便。

这些症状在西医的医学仪器那里往往查不出具体的病因，因此，医生们常常拿它们没办法。其实这些患了筋缩症的年轻人应该向专业的中医正骨医师求救，他们会告诉你一种最简单最有效的疗养方法——拉筋，并针对患者身体上的不同症状来进行相对应的拉筋，改变患者身体上的这种不正常的衰老现象，帮助患者重新找回健康活力。

有许多人也会提出疑问："拉筋？中医典籍中没有提到过这一疗法啊！"要知道，中医虽然没有专门针对筋缩的疗法，但各种撑拉的方法在习武、气功、瑜伽锻炼中一直存在。道家有一种说法："筋长一寸，寿延十年"。所以长寿者通常都有一副柔软的筋骨。而且通过许多事实证明，许多疑似腰椎间盘突出的患者确实在专业中医师施行的一系列拉筋正骨疗法后恢复了健康。

此外，专家还认为："拉筋过程中，一般医师认为当患者感觉到筋被拉紧疼痛时便要停止，以免拉伤筋肌。其实正是因为筋缩了，不易拉开，所以愈紧愈要拉开，不然它就愈缩愈紧了，它被拉过痛点后就会松多了。但也不是不顾一切拼命拉。很多病人经拉筋后，步履轻快了，腰背酸痛亦减轻、舒缓，甚至消失。没病痛的人想避免筋缩也可每天拉筋。平日坚持拉筋就是最好的保健法之一"。

综上所述，人们可得出一个结论：要想身体少病痛，就要避免筋缩，要想避免筋缩，就要每天都拉筋。

腰酸背痛腿抽筋，并非缺钙而是寒邪伤人

现在许多人都认为腰酸背痛腿抽筋是缺钙引起的，于是补充五花八门的钙，吃了也不见好转，其实这种情况不是缺钙，而是寒邪伤人的典型特征。

抽筋在医学术语上叫痉挛，这个在寒的属性里叫收引。收引，就是收缩拘急的意思。肌肤表面遇寒，毛孔就会收缩；寒邪进一步侵入经络关节，经脉便会拘急，筋肉就会痉挛，导致关节屈伸不利。因为寒是阴气的表现，最易损伤人体阳气，阳气受损失去温煦的功用，人体全身或局部就会出现明显的寒象，如畏寒怕冷、手脚发凉等。若寒气侵入人体内部，经脉气血失去阳气的温煦，就会导致气血凝结阻滞，不畅通。我们说不通则痛，这时一系列疼痛的症状就出现了，头痛、胸痛、腹痛、腰脊酸痛。

因此，我们在养生的时候，要特别注意防寒。寒是冬季主气，寒邪致病多在冬季。因而冬季应该注意保暖，避免受风。

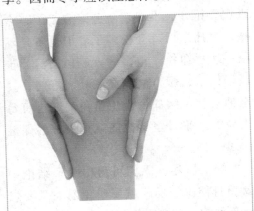

◎不能自控的肌肉运动，可局限于某群肌肉或身体一侧，或波及全身，即抽筋。

单独的寒是进不了人体的，它必然是风携带而入的。所以严寒的冬季，北风凛凛，我们出门要戴上棉帽，围上围巾，就是为了避免风寒。

值得注意的是，冬季外界气温比较低，人容易感受到寒意，在保暖上下的工夫也会大一些，基本上不会疏忽。而阳春三月，"乍暖还寒时候"，古人说此时"最难将息"，稍微一不留神，就会着凉，伤寒了。因而春季要特别注意着装，古人讲"春捂秋冻"，就是让你到了春天别忙着脱下厚重的棉衣。春天主生发，万物复苏，各种邪气在这时候滋生。春日风大，风中席卷着浓浓寒意，看似脉脉温吞，实则气势汹汹，要特别小心才是。

那么，炎炎夏日，人都热得挥汗如雨，也需要防寒吗？当然需要。夏天我们经常饮食凉的食物和饮料，如冰镇西瓜、冰镇啤酒、冰激凌等，往往又在空调屋里一待一天。到了晚上，下班出门，腿脚肌肉收缩僵硬，腿肚子发酸发沉，脑袋犯晕，甚至连走道都会觉得别扭，感觉双腿不像是自己的。这时候寒邪就已经侵入你的体内了。

如果你真的腰酸背痛腿抽筋了，也不要急着补钙，这里先教给大家两个小窍门，试一试再说。

❶ 芍药甘草汤

腰酸背痛其实是肌肉酸痛，腿抽筋是

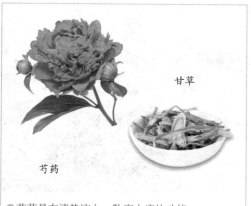

◎芍药具有清热凉血、散瘀止痛的功能。
甘草具有益气补中、缓急止痛、调和诸药功能。

筋脉痉挛。脾主肌肉，肝主筋脉，肌肉和筋脉有了问题，就要找准主因，调和肝脾。芍药性酸，酸味入肝，甘草性甘，甘味入脾，因而这味芍药甘草汤被誉为止痛的良药，并且一点儿都不苦口。芍药甘草汤配制容易，芍药和甘草这两味药在一般的中药店都能买到，取白芍20克、甘草10克，或用开水冲泡，或用温火煮，可当茶水饮用。注意这里说的芍药、甘草一定要用生白芍、生甘草，不要炙过的，炙过的药性就变了。

❷ 按揉小腿

小腿抽筋的时候，以大拇指稍用力按住患腿的承山穴，按顺、逆时针方向旋转揉按各60圈；然后大拇指在承山穴的直线上擦动数下，令局部皮肤有热感；最后以手掌拍打小腿部位，使小腿部位的肌肉松弛。几分钟甚至几秒钟后，小腿抽筋症状即可消失。不过，这个表虽然暂时除了，病根还在，由表及里，本还没有痊愈。敲打按揉一些经络穴位，固然可以散结瘀阻、活络气血，但从病因根本上来论，还是要把寒彻底地从体内祛除，这样你才能身轻如燕，健步如飞。

盘腿而坐来拉筋，人人更易活百岁

生活中，许多百岁老人都喜欢盘腿而坐，盘腿而坐具有神奇的养生功效。这是因为看似简单的盘腿而坐其实是一种拉筋方式，它不仅能够提高身体柔韧性，减少运动损伤概率，还能锻炼腿部、腰部力量，改善腿部、踝部、髋部的柔韧性，使两腿、两髋变得柔软，有利于预防和治疗关节痛——实际上是将整个下半身的筋拉松了。

尤其是对于老年人来说，盘腿坐姿不像双下肢自然下垂的坐姿，它能拉近下肢和心脏的距离，不存在久坐引起下肢水肿的问题。而且经常练习盘腿还能改善腿部、踝部、髋部的柔韧性，使两腿、两髋变得柔软，有利于预防和治疗关节痛。如果久练盘腿，则可以减少并放慢下半身的血液循环，这也就等于增加了上半身，特别是胸腔和脑部的血液循环。同时，这个姿势有利于端坐，能使呼吸系统不受阻，对顺畅呼吸很有帮助。

但要注意掌控盘腿而坐的时间长短，因为盘腿久了会引起血流不畅，导致双腿麻木，甚至引起"腓总神经麻痹"或"静脉血栓形成"。所以在腿麻木时要赶紧停下来，活动一下。尤其对于刚开始练习盘腿坐的人来说，要注意循序渐进，可先从每次10分钟开始，每周5～10分钟地往上加时间。

另外，盘腿的姿势也很重要，刚开始可采取双下肢盘压在下面，以后再练习诸如瑜伽的单盘、双盘、散盘等姿势。盘腿而坐时，两腿分别弯曲交叉，把左腿踝关节架在右腿膝关节处，向前俯身，保持这个姿势。如果连10分钟都坚持不了，那就说明你的腿部、踝部、髋部的柔韧性不够，宜多做拉筋活动，以免出现筋缩症状。也可在尾骨下方垫个垫子（可用瑜伽砖、结实的抱枕等），大约10厘米高，目的在于让我们两大腿尽量与地面平行，稍减轻髋关节大腿肌肉的压力，从而让我

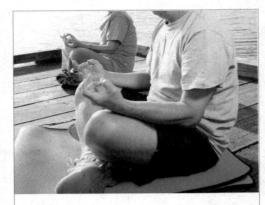

◎盘腿静坐可以锻炼腿部、腰部力量，改善腿部、踝部、髋部的柔韧性。

们坐得更直、更稳、更久。

总之，多多练习盘腿而坐，不仅能舒筋活络保健康，还有助于人们平心静气，修身养性，可谓一举两得的养生法。

♥ 拉筋的疗效：祛痛、排毒、增强性功能

拉筋主要具有祛痛、排毒、增强性功能这3种直接疗效，还具有许多间接疗效。那么，拉筋为什么具有如此神奇的功效呢？主要有以下3个原因。

❶ 疏通十二经脉

中医认为，十二经筋的走向与十二经络相同，故筋缩处经络也不通，不通则痛。这是因为在拉筋时，人体的胯部、大腿内侧、窝（膝后区的菱形凹陷）等处会产生疼痛感，这是筋缩的症状，则相应的经络不畅。而通过拉筋，可使僵硬的部位变得柔软，增强人体柔韧性，腰膝、四肢及全身各处的痛、麻、胀等病症因此减缓或消除，重回

"骨正筋柔，气血自流"的健康状态。

❷ 打通背部的督脉和膀胱经

在武侠电影中，主角常常因为打通了任督二脉而使得武功突飞猛进，由此可见任督二脉的重要性。中医的经络学说也认为，督脉是诸阳之会，元气的通道，此脉通则肾功加强，而肾乃先天之本，精气源泉，人的精力、性能力旺盛都仰赖于肾功能的强大。此外，督脉就在脊椎上，而脊髓直通脑髓，故脊椎与脑部疾病有千丝万缕的联系。任督二脉在人体上是个循环的圈，各种功法均要打通的任督二脉即是此意。

任脉指的是膀胱经，它是人体最大的

排毒系统，也是抵御风寒的重要屏障。也就是说，膀胱经通畅，则风寒难以入侵，内毒随时排出，肥胖、便秘、粉刺、色斑等症状自然消除、减缓。膀胱经又是脏腑的腧穴所在，即脊椎两旁膀胱经上每一个与脏腑同名的穴位，疏通膀胱经自然有利于所有的脏腑。从西医角度来看，连接大脑和脏腑的主要神经、血管都依附在脊椎及其两边的骨头上。疏通脊椎上下，自然就扫清了很多看得见的堡垒、障碍和看不见的地雷、陷阱。

❸ 改善肝脾肾三条经

中医认为，大腿内侧的肝脾肾三条经通畅，则人的性功能强悍。如果这三条经络不畅，容易导致生殖、泌尿系统病，比如阳痿、早泄、前列腺炎、痛经、月经不调、色斑、子宫肌瘤、乳腺增生等。而通过拉筋，尤其是拉腿筋，则能充分改善这三条经堵塞不通的状况，也能在一定程度上治疗男性疾病和妇科疾病。

既是治疗也是诊断，一举两得的拉筋

拉筋这种养生方式之所以备受推崇，不仅是因为它的简单可行性，更是因为它既有治疗又有诊断的特征。也就是说，人们通过拉筋时身体部位的疼痛与否，可以诊断身体部位的健康状况。

如果你拉筋时膝痛而不直，则定有筋缩症。筋缩则首先说明肝经不畅，因为肝主筋，而肝经不畅，脾胃也不会好，因肝属木，脾属土，木克土。

如果你拉筋时感到胯部窝痛，说明膀胱经堵塞，腰有问题。而膀胱与肾互为表里，共同主水，凡膀胱不畅者肾经也不会通畅，水肿、肥胖、尿频、糖尿病等皆与此相关。

如果你采用卧位拉筋法时，发现躺下后后举的手臂不能贴到凳面，你可能患上了肩周炎，采取吊树或吊门框拉筋会有较好的疗效。

如果你用拉筋凳拉筋时，发现上举的腿不能伸直，下落的腿悬在空中不能落地，表明筋缩严重，不仅有腰腿痛症，可能内脏也有诸多问题，拉筋迫在眉睫。

由此可见，拉筋可谓是集疾病预防与治疗于一身的"良药"，无论疾病与否，人们都应该天天拉筋，养护健康。

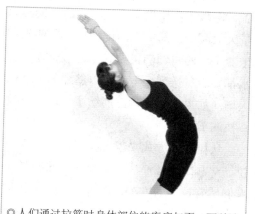

◎人们通过拉筋时身体部位的疼痛与否，可以诊断身体部位的健康状况。

❤ 有病后被动拉筋，不如主动拉筋防病

拉筋可分为主动拉筋和被动拉筋。主动拉筋是指人们意识到拉筋对人体的保健作用后，自己主动进行拉筋的行为，在拉筋的过程中不需要他人的协助；同理，被动拉筋是指患者需要在医生或他人的协助下进行的拉筋行为。一般来说，一旦人们需要他人协助来被动拉筋，说明他们的身体已经出现了较为严重的筋缩疾病，自己已无法主动拉筋。简单点儿说，主动拉筋多为防病时，被动拉筋多为治病时。

❶ 主动拉筋

优点：不需要他人帮助，有利于减轻患者对拉筋的心理压力和恐惧，适于人们天天练习，长期保健，坚持下来将会取得显著的效果。

缺点：缺乏医生的专业指导，拉筋者的拉筋动作可能不到位，因此拉筋的效果较慢。

❷ 被动拉筋

优点：专业医师手法娴熟，可帮助患者拉过痛点，而且拉筋到位的速度较主动拉筋快，效果也较为显著。

缺点：被动拉筋时，患者的心理压力较大，时常因过分恐惧而导致肌肉紧张，影响了拉筋的效果，而且一些患者可能忍受不了拉筋时突如其来的剧痛而要求停止拉筋，甚至令一些胆小怕痛的患者自此对拉筋产生恐惧感、排斥感。

两相比较之后，可得出一个结论：有病后被动拉筋，不如主动拉筋防病。

❤ 拉筋的两大方法——立位拉筋法和卧位拉筋法

在现代社会，科技进步使生活舒适多了，多数人使用电梯、汽车，从而使运动量大大减少，筋缩也因此增加。那些长期坐着工作的白领们，尤其是老板，连一杯水都要职员送到手上，所以筋缩的可能性大增。如果你觉得自己筋缩了，就应该拉一拉筋了。

从拉筋的方式来说，拉筋可分为立位拉筋法和卧位拉筋法。立位拉筋法则是说人们站着拉筋的方法，而卧位拉筋法就是指人们躺在床或长椅上的拉筋方法。下面我们就来具体介绍两种拉筋法的特点。

❶ 立位拉筋法

中医认为，采用立位拉筋法可拉松肩胛部、肩周围、背部及其相关部分的筋腱、韧带，有利于肩颈痛、肩周炎、背痛等症的治疗。一般来说，立位拉筋法主要依赖门框来进行。

【具体方法】

（1）先选定一个门框，举起双手，尽量伸展开双臂，按住门框上方的两个角。

（2）一脚在前，站弓步，另一脚在

后，腿尽量伸直。

（3）身体要与门框保持平行，抬头，平视前方。

（4）保持这个姿势3分钟，换一条腿站弓步，也站立3分钟。可多次重复这个过程，但不宜使身体过于劳累。

❷ 卧位拉筋法

卧位拉筋法主要用于拉松腰至大腿膝后的筋腱，拉松大腿内侧韧带及大腿背侧韧带，也有助于拉松髋部的关节，所以卧位拉筋法又称卧位松髋法。一般来说，卧位拉筋法要依赖椅子、茶几或床来进行。

【具体方法】

（1）将两张安全稳妥、平坦的椅子或是一张茶几摆放近墙边或门框处，或是选择一张两面靠墙边的床。

（2）坐在靠墙边或门框的椅子、茶几、床边上，臀部尽量移至椅子、茶几和床的一边。

（3）躺下仰卧，将靠里面的一条腿（左腿在里则用左腿，右腿在里则用右腿）伸直倚在墙柱或门框上，另一只腿屈膝，让其垂直落地，尽量触及地面，无法触及地面时可用书本等物垫在脚下。

（4）仰卧时，双手举起平放在椅子、茶几或床上，期间垂直落地的腿亦

可做踏单车姿势摆动，有利于放松髋部的关节。

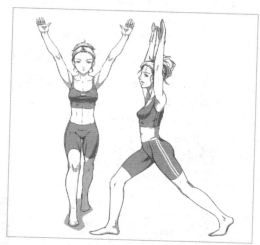

（5）保持这个姿势10分钟，然后再移动椅子、茶几到另一面墙或门框，或是到床的靠墙的另一边，再依上述方法，左、右脚转换，重做10分钟。

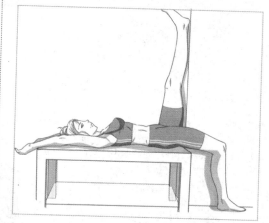

拉筋与压腿、瑜伽、武术、舞蹈的比较

拉筋的方法有很多，人们在进行压腿、瑜伽、武术、舞蹈时，也有间接拉筋的功效。但是压腿、武术、瑜伽、舞蹈等动作的主要目的并非拉筋，因此拉筋的功效比不上专业的拉筋动作好。具体来说，专业的拉筋与压腿、瑜伽、武术、舞蹈等

经筋疗法的适应证和禁忌证

经过数千年的积累和发展，经筋疗法已经发展成为一个非常成熟的中医治疗手法，经筋疗法治疗疾病的范围也变得越来越广泛。尽管如此，经筋疗法也有其治疗范围的限制，只有搞清楚经筋疗法的适应证和禁忌证，经筋疗法的疗效才能在具体的施治过程中得到真正发挥。

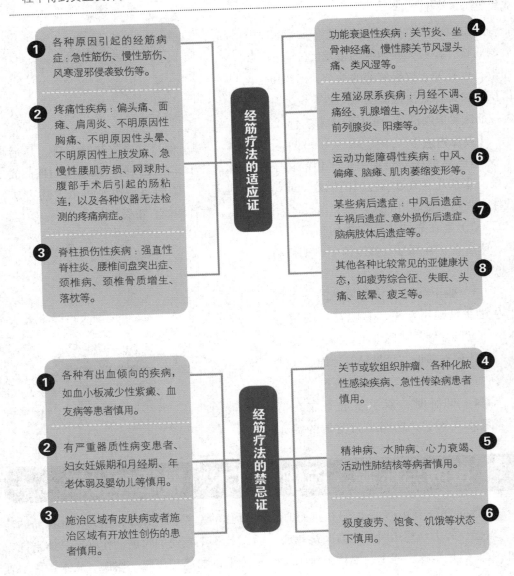

经筋疗法的适应证

① 各种原因引起的经筋病症：急性筋伤、慢性筋伤、风寒湿邪侵袭致伤等。

② 疼痛性疾病：偏头痛、面瘫、肩周炎、不明原因性胸痛、不明原因性头晕、不明原因性上肢发麻、急慢性腰肌劳损、网球肘、腹部手术后引起的肠粘连，以及各种仪器无法检测的疼痛病症。

③ 脊柱损伤性疾病：强直性脊柱炎、腰椎间盘突出症、颈椎病、颈椎骨质增生、落枕等。

④ 功能衰退性疾病：关节炎、坐骨神经痛、慢性膝关节风湿头痛、类风湿等。

⑤ 生殖泌尿系疾病：月经不调、痛经、乳腺增生、内分泌失调、前列腺炎、阳痿等。

⑥ 运动功能障碍性疾病：中风、偏瘫、脑瘫、肌肉萎缩变形等。

⑦ 某些病后遗症：中风后遗症、车祸后遗症、意外损伤后遗症、脑病肢体后遗症等。

⑧ 其他各种比较常见的亚健康状态，如疲劳综合征、失眠、头痛、眩晕、疲乏等。

经筋疗法的禁忌证

① 各种有出血倾向的疾病，如血小板减少性紫癜、血友病等患者慎用。

② 有严重器质性病变患者、妇女妊娠期和月经期、年老体弱及婴幼儿等慎用。

③ 施治区域有皮肤病或者施治区域有开放性创伤的患者慎用。

④ 关节或软组织肿瘤、各种化脓性感染疾病、急性传染病患者慎用。

⑤ 精神病、水肿病、心力衰竭、活动性肺结核等病者慎用。

⑥ 极度疲劳、饱食、饥饿等状态下慎用。

的拉筋功效有这样几个区别：

（1）相较而言，拉筋更为简单、有效，即学即会，对绝大多数各类腰、背、腿痛症患者，可一次性见效，可谓立竿见影。

（2）拉筋的适用面更为广泛，更容易普及，可谓男女老少皆宜，家里、办公室各个场所均可使用，而且有防病、治病、健身的多重功效。

（3）压腿、瑜伽、武术、舞蹈是一种运动，大多时候处于动态，失控受伤的系数较高。相比之下，拉筋处于静态，而且拉筋时间和强度可自己掌握，无论仰卧还是站立式拉筋都不会转动腰部和关节，所以不易拉伤，安全指数较高。

（4）拉筋的主要目的是拉筋，因此为将筋拉得更彻底，将从颈椎到腰背、膝后、脚跟、髋关节及大腿内侧的筋全部拉开，对全身病灶和不通的经络有"地毯式轰炸"的扫荡作用。而其他运动多只拉开局部的筋，拉筋效果往往不佳。

（5）拉筋时还可闭目养神，或是听听音乐，可在一定程度上削减人们拉筋的心理压力。

和其他中医外治法相比，拉筋的优势

拉筋的目的在于舒筋活络，从而使得人们恢复"筋柔骨正，气血通流"的健康状态。但是拉筋并非中医中唯一一种舒筋活络的疗法，针灸、点穴、推拿等疗法也具有类似的功效。然而，和这些中医外治法一比，拉筋还是有不少优势，具体分析如下：

① 简单易学

众所周知，人们要运用针灸、点穴、按摩、拔罐等疗法来治疗疾病时，必须寻求专业医师的帮助，如果要自己运用，就必须要对中医经络、穴位有一定的了解，较为熟练地掌握经络的走向和原理，以免找错穴位，弄巧成拙，病没治好不说，还可能对人体造成新的损害。而拉筋则是一种人人皆能快速运用的简单疗法，而且见效也较其他中医外治法快。

② 不需要严格的辅助工具

针灸、点穴、按摩、拔罐等中医外治法对于手法、力度、用具等都有较为严格的要求，稍不注意就会出错，而拉筋则并不一定需要拉筋凳等专业工具，用简单的椅子、茶几和墙壁就能拉筋，可谓男女老少皆宜。

③ 拉筋可广泛普及

中医一直没有一种像西医那样普及的保健用具，如听诊器、体温计等，拉筋的出现则弥补了这一空白，并能让任何人借此生动地体会中医和经络的原理、疗效，也算是中医历史上的一大进步。

综上所述，对于普通大众来说，拉筋确实是更为简单可行的养生方法。

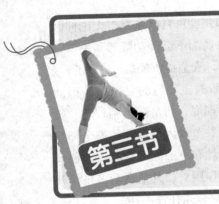

"肝主筋"，拉筋也能治肝病

第三节

经筋是如何影响肝脏的

　　肝与筋有着密切关系，这在《黄帝内经》的《素问六节·脏象论》就有记载："肝者，罢极之本，魂之居也。其华在爪，其充在筋，以生气血。"也就是说，肝主筋，人体内筋的活动有赖于肝血的滋养。如果肝血不足，人体内的筋就得不到濡养，就可能导致一系列症状，比如热邪炽盛可灼伤肝的阴血，出现四肢抽搐、牙关紧闭、角弓反张等，中医称之为"肝风内动"。

　　从西医的角度来分析，经筋之所以能影响肝脏，是因为肝脏作为人体内最大的实质器官，肝细胞内却没有神经分布，肝脏神经都分布在细胞外的肝纤维膜，也叫肝纤维囊，因此肝脏被称为"沉默的器官"。这些肝纤维囊就是筋，而且此纤维囊在肝门处特别发达，包绕肝管和血管。肝除上面区直接接结缔组织与膈相连外，其余部分的纤维囊均被浆膜即腹膜脏层所覆盖。腹膜反折处形成韧带，周边有10条韧带与器官

相衔接，使肝固定于膈及腹前壁。简单点说，如果没有这些肌纤维膜的固定作用，肝脏就无法正常工作。因此可说，筋对肝有着十分重大的影响。

　　具体来说，十二经筋对肝的影响如下：

① 足三阴经筋

足少阴经筋

　　左、右脚足少阴经筋都通过左、右脚的内踝后侧、膝关节内后侧、耻骨上支、腰椎和胸椎体内侧。左脚足少阴经筋，还通过人体工学转换，可影响肝脏深层及胆囊、胆管。

足太阴经筋

　　左、右脚足太阴经筋都通过左、右脚的内踝下方、膝关节内侧、耻骨上支、腹、胸腔前侧。左脚的足太阴经筋，还通过人体工学转换，影响肝脏中层组织与胆囊、胆管。经筋通道可做上述结构的检查与调整指标。

足厥阴经筋

　　左、右脚足厥阴经筋都通过左、右脚

的内踝前侧、膝关节内侧、耻骨上支、腹、胸腔前外侧。左脚的足厥阴经筋，还通过人体工学转换，影响肝脏的表层组织与胆囊、胆管。经筋通道可做上述结构的检查与调整指标。

② 足三阳经筋

足太阳经筋

左、右脚足太阳经筋都通过左、右脚的外踝后侧，膝关节后侧、荐髂关节、腰部、背部。经筋通道可做上述结构的检查与调整指标。

足少阳经筋

左、右脚足少阳经筋都通过左、右脚的外踝下方，膝关节外侧、腰、胸外侧与肩关节前侧。

足阳明经筋

左、右脚足阳明经筋都通过左、右脚的外踝前侧，膝关节前侧、耻骨上支、腹、胸腔前侧。经筋通道可做上述结构的检查与调整指标。

③ 手三阴经筋

手太阴经筋

左、右手的手太阴经筋都通过左、右手的腕关节、肘关节、肩关节与胸腔前侧。经筋通道可做上述结构的检查与调整指标。

手厥阴经筋

左、右手的手厥阴经筋都通过左、右手的腕关节、肘关节、肩关节与胸腔外侧。经筋通道可做上述结构的检查与调整指标。

手少阴经筋

左、右手的手少阴经筋都通过左、右手的腕关节、肘关节、肩关节与胸腔后背。经筋通道可做上述结构的检查与调整指标。

④ 手三阳经筋

手阳明经筋

左、右手的手阳明经筋都通过左、右手的腕关节、肘关节、肩关节再经颈部到头、面部。经筋通道可做上述结构的检查与调整指标。

手少阳经筋

左、右手的手少阳经筋都通过左、右手的腕关节、肘关节、肩关节再经颈部到头、面部。经筋通道可做上述结构的检查与调整指标。

手太阳经筋

左、右手的手太阳经筋都通过左、右手的腕关节、肘关节、肩关节再经颈部到头、面部。经筋通道可做上述结构的检查与调整指标。

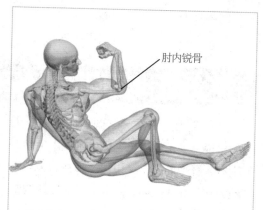

肘内锐骨

◎手小指僵滞不适，肘内锐骨后缘疼痛，那么就是手太阳经筋出了问题。

肝病：察也经筋，治也经筋

既然"肝主筋"，那么人们要想知道自己肝脏的健康情况，也可以通过观察人体经筋的情况来辨别。

首先，用中医的"望"诊法，如果发现身体出现以下情况，就说明人体经筋出了问题，也就是说人体肝脏出了问题。具体分析如下：

脸部：脸部色泽微黑带青，少光泽。

颈部：左颈前侧肌肉比右侧饱满。

胸腔：锁骨下方、胸骨柄外侧的右胸胁比左胸胁饱满。

脚底：左脚第五趾第一脚掌骨的茧比右脚的粗厚，右脚第一、二趾骨交接处较左脚饱满。

脚背：右脚第一趾，趾骨、掌骨交接处长茧。

其次，可通过触摸身体时产生的感觉来辨明肝的健康情况，如果你触摸你的身体时发现以下情况，则说明经筋不通，肝脏出了问题。具体分析如下：

间脑：右侧较左侧饱满。

颅骨平台：中间偏右前内压大。

颅压：颅内压力右后组织较饱满。

胸压：右侧下胸肋骨内压大于左侧；右胸右外侧有条索状。

前臂：右手尺骨近端有条索状。

腹压：腹腔内部压力大，下按深层有条索状，右侧更为明显。

盆腔压：两侧鼠蹊肌筋膜紧张，右大于左。

耻骨联合：右薄，左厚。

膝压：两膝髌骨下方筋膜紧张，两膝关节弹性差。

踝压：左内踝，右外踝压力大。

在通过经筋查出肝脏疾病之后，人们也要利用经筋来治疗肝脏疾病，正是察也经筋，治也经筋。此时，人们可以通过拉腿筋等方式，配合以压、推为主的舒筋活络法，采取重补轻泻与平补平泻的手法交替运作，来调节两腿紧张的肌筋膜，以便改善盆腔、腹、胸腔与颅内压力及器官的功能。拉筋时，以右手的手少阴、左手的手太阴经筋为主，其余经筋为辅。

肝脏出了问题，就要按"地筋"

《黄帝内经》在《素问·阴阳应象大论》中说："东方生风，风生木，木生酸，酸生肝，肝生筋。"又说："神在天为风，在地为木，在体为筋，在藏为肝。"说的都是"肝主筋"的道理。

肝是人体极其重要的脏器，肝的功能加强了，人体的解毒功能、消化功能、造血功能就会显著提高。但肝又是最难调理的器官，药物难以奏效，针灸也疗效甚微。然而，《黄帝内经》提出了"肝主筋"的观点，从而为人们找到了通往肝经的捷径——通过调理"筋"就可以修复肝。

在《黄帝内经》的《灵枢·经脉篇》中也曾记载肝经的循行轨迹："……循股阴，入毛中……"《灵枢·五首五味》还说："宦者去其宗筋，伤其冲脉。"这里宗筋指的就是男性生殖器，宗筋即能曲，又能直，现在阳痿的人，越来越多，就是宗筋曲而不直了。由此可见，疏理肝经既可化解肝胆之郁气，增强肝藏血、解毒的功能，又对各类型关节炎有治疗作用，还可以改善生殖功能，可谓"一经多能"。

疏理肝经最便利、最宜操作的就是按揉"地筋"。"地筋"在哪里呢？道宗秘诀中有这样一句话："天筋藏于目，地筋隐于足。"也就是说，地筋藏在人的脚部。那么，怎样找到我们脚部的地筋呢？其实只需要你将自己的脚底面向自己，把足趾向上翻起，就会发现一条硬筋从脚底浮现出来，这条硬筋就是地筋。

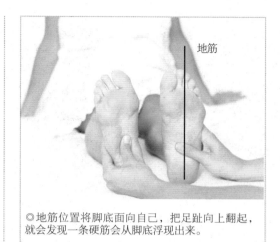

◎地筋位置将脚底面向自己，把足趾向上翻起，就会发现一条硬筋会从脚底浮现出来。

因为地筋是循行在肝经上的，因此那些常常肝气不舒、脾气急躁、肝郁易哭、患肝病的人的地筋较常人的地筋硬。因此，要想治疗肝病疾病，必须要按这根地筋，反复按揉它，直到将它揉软，这样才能使肝脏的情况渐渐好转。揉地筋的最佳时间是在每天晚上泡脚后，还可配合揉揉跟腱。

养护肝脏，还要多多揉跟腱

在按地筋治肝病时可搭配按揉跟腱，这是为什么呢？这是因为跟腱和地筋这两根筋与肾、膀胱、肝经有重要关系，都具有调理肝脏的效果。

具体来说，跟腱不仅在肾经的循行线上，也在膀胱经的循行线上，因此揉跟腱可对这两条经产生影响。

内踝沿跟腱向上是肾经循行的路线，分布着大钟、太溪、复溜、交信、筑宾等重要穴位，这些穴位既可补益肾气，又可治疗和生殖泌尿有关的一切疾病。例如，前列腺炎、遗尿、阳痿、早泄、女子月经不调、妇科炎症等。

外踝沿跟腱向上是膀胱经的循行路线，分布着仆参、昆仑、跗阳等穴位，膀胱经也是从头走足的经络，只不过它是覆盖人体背侧。足太阳膀胱经主人身的外表，好像藩篱一样，外邪侵入人体，首先要通过太阳经，所以又称太阳为六经之首。风寒感冒，侵袭膀胱经，人会感到头项强痛，严重者会从头项一直痛到脚后跟，走的路线就是膀胱经，所以让膀胱经气血运行顺畅，使之抵抗外邪的能力提高，是很好的防病手段。

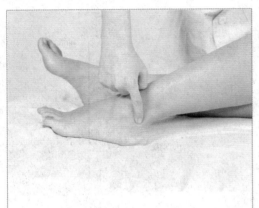

◎昆仑穴在外踝后方，当外踝尖与跟腱之间的凹陷处。

此外，揉跟腱的方法也极为简单。用拇指与示指沿跟腱下端向上捏揉，直到跟腱隐于小腿肌肉之中，捏不到为止，两手反复交替共计10分钟即可。要注意的是，拇指端尽量向内，以便扩大捏揉部位，一般在跟腱下端痛感明显，跟腱上端酸胀感明显，这都是正常反应，切莫大惊小怪，长期坚持，必会有神奇效果。但要注意的是，妇女在怀孕期间不能揉跟腱，因为跟腱所处的膀胱经上的昆仑穴有催产作用，容易导致孕妇早产。

肝病筋急不用怕，《圣济总录》有妙方

肝主筋，也就是说肝脏的疾病可由筋来治疗，在宋代医学著作《圣济总录》里就曾记载："论曰肝病筋急者，肝与筋合也。盖足厥阴之经不足，则脉弗营，脉弗营则风邪易侵。搏于筋脉，故令筋急而挛缩也。"意思是说，如果足厥阴之经出了问题，则经脉就不能保证气血的流通，外来的风邪就易侵入人体内，造成筋急挛缩的症状，从而影响肝脏的正常运转，引发肝脏疾病。

针对"肝病筋急"的情况，《圣济总录》提供以下一些药方：

① 天麻汤方

主治：肝脏风毒气注，手臂、头项、肩、腰足，筋脉拳急，攻刺疼痛，或四肢虚肿，头目眩晕，黑花昏暗，呕逆减食。

材料：天麻（酒炙）、附子（炮裂去皮脐各一两半）、干蝎（去土炒）、羌活（去芦头）、芎白附子（炮）、牛膝（去苗酒浸

切焙）、麻黄（去根节）、白花蛇酒（浸去皮骨炙焦）、枸杞、白芷、人参、草、海桐皮、防风（去叉）、桂（去粗皮）、酸枣仁（炒）、白蒺藜（炒）、当归（切焙）、甘草（炙）各一两，乳香（研）一两半。

做法：将上述二十一味药（除研者外）锉如麻豆，每服五钱匕，水一盏半，生姜三片，煎取八分，去渣温服，其煎药水，每用桃柳、桑枝嫩者各一两，净洗细锉，甘菊叶半两，如无叶以花代，用水二升，煎取一升去渣，若冬月十日为一料，夏月逐日修事服之。

② 石南丸方

主治：肝脏风毒流注，脚膝筋脉，拘急疼痛，行履不得。

材料：石南、乌蛇（酒浸去皮骨炙）各一两，牛膝（去苗酒浸切焙）、防风（去叉）、石斛（去根）、桂（去粗皮）、草、麻黄（去根节）、羌活（去芦头）、海桐

皮、赤茯苓（去黑皮）、茵芋（去粗茎）、独活（去芦头）、天麻（酒炙）、当归（切焙）、附子（炮裂去皮脐）各半两，黑豆一升（净淘以醇酒五升煮去豆渣熬成膏和诸药）。

做法：将上述一十七味药（除黑豆膏外）捣罗为细末，以豆膏和丸，如梧桐子大，每服20~30丸，早晚食前温酒下。

❸ 地黄丸方

主治：肝虚血不足，肢节拘急，筋脉挛痛。

材料：生干地黄（切焙）、熟干地黄（切焙）各一斤，杏仁（去皮尖双仁麸炒细研）半斤，防风（去叉）、石斛。

做法：将上述七味药（除杏仁外）捣罗为细末，入杏仁和匀，炼蜜和丸，如梧桐子大。每服三十丸，炒黑豆淋酒下，日三不计时。

❹ 薏苡仁汤方

主治：肝脏风气，四肢筋脉挛急，身体强直。

材料：薏苡仁、川芎、石膏（碎研）各一两，羌活（去芦头）三分，柏子仁（研）、酸枣仁（炒）各一两，附子（炮裂去皮脐）三分。

做法：将上述七味药（除研者外）锉如麻豆，每服三钱匕，水一盏，生姜三片，煎至七分，去渣温服，不计时候。

❺ 木瓜丸方

主治：肝脏风气攻注四肢，筋急疼痛及脚膝少力，行步艰难。

材料：木瓜（去皮子薄切焙干）二两，

牛膝（去苗酒浸切焙）、川芎、羌活（去芦头）各一两半，附子（炮裂去皮脐）二两。

做法：将上述五味药捣罗为末，炼蜜丸如梧桐子大。每服三十丸，煎牛膝酒下，渐加丸数，空心食前。

❻ 独活汤方

主治：肝风筋脉拘急，背劳倦及头昏项颈紧急疼痛。

材料：独活（去芦头）、甘菊花（择）、蔓荆实、川芎（各一两）。

做法：将上述四味药粗捣筛，每服三钱匕，水一盏，入酸枣仁恶实各五十粒研碎，同煎至七分，去渣温服，不计时。

❼ 乌头丸方

主治：筋急转筋，舒展不能。

材料：草乌头（半斤用盐水浸三日，取出洗切，麸炒，麸焦为度，去麸用），荆芥穗（半斤）。

做法：将上述二味药捣罗为细末，另用宣州木瓜二枚，炒熟去皮瓤，入前药，杵令匀，用酒煮面糊和丸，如梧桐子大。每服三十丸，加至五十丸，食前木瓜汤下，日三。

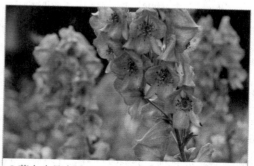

◎草乌头具有祛风除湿、散寒止痛、开痰、消肿的功效。

清末名医郑钦安的肝病筋挛治疗方

清末名医郑钦安在《医法圆通》中专门记载了肝病筋挛的症状："按筋挛一证，有因霍乱吐泻而致者，有因误汗而致者，有因阳虚失血而致者，有阴虚而致者"。意思是说，肝病筋挛的原因主要分为四种：一种是因霍乱上吐下泻导致的；一种是因发汗太多导致的；一种是因为阳虚失血导致的；一种是阴虚导致的。针对这四种不同的原因，郑钦安提出了不同的治疗方，具体分析如下：

① 因霍乱吐泻而致者

"因霍乱吐泻而致者，由其吐泻太甚，伤及中宫，中宫之阴阳两亡，转输失职，不能运当液而交通上下，筋骨失养，故筋挛作。法宜安中，如仲景之吴茱萸汤、理中汤，皆可与也"。也就是说，因为霍乱吐血导致肝病筋挛的人，可以服用医圣张仲景的"吴茱萸汤"和"理中汤"。

吴茱萸汤

材料：吴茱萸9克，人参9克，生姜18克，大枣4枚

做法：将上四味药加水1升，煮取400毫升，去渣，温服100毫升，日服三次。

理中汤

材料：人参、干姜、甘草（炙）、白术各9克

做法：上药切碎。用水1.6升，煮取600毫升，去渣，每次温服200毫升，日三服。服汤后，如食顷，饮热粥200毫升左右，微自温，勿揭衣被。

② 因误汗而致者

"因误汗而致者，由其发汗太过，血液骤伤，火动于中，筋脉失养，故筋挛。法宜扶阴，如仲景之芍药甘草汤是也"。也就说，因发汗过多而导致肝病痉挛时，宜服用医圣张仲景的"芍药甘草汤"。

芍药甘草汤

材料：芍药12克、甘草12克

做法：将以上二味药用水600毫升，煮取300毫升，去渣，分温再服。

③ 因阳虚失血而致者

"因阳虚失血而致者，由阳气衰弱，不能统血，血亡于外，气衰于内，熏蒸失宜，枯槁渐臻，筋脉失养，故筋挛。法宜大辛大甘以扶阳，如仲景之附子甘草汤、甘草干姜汤，皆可服也"。意思是说，如果人们因阳虚失血而导致肝病痉挛，则要选用医圣张仲景的"附子甘草汤"或"甘草干姜汤"。

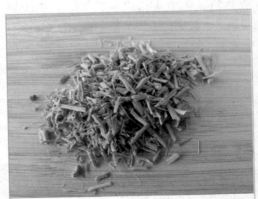

◎麻黄归肺、膀胱经。具有发汗散寒、宣肺平喘、利水消肿的功效。

附子甘草汤

材料：麻黄6克（去节），甘草6克（炙），附子3克（炮）。

做法：将以上三味药用水700毫升，先煮麻黄一二沸，去上沫，纳诸药，煮取300毫升，去渣，分两次温服。

甘草干姜汤

材料：甘草4两（炙），干姜2两。

做法：以水3升，煮取1升5合。去渣，分温再服。

❹ 因阴虚而致者

"阴虚而致者，由外邪入内，合阳经气化，成为火邪，火甚血伤，筋脉失养，故筋挛"。"法宜养阴清火，如仲景之鸡子黄连汤，与后贤之六味地黄汤、生地四物汤，皆可与也"。意思是说，如果人们因阴虚而导致肝病痉挛，可以服用六味地黄汤或生地四物汤。

六味地黄汤

材料：熟地15克，山茱萸肉12克，山药12克，丹皮10克，泽泻10克，茯苓10克。

做法：上药加水适量共煎，去渣取汁，每天1剂，分两次服。

生地四物汤

材料：生地15克，当归7.5克，赤芍药7.5克，川芎5克。

做法：做汤剂，水煎服。可一日服用三次，早、午、晚空腹时服。

此外，如果一个人情绪过于暴躁或是过于抑郁，也容易导致肝病筋挛症状，正如郑钦安所说："亦有愤怒抑郁生热，热盛伤血，亦致筋挛"。总之，只有辨明肝病筋挛的原因，对症下药，才能药到病除，尽早恢复健康。正如《医法圆通》中的批注所说："脏真散于肝，筋膜之气也。识得真元之气，散于筋膜者，为肝气，则知凡人病筋挛者，皆失真元所养而致。钦指出四因，逐层阐发阴阳之理，指点驱用仲景之方，皆调燮真元之法，无有不效，可谓神乎技矣。学者细心体会，洞彻源流，治筋挛自有把握"。

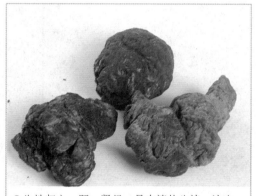

◎生地归心、肝、肾经。具有清热生津、凉血、止血的功效。

❤ 时时做做"双肘相叩疏肝利胆法"

中医认为，肝火上炎会引发胁痛，正如《黄帝内经·灵枢·邪气脏腑病形》记载："有所坠堕，恶血留内，若有所大怒，气上而不下，积于胁下则伤肝"。这是因为肝经走两胁，如果一个人的情绪很压抑，或者火气很大的话，就会郁滞在肝，引起胁部疼痛，所以中医说"百病生于气"，这时候最重要的就是疏肝理气。而疏理肝气最简单最安全的方法是名为"双肘相叩疏肝利胆法"的一种按摩方法。

此外，中医认为五行相生相克，任何一脏器出现问题，都可能是受到其他脏器的牵连，或者牵连其他的脏器，因此除了通过双肘相叩来疏理肝气外，还应和多个穴位结合按摩。比如，章门穴是肝经的门户，意思就是肝经的火气上炎，肝风上亢到这里就被拦截住了，所以肝火上炎、肝气郁滞的人经常会觉得这里疼痛；京门穴是胆经的气穴，别名叫气府、气俞，可想而知是宽胸理气的；大包穴是脾经上的穴位，称为"脾之大络"，对于散布脾经的精气有很好的作用，人体食物的运化，四肢、肌肉都有赖于脾，而肝木克脾土，按

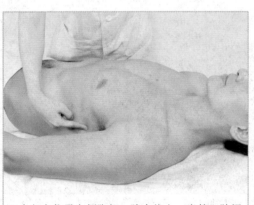

◎大包穴位于在侧胸部，腋中线上，当第6肋间隙处。

摩大包穴可以将肝经上的火气很好地散发出去。

由此可知，双肘相叩疏肝利胆法的正确做法是：坐姿，注意周围不要有障碍物，全身放松，双臂肘关节屈曲，形成45度，两肘向两侧上方抬起（老年人体力不支者可适当放低些，体力好的适当抬高些），根据自己的身体条件适当调整。然后两肘同时向内叩击，以肘尖叩击两肋，由轻到重，速度、用力平稳一些，最好有一定的节律，反复叩击20次左右，同时重点叩击章门、京门、大包穴等几个穴位，大包穴在腋下，如果肘部不好叩击的话，也可在叩击完章门、京门穴之后，用拳头轻轻敲打大包穴。

总之，肝经是人体主情志的第一条经络，也是最容易受伤的一条经络，肝一旦受伤，就会连带着转到其他经络上，水生木，肝气得不到疏散，过于旺盛的话，也会反过来影响肾水对全身的润泽；肝木乘脾，肝火大，就会影响食物的吸收、消化；肝火犯肺，就会引起咳嗽等症状……由此可知，常用"双肘相叩疏肝利胆法"，不仅能疏理肝气，也能促进其他脏腑的正常运转，养护一个健康的身体。

♥ 肝郁也可引发胃病，就要敲打阳明经来调治

随着现代生活节奏的加快，人们在日益忙碌的同时也日益使身体受到损害，导致种种疾病滋生，胃病就是其中一种。西医认为，胃病多为慢性胃炎，

一般都让患者服用一些消炎药来治疗，而中医对此却有截然不同的看法。

中医认为，胃炎只是一种表证，真正的根源却在更深层处，即脾、肝有问

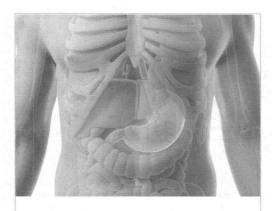

◎胃炎很可能是脾、肝出现了问题，导致胃部发炎就会引起胃部疼痛。

题，都可能导致胃发炎，引发胃疼痛。从一定意义上来说，胃只是替罪羊，哪个脏腑都有可能将"火"烧到胃上。这当中，以肝为最，因为肝木克脾土，脾胃相表里，所以肝出现问题，最倒霉的就是脾和胃，包括前面说的气得吃不下饭，就是因为肝发"火"导致脾胃没有办法消化食物，其他很多的脾胃病也都要从肝上找根源，胃痛就是这其中的一种。《黄帝内经·素问·六元正纪大论篇》记载："木郁之发，太虚埃昏，云物以扰，大风乃至，屋发折木，木有变。故民病胃脘当心而痛，上肢两胁，膈咽不通，食饮不下。"清代名医沈金鳌更是直接点出："胃病，邪干胃脘病也。唯肝气相乘为尤甚，以木性暴，且正克也。"

因此，如果罹患胃病的人本身性格较为孤僻，平时情绪较为压抑，多是肝郁所致。而治疗胃病方面极有经验的戚景如老中医认为："肝郁日久，当取阳明"，就是说肝气长期郁积，就要从阳明经上来找方法，即使是没有胃病的人也要如此，更不要说因为肝郁而导致胃炎的患者了。

敲打阳明经调治胃病的具体方法是：每天早上醒来，差不多是气血流注于大肠经和胃经的时候，用双手的小鱼际分别按摩足阳明胃经的小腿段以及手阳明经的前臂段，其中以手、足三里穴为主，按摩到发热为止。注意如果皮肤太过干燥，可适当抹一点儿润肤油。一般来说，只要坚持敲打阳明经半个月，肝经郁结之气就会慢慢散开，气行则血行，气血循环正常，胃病就会得到显著缓解。

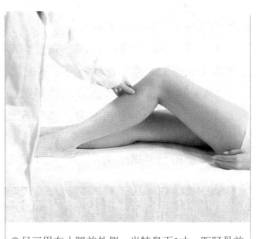

◎足三里在小腿前外侧，当犊鼻下3寸，距胫骨前缘一横指（中指）。

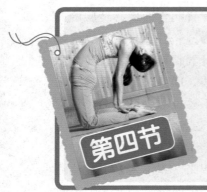

因位而异，身体五大部位的拉筋法

第四节

拉腹筋贵在恒，脚筋酸痛也要忍

当你时常感到腰腹部酸痛时，应该多拉腹筋。

【具体方法】

（1）选择一张床或在地上铺一张软垫，跪在上面，让脚背贴在床上或软垫上。

（2）将两脚后跟往左右两侧拉开，再使臀部落下，坐在床上或垫上。

（3）将身体慢慢向后仰，先使头部碰到床上或垫上，然后背部慢慢躺下去。

（4）躺下去时面部朝天，背部贴紧床上或垫上，保持60秒再起身，然后重复上述动作。

要注意的是，这个动作常导致脚筋的

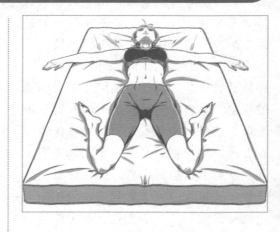

酸痛，在刚开始做时宜忍耐。一般来说，做的时间长了，脚筋的酸痛感会有所减轻，如果日益严重，则要立即停止拉腹筋。

拉背筋的两大方法，你不可不知

如果你总是感到背部酸痛，应该多做拉背筋的练习，拉背筋分为两种方式。

【具体方法】

（1）选一张床，或在地上铺一张软垫，坐在床上或垫上，伸直两腿，然后慢

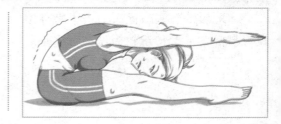

慢向前弯下腰去，直到让额头碰到膝盖，坚持几秒后再慢慢直起腰来，如此重复10次以上。在这个过程中要让两腿尽量伸直，尽量不使膝盖向上弓起。

（2）选一张床，或在地上铺一张软垫，坐在床上或垫上，使两脚合掌，掌面向上，两脚小趾并拢，然后以额头碰脚大趾，至少碰30下。刚开始较难碰到，练久了就会碰到。

拉腿筋，不妨多做"一字功"

当身体经常出现酸痛的症状时，人们应该检查一下自己是否筋缩了，同时多做拉腿筋的运动。拉腿筋又叫作"劈腿"，也叫"一字功"。这是所有拉筋动作较困难的一种，因此人们在练习时不宜操之过急，急于求成，而要循序渐进地练习。

"一字功"的动作很简单。让两腿往左右两侧劈开，尽量将腿往下压，直至胯部、腿部完全贴于地面，成一条直线。在这个过程中，手可以按在腿上，也可以按在地上，或是举起来皆可。要注意的是，"一字功"是一个循序渐进的拉筋动作，如果人们急于求成，狠劲往下压腿，则容易拉伤胯部肌肉，弄巧成拙。

只要持之以恒，天天练习"一字功"5次，每次2分钟，忍耐髋部、腿部的酸痛，你的腿筋就渐渐被拉长、拉软了，腿部肌肉也开始变得有弹性，双腿开始变得笔直。因此，对于年轻爱美的女孩来说，这是锻炼出一双美腿的最佳运动。

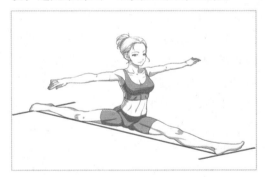

养生百宝箱

体育运动中，人们常常通过踢腿的动作来拉腿筋，提高腿部的柔韧性，它还可以巩固压腿、劈腿、吊腿的效果，也为武术中的实战腿法训练打下了坚实的基础。但在踢腿时人们常常遇到一些问题，比如重心不稳，甚至摔倒；支撑腿，脚跟抬起，或支撑腿，膝部弯曲；弯腰凸背等。因此，踢腿时要做到以下几点：

1.起腿要轻

腿将要踢起时，要迅速地将身体重心移到另一腿上，使将要踢起的腿部肌肉放松，这样才会起腿轻，踢腿快如风。为防止摔倒，也可背靠墙或肋木练习。

2.踢时要快

腿由下至上快速向面部摆动，这里有一个加速的过程。踢时髋部要后坐，腿上摆有寸劲。

刚刚练习踢腿时，必须保持动作的规范性，宁可踢得刚过胸也不把支撑腿的脚跟抬起或膝部弯曲，或是弯腰凸背用头去迎碰脚尖，这些均说明腿的柔韧性训练不到位，韧带还没有拉开。只要坚持压踢结合，常练不辍，定会达到脚碰前额的。

3.落腿应稳

初练者往往踢起腿刚落地，就踢另一腿，从而出现腿笨重、身体歪斜的现象。这是因为踢出的腿刚落地时，身体的重心还在原支撑腿上，腿下落时转移重心，势必出现上述现象。正确的做法是等腿落实后，身体重心转换已毕再踢出另一腿。其实这样练习也有利于实战中连环腿法的应用。

肩膀筋骨要放松，就要拉手筋

拉手筋可使肩膀筋骨放松，对肩周炎的治疗极为有效。治疗肩周炎可以通过吊树拉筋或吊门框拉筋的方式来治疗，这其实就是通过拉手筋来舒活肩膀筋骨。但要注意的是，吊树拉筋或吊门框拉筋是两种较难的拉手筋方式，只适用于身体素质较好的年轻人，身体较为虚弱的人群和老人、小孩都不适用。

一般常用的拉手筋其实很简单。先以右手的手掌背贴住背脊，掌心向外，手指朝上。然后再以左手手指从左肩向下伸，与右手手指互勾。至少要用两手的示指、中指、无名指互勾。起先勾不到，可以用绳子做成绳环帮忙。以左手握着绳环向背后垂下，让右手的手指勾住，再以左手用力向上拉高，手筋酸痛要忍耐，拉数分钟再放开休息。每天拉几次，每次拉数分钟，当手筋渐渐变软变长了，便不用绳环帮忙，可以直接用两手的手指互勾，至少坚持半分钟或1分钟。初练双肩经常觉得有如混凝土般僵硬紧绷，非常不舒服，此时需要忍耐。

一般来说，如果人们左手在下，右手在上互勾较为容易。因此，如果在使用右手在下、左手在上的方法时总是勾不住手指，则可以先选用左手在下、右手在上的方式，练习一段时间后再使用右手在下、左手在上的方式来拉手筋。

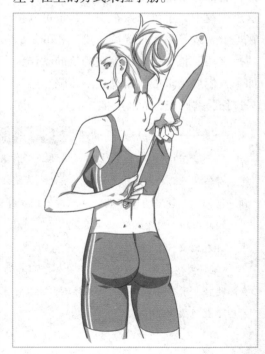

第五节

绷紧健康这根弦，随时随地都不忘拉筋

♥ 家里的地毯，就是你的拉筋好场所

对于家里铺了地毯的人来说，墙转弯处的地毯就是你绝佳的拉筋场所。

【具体方法】

一处墙转弯处，面向墙，躺下，双手打直紧贴地面，右腿或左腿举起并紧贴墙面，另一只腿与举起的腿呈90°直角向外撇开，坚持几分钟后另寻一处墙转弯处，换另一只腿拉筋。

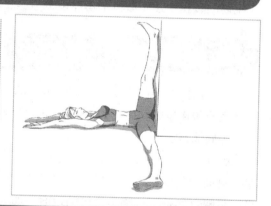

♥ 普通的茶几、餐椅也能化为拉筋凳

日常生活中人们可以将家中的茶几或椅子代替拉筋凳，也能起到一定的拉筋效果。

【具体方法】

将茶几较窄的一面靠在墙转弯处，或是将两张椅子并排，侧面靠在墙转弯处，在茶几或椅子上躺下，双手打直，紧贴茶几或椅面。左腿或右腿举起并紧贴墙面，另一只腿与举起的腿呈90°直角向外撇开，坚持几分钟后另寻一处墙转弯处，换另一只腿拉筋。

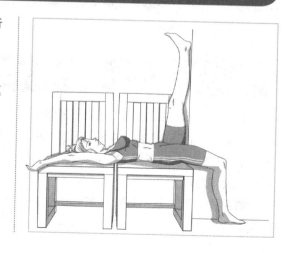

❤ 窗台拉筋也不错

有一些住宅内有飘窗，飘窗指的是那些呈矩形或梯形向室外凸起的窗户，它们往往在室内留有较为宽敞的窗台，这也是人们拉筋的好场所。

【具体方法】

在窗台上躺下，双手打直，紧贴窗台面，举起左腿或右腿并紧贴窗框处的墙面，另一只腿自然垂下，脚板尽量接触地面，不能接触地面者可先用书本等垫上，在拉筋的过程中逐步减少书本厚度，直至

脚板完全接触地面。坚持几分钟后，到窗台的另一边为另一只腿拉筋。

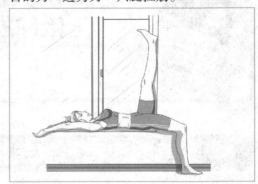

❤ 善用亭柱也拉筋

在生活中公园的亭子里，椅子旁边的亭柱也能帮你拉筋。

【具体方法】

躺在亭柱旁边的椅子上，双手打直，紧贴椅面，举起左腿或右腿，紧贴亭柱，另一只腿自然垂下，脚尽量接触地面。如果脚不能接触地面，可在附近找砖头或石头等垫上。保持这个姿势几分钟后，换一个亭柱给另一只腿拉筋。

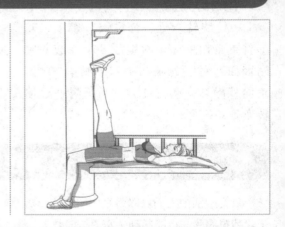

❤ 长椅靠树，简简单单把筋拉

生活中，人们在户外常常看到一些紧靠着大树设置的平坦的长椅，人们除了坐在椅子上休息之外，还可以躺在椅子上拉筋。

【具体方法】

躺在椅子上，双手打直，紧贴椅面，将左腿或右腿举起，紧贴树干，另一只腿

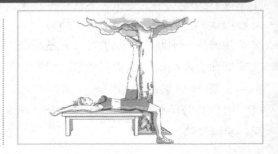

自然垂下，脚板尽量接触地面，如果脚不能接触地面，可在附近找砖头或石头等垫上。保持这个姿势几分钟后，换一个靠树的椅子给另一只腿拉筋。

💗 身有肩周炎，不妨试试吊树拉筋

患有肩周炎的年轻人可以通过吊树拉筋的方式来治疗。

【具体方法】

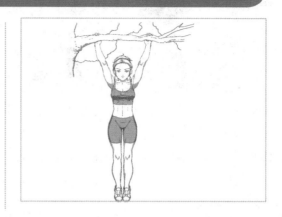

选一棵大树向外伸出的树枝，树枝要粗大，以能承受你的体重为佳，而且树枝要尽量与地面保持平行，双手牢牢抓住树干，身体自然垂下，不要摇晃。注意严重肩周炎患者或老人小孩在进行此类拉筋时脚不能离地，而且最好有旁人保护。

💗 吊门框拉筋，最好戴手套

吊树拉筋的困难性在于人们不容易寻找到合适的树干，因此人们可以选择在家里吊门框拉筋，效果也不错。

【具体方法】

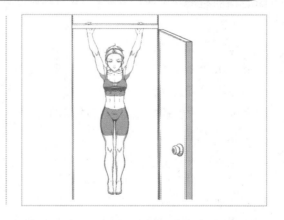

选一处可供手抓握的门框，为了避免门框处的木刺弄伤手，最好戴上手套。抓住门框后，身体自然垂下，严重肩周炎患者或老人脚不宜离地，此时可用小凳子等物垫上。

💗 绝不因小失大，拉筋常见问题全解析

拉筋时也需要注意一些小细节，以免因小失大，不仅没有锻炼出健康，反而损害了自己的身体。下面，我们就来介绍一些拉筋的常见问题。

（1）拉筋前，做点儿小运动来热身。人们知道在跑步、游泳等运动之前要进行热身，以舒活筋骨，增加身体的柔韧性，减少运动中对身体的意外损伤概率。

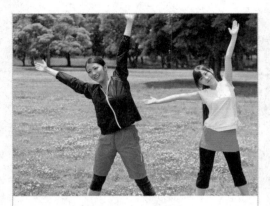

◎在做拉筋运动前，最好是能先以甩甩手脚的方式来进行提前预热活动，可以避免拉伤。

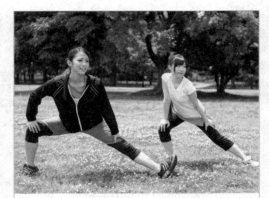

◎做完拉筋运动后也要记得再做一些压腿、踢腿、扭腰等，来缓解一下紧张的筋。

同理，人们在拉筋前也需要进行一些热身运动，比如小跑步、甩甩手脚、左右转动身体等，目的在于使体温增加，使肌肉与肌腱处在备战的状态，如此拉筋的成效会提高，也可以减少不当拉筋反而受伤的机会。

（2）拉筋时再痛，也要缓慢及深深地呼吸。对于刚刚开始拉筋的人来说，在拉筋时出现疼痛的现象较为常见，要注意忍耐，不要暂停呼吸，应该很缓慢及深深地呼吸。因为暂停呼吸、屏气凝神的行为容易使负氧债增加，导致拉筋动作不协调，从而提高了拉筋受伤的概率。

（3）运动前和运动后都别忘拉筋。运动之前，人们都会做一些压腿、踢腿、扭腰等运动来拉筋，以增强身体的柔韧性，减少运动对人体的意外损害。但是，一般人只记得运动之前要拉筋，而当运动后一身疲倦时，只想着坐下休息，没有想到运动后也要拉筋。这是因为人们在运动之后，虽然肌肉酸痛，可是仍然须再缓和地做一次拉筋，如此可使肌肉纤维重新调

理，缓解疲劳的速度加快，下一次运动时肌肉的条件也会更好。

（4）拉筋使猛劲，危害很大。拉筋的目的，是在利用肌肉肌腱的弹性及延伸，刺激肌肉梭神经及肌腱感受小体的神经讯息，而逐渐地增加伸展的潜力及忍受力。因此，无论是律动式或固定式（连续30秒以上）的拉筋，拉筋的动作都要缓慢而温和，千万不可猛压或急压，尤其忌讳在拉平常拉压不到的筋时，一些人为求速成而猛烈地急压，或别人施加外力帮忙，容易因用力不当，拉伤肌腱，反而对人体造成损害。

（5）别逮着一个肌肉群拉筋。有些人拉筋时只喜欢拉手筋，或是只做拉脚筋的运动，这样就会导致只有一个肌肉群运动，可能影响人体结构的平衡。

从医学的角度来说，对同一个动作，可能有许多肌肉共同组成相同功能的群体，协同地完成动作；但是这些肌肉，因为解剖位置的不同，可能需要靠不同的拉筋动作，才能一一地伸展到；除了协同

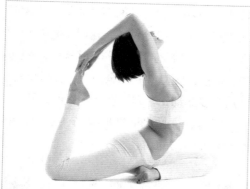

◎拉筋时最好是能进行全方位的锻炼，不要只是拉某一部位，这样起不到全面锻炼的效果。

肌，方向作用相反的拮抗肌也必须对等地拉筋；如果协同肌有拉筋的漏网之鱼，在某一些极限动作便可能完不成而受伤；如果拮抗肌没有一些伸展，则在强烈收缩时失去平衡，也会使之受伤。

因此，人们在拉筋时别总是拉一个肌肉群，而要让身体全方位都享受拉筋的养生保健功效，以维护人体的平衡。

（6）疲劳状态下拉筋是一种伤害。一些人喜欢在自己疲劳时来拉筋，认为其能够舒筋活络，有助于自己恢复精神。其实不然，拉筋时也需要消耗体力，如果在疲劳状态下拉筋，容易给疲惫不堪的身体"雪上加霜"，不仅起不到恢复精神的效果，反而可能导致肌肉拉伤。

因此，人们应避免在疲劳状态下练习拉筋，更不要在疲劳状态下强调拉筋动作到位和动作的规范性，而要根据自身的实际情况有针对性的练习，比如盘腿静坐就是一种很好的休息方法。

（7）拉筋时出现过度呼吸综合征怎么办。有些人在拉筋过程中会出现手脚发

麻、冰凉、脸色变青、出冷汗等症状，这就是西医称之为"过度呼吸综合征"的病症。当发现有人出现上述症状时，最佳的处理办法是：用纸袋或者塑料袋罩住患者口鼻，形成封闭系统，约5分钟后症状会消失，患者就能恢复正常。

（8）拉筋的程度宜"酸"不宜痛。拉筋是一个循序渐进的过程，不能使猛力拉筋，以免拉伤肌腱。具体来说，就是要求人们拉筋的程度以感觉有点儿"张力"或"酸"为宜，绝对不能到"痛"的程度。

从医学的角度来说，拉筋时产生"张力"或"酸"的感觉，是肌肉感觉神经元正确地反映出拉筋的成效；但拉筋到"痛"的感觉，便十分接近受伤的程度了，此时如果再继续拉筋，就可能造成关节和肌肉活动范围过大，容易导致自身的伤病。

更具体一点来讲，是因为每个人的生命都赋予身体两种保护功能，它们都是特殊的神经细胞。一种类型的神经细胞在肌肉过度拉伸时会把信号传递给大脑中枢，

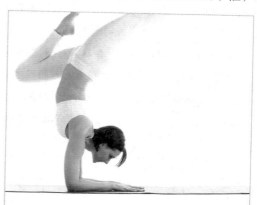

◎拉筋就是要求人们拉筋的程度以感觉有点"张力"或"酸"为宜。

第二种神经细胞是保护性功能的一部分，被称为"拉伸反射"，当第二种神经细胞感到某种拉伸动作过快时，大脑中枢神经就反射性地收缩拉伸的肌肉，在肌肉可能被拉伤之前使动作变缓直至终止。当你过度地拉伸一块肌肉，开始产生"拉伸反射"，神经组织就会向大脑发出信号要求停止拉伸或减弱拉伸强度，大脑中枢神经就反射性地收缩拉伸的肌肉，从而使你产生了"痛"的感觉。此时要立即减弱拉筋的强度，直至停止。

总之，为了充分拉伸肌肉（或关节），你必须轻柔舒缓地进行拉筋练习，以避免产生"拉伸反射"。花上三四十秒的时间轻柔地进行拉筋练习直到拉伸的肌肉产生轻微的疼痛，这就是身体允许的最大范围拉伸的临界点，过了这个点，肌肉就可能拉伤。此时宜往回收一点儿，进入"可拉伸区域"，让疼痛消失，并保持此拉伸姿势20~30秒时间不动（但应力求把此姿势练上1~2分钟），这时要进行浅短呼吸——尽管你需要保持正常的呼吸节奏，最后达到身心的完全放松。你可以1分钟后重复此动作，亦可进行下一种练习。

只有这样循序渐进地拉筋，才能真正起到舒筋活络的功效。

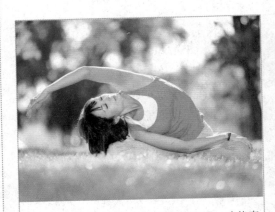

◎拉筋只有长期坚持，并能够循序渐进，才能真正起到舒筋活络的功效。

养生百宝箱

尽管拉筋的动作幅度看似不大，但它毕竟是一种运动，而且在拉腿筋时往往需要消耗拉筋者大量体力，因此有高血压、心脏病、骨质疏松症、长期体弱的患者最好循序渐进地拉筋，不可一开始就太过用力或时间太久。

这是因为有筋缩的人在拉筋时一定会痛，忍受疼痛时心跳加快、血压升高，有骨质疏松的患者慎防骨折、骨裂，体弱者也可能因疼痛而晕厥。总之，老人、病人在拉筋时不宜操之过急，可放一小枕头将头稍稍抬高，以避免血冲脑部。先从最简单的拉筋动作开始，第一天坚持3分钟，第二天增加至5分钟，第三天增加至8分钟……只要长期坚持拉筋，就能取得很好的保健效果。

第三章

妙用牛角松筋术，
健康天天住你家

●人们如果自身调理不当，就可能出现筋缩、筋结（粘连）、积存（关筋积液）等经络阻塞的情况，这就需要运用松筋手法来舒活经筋。在长期的医疗实践中，人们发现了一种既安全简便又十分有效的深层松筋方法—牛角松筋术，在配合纯植物成分的药膏基础上，有效活络与疏解分离，使筋结松开，达到舒筋活络、气血畅行、健康长寿的目的。

看牛角松筋术如何拉筋养生

第一节

打通僵硬的筋脉——经络松筋术

人们如果自身调理不当，就可能出现筋缩、筋结（粘连）、积存（关筋积液）等经络阻塞的情况，这就需要运用松筋手法来舒活经筋，也就是对十二经脉所经过的肌肉组织加以刺激活络与疏解分离，使筋结松开，筋膜重整康复，恢复正常弹性与张力，使经络得到疏通，也使脏腑与经络联系顺畅，并通过经络正常运行及传达作用，达到脏腑内病外治的保健功效。

人们在松筋后，往往会出现肌肤瘀青红肿的症状，许多人以为这是松筋造成了肌肤弹性疲乏与肌肉神经受损，其实不然，这只是因为深层松筋时需要一定的力度，所以难免会在肌肉上产生或多或少的伤害，这正是松筋见效的征象。试想如果深层经筋结硬，必定会阻碍血液营养输送至表皮肌肉层，同时体液滞留，无法代谢，表层的肌肉纹理也难以健康光泽富有弹性，必须要从深处清理筋结，才能疏通经络，使体内气血畅行。而随着气血的畅行，人体各器官功能恢复正常运行，皮

肤、肌肉系统也不例外，人们在松筋时所受到的皮肤表层损伤也会随之愈合。

此外，松筋技巧的重点，不是停在肌肤上滑动按摩，正确手法应是一手辅助固定肌肉，另一手则固定肌肉，将牛角着力于深层筋膜处，将深层筋脉长期阻碍气血运行的硬块、筋结予以疏通。为了避免伤及筋脉，人们在使用牛角松筋时要搭配使用行气强、可活血化瘀的修护霜，增添筋骨弹性，有效减轻肌肤损伤，使受术者感到松筋调理的效果既快速又实在。

但要注意的是，尽管在深层松筋时受术者会感到疼痛，但气阻一旦疏通，疼痛感立即消失，原本僵硬的筋脉，瞬间变得柔软弹性有劲。而现在市场上流行的许多花式按摩法因为没有深入筋膜处理，故操作时受术者不会觉得疼痛，而重在放松安抚，但这种按摩法的效果维持时间不长，一般三四天后，紧绷酸痛、浑身不自在，各种症状依然呈现。因此，对于想通过按摩松筋法来治病的人们，最好是选择"经

络松筋康复式"按摩手法彻底清除体内深层筋结（气阻、火气、病气），再来考虑享用一般按摩保健放松。

总之，筋脉健康，经络气血运行方能正常，人体组织器官，接受气血能量，因而活络，功能提升，神经系统传导正常，体液正常输送代谢，囤积的脂肪、赘肉自然消除，人体功能就会呈现健康状态。

❤ 独特的松筋手法——牛角松筋术

从西医的角度来看，要了解筋结的概念，首先要了解人体肌肉组织的概念。西医认为，人体肌肉组织是由许多平行排列的肌纤维组成，各肌肉外包被筋膜；筋膜又分浅层筋膜与深层筋膜，筋膜下骨骼肌受到肌外膜、肌束膜、肌内膜保护及强化联结，将肌肉分成几个束状纤维状。如果生活中遭遇姿势不良、运动不足、肌肉缺乏锻炼、乳酸堆积、工作劳损或撞击瘀伤、风寒湿邪侵入等情况，多会使人体局部气血循环不良，进而导致筋肉成硬块组织或呈现条索状态，即所谓"筋结现象"。

当肌肉已经固体化成筋结时，就会阻碍人体内部气血运行，中医往往建议人们对着重穴点施行指压、脚底指压等反疗法，或用各种油压舒缓放松按摩。然而这些疗法往往在未将硬块组织筋肉疏松开以恢复其弹性、张力与正常伸展收缩功能的情况下，直接予以强硬手技整骨，容易对身体造成意外损伤。因此对施行者的专业技术要求极高，不适合人们日常居家使用。经过实践，人们找到了一种可直接运用在筋结处疏通筋络，且又适合人们居家使用的松筋手法——牛角松筋术，它是遵循传统经络学说精髓并结合肌肉组织结构原理创新开发的全方位保健手技。

牛角松筋术在继承中国人古时"放筋路"的基础上，发扬其消除酸痛、健康保健的理念，循着全身经络与筋脉走向垂直，可针对浅层筋膜、深层筋膜、诸要穴，更可通过牛角工具敏锐的触感，采用点、线、面整体操作手法，轻而易举地发掘各阿是穴（气阻点）、筋肉粘连等。结合具活化修护功效乳霜，比如兼具修护筋肉弹性功效的山药精华霜，作为活性剂，直接切入，将筋结、气阻疏通，使经脉气血运行顺畅，同时帮助软组织恢复正常功能，使脏腑功能维持健康。筋脉疏通后，再配以芳香精油做顺气按摩手技，帮助火气、乳酸代谢，以防止火气逆冲、筋结处再度粘连。由此可知，此全方位面面俱到的经络松筋术是最正确的经络保健

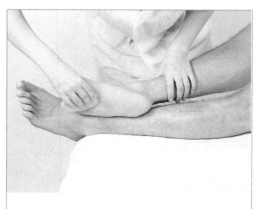

◎当肌肉出现固化成筋结时，可以对重穴点进行指压、脚底器点压等反疗法。

手法，也是最适合现代人面临各种无名酸痛、身体不适症时，无须借助药物就能改善症状的第三类医疗辅助手法。

从医学原理上来看，因为包被人体肌肉的组织是由一束束肌纤维构成的，在正常状态下，肌肉组织必然具备弹性与伸展、收缩功能。若肌肉产生结构改变，诸如筋结固体化粘连，甚或形成条索状硬块组织，势必影响经络中气的运行，且使神经传导受阻、血液循环不佳，造成各种酸麻胀痛与自律神经失调的生理现象。筋肉组织在缺血、缺氧状态持续下，其弹性伸展收缩功能逐渐丧失。而经络学理论气走筋膜，筋膜"生病"则气血不通，自然使得经络能量系统运行气血、沟通内脏、联系体表四肢上下的路径受到阻碍。故松筋

健康美容术每一手技表现皆是沿浅、深层筋膜找寻每一个"障碍点"，以防止筋膜粘连，阻碍神经血管通路，帮助人体气血筋脉功能正常运作，维护人体健康。当人体气血运行顺畅，长久积存在体内的水分、脂肪自然代谢，更可达到体态轻盈、雕塑身材之功效。

因为牛角松筋术的每一手法都是作用在筋膜与穴位处，故能轻易准确帮受术者找出其筋脉不通之处，其着力所在筋膜与穴位处亦是受术者最在意的每一酸痛处。让筋膜产生的筋结松开，肌肉组织快速恢复弹性与功能，帮助身体气血筋脉运行顺畅，使筋柔与气血运行顺畅，机体功能正常运作，令身体种种不适之症不药而愈，有效维护人体健康。

🤍 牛角松筋，谨遵"顺补逆泻"法则

牛角松筋术是根据中医的脏腑经络学说加上现代解剖学肌肉与骨性结构原理，运用望诊、背部触诊、问诊来加以分析

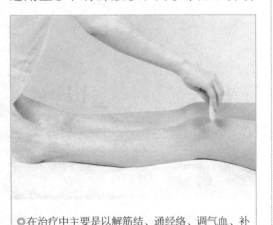

◎在治疗中主要是以解筋结、通经络、调气血、补虚泻实，使阴阳归于平衡，来达到松筋的目的。

归纳得出的一种经络保健方法。在施行这种保健方法前，一定要详细了解患者的情况，比如他的体质是寒？是热？是虚？是实？他身体病痛的症结是在脏？或在腑？在表？在里？只有辨清了病症，才能对症施行相应的松筋术来治疗，以松解筋结、通其经络、调其气血、补虚泻实，使阴阳归于平衡，进而使脏腑功能趋于调和，自律神经调节系统恢复正常、自我防御与自我治愈的功能保持正常状态，进而达到防病治病、强身的目的。

由上所述可知，人们在使用牛角松筋术时，一定要遵行中医经络学理论中的"顺补逆泻"法则，即"顺经络操作为

补，逆经络操作为泻"。具体表现为：操作泻法时，力道强度需加重，速度可快；操作补法时，则手法要轻柔且宜慢。但要注意的是，进行补与泻则须视个人体质而论，一般实证、热证者可用泻法，虚证、寒证者可用补法。

此外，也可运用十二经脉时辰与脏腑关系理论来进行脏腑补泻手法。比如，在经络学中，"子午流注松筋补泻手法"就是运用十二经脉不同时之脏腑经脉气血流注关系，来适时进行的补泻手法，从而增强脏腑生命能量，进入经络气血流注时间，属于养生保健领域。补泻手法多应用在该脏腑有火、有热邪实证时，可在当时辰气血流注正旺时，进行泻法；脏腑功能虚弱者，则于"下一时辰"气血正弱时，进行补法。手法应用得当，可达事半功倍的效果。

❶ 肝火旺者

【主要症状】

易怒、脾气躁动、难入睡、眼胀痛、眼灼痛、高血压、口干口臭、胃胀、消化不良等。

【具体方法】

于丑时（1～3点）逆肝经路径走向泻法操作，行间、太冲二穴可加强，有效降低血压、眼压，改善失眠及控制生殖系统炎症。

❷ 肝气虚者

【主要症状】

易疲劳、眼干涩、食少、胃胀、两胁胀痛胸闷。

【具体方法】

中医云："补则趁其虚"。可于寅时（3～5点）过肝经气血流注时辰，顺肝经脉走向，进行补法操作。

❸ 肺有邪热

【主要症状】

咳嗽、痰多黄黏、胸闷或痛、身热口渴、喉痛、舌干质红而苔黄等。

【具体方法】

可于寅时（3～5点）逆肺经脉走向，进行泻法操作。

❹ 肺气虚亏

【主要症状】

咳嗽气短、痰清稀、倦怠懒言、面色白、舌质淡而苔白等症候。

【具体方法】

于卯时（5～7点）顺肺经络走向，进行补法操作。

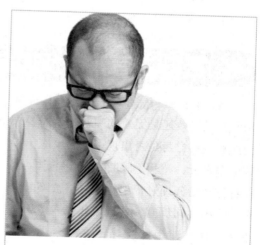

◎治疗咳嗽气短症状，可以在早上5~7点的时候对肺经走向进行调理，来达到治疗和缓解的作用。

⑤ 热邪袭大肠

【主要症状】

大便臭秽，肛门热痛、下痢赤白或寒邪外侵产生腹胀肠鸣，大便泄泻、舌苔白腻或大肠积滞而致大便秘结，腹痛拒按、舌苔多黄燥等。

【具体方法】

于卯时（5~7点）逆大肠经划拨，以泻其邪热。

⑥ 大肠虚

【主要症状】

久泻不止、大便失禁、舌苔淡薄。

【具体方法】

于辰时（7~9点）顺大肠经路径，进行补法，亦可在神阙、命门配合温灸。

⑦ 胃虚

【主要症状】

食少、腹部闷、呃逆、唇舌淡红。

【具体方法】

于巳时（9~11点）顺胃经脉走向划拨，并配合以足三里、中脘穴温灸。

⑧ 胃邪热蓄积

【主要症状】

身热、口渴饮冷、喜冷恶热、舌苔燥。

【具体方法】

于辰时（7~9点）逆胃经脉走向划拨，以泻其热。

需要注意的是，现在的许多经络松筋保健美容法多半着重于将皮下组织筋膜处"筋结"予以疏开，使筋膜重整，经络气行顺畅，达到脏腑功能的保养与消除酸痛、雕塑曲线、美容养生的功效。但是，因为着重美容养生保健，所以没有刻意遵照经络时辰补泻法则，效果有时并不长久。因此，身有疾患的人应选择专业的医师来进行上述松筋手法。

♥ 松筋之后，辨反应知好转

当人们被施行完牛角松筋术后，怎样判断它是有效还是无效的呢？这就需要人们注意观察自身是否出现了好转反应。正如中医有云："药不瞑眩，不生瘥愈。"在身体经络调理过程中，因经络被唤醒会有一连串不同反应，此现象代表人体功能正在进行重建工作。好转反应会逐渐产生，且不固定在同一部位发生，此是身体经络气阻被疏通，能量增强，身体本能的自愈力发挥细胞再生及动能活化必须重建的过程。

临床上年轻人身体产生不适症状，多半是姿势不良，筋肉僵硬影响循环所致，多数没有好转反应；年龄越大、身体越不好的人，其症状多已深入内脏，已经不是表层筋脉僵硬气阻的问题，所以好转反应反而会比较强烈。

此外，对于一些症状较轻的人群来

说，好转反应多较为明显，比如局部酸麻痛或内脏不适，以及自主神经失调、胸闷、头晕、失眠、胃胀、尿频、腹泻等症状一经松筋调整，很快得到改善。而对于有内脏疾患的病人，在初期的1～5次松筋调整后不会出现明显好转反应，这是因为初期的1～5次是处理经络表疾（已呈现在外症状），而多次调理之后（一般是5次），通过经络气血运行传导正常，会将脏腑里证（病气）引发至经络表证，再次呈现一些不适反应。此时必须向对方说明原理，继续进行保养调理，方能达到经脉通畅及脏腑功能调和。

在正统经络松筋手法操作时，会先施予全身肌肉、神经系统镇静安抚放松的手法，再渐进式点、线、面深层松筋消除"筋结"，待深层松筋结束后，再依人体气行方向及血液流向，运用按摩手法增强排毒，帮助肌肉恢复柔软弹性，故好转反应现象会比一般保健按摩或服用草药、保健食品症状轻得多。

一般来说，松筋调整后，人们可分辨的好转反应有如下几种：

❶ 酸性体质

因体内毒素排出体外，皮肤易出现红疹，3～7天即可消失。

❷ 贫血、低血压

因长期头颈部气血不佳，缺血、缺氧筋脉已阻，松筋后因加速气行、血行，新陈代谢率增强，故易产生因气血活络而出现的头晕与胀痛感，此现象2～5小时即会减轻消失。松筋后，若产生头晕、胀痛的现象，有可能是操作者头颈部天柱、风池、完骨穴区筋脉未松开，气不畅通所产生的现象，可加强此区手法，以改善头晕、头胀。

❸ 胃不好

有的人会有数天胀痛感，但不影响食欲。食欲不佳、萎缩性胃炎者，松筋后会增加食欲，使胃口变佳。背中焦区特别是胃俞穴、胃仓穴二穴有气阻者，因气阻长期影响神经对内脏功能传达，产生胃疾，经由松筋手法予以疏通活络，其胃部产生胀痛感乃是气血活络、神经传达正常化的表现。

❹ 肠不好

松筋后会腹痛、排宿便、腹泻。因本身肠壁坚硬累积宿便，借由松筋开穴，辅助大肠蠕动功能增强排出宿便，故会产生腹痛、腹泻与排便量增多的现象。

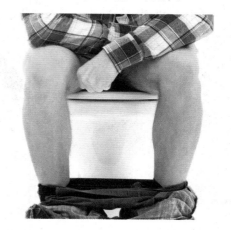

◎在松筋后很可能身体会出现腹痛、腹泻等症状，不用担心，这是治疗后正常的反应。

❺ 肝不好

2～3天内易疲倦、嗜睡。中医云："人动则血运于诸经，静则血归于肝脏。"故长期肝功能不佳者，松筋后会通过人体正常生理反应，让人嗜睡、安静休息，以使血液回流肝脏，使肝细胞修补正常。

❻ 肺功能不好

会有痰、咳嗽增加的情形。松筋后因肺部功能活化，会刺激肺部纤毛蠕动与肺内上皮黏膜分泌黏液，共同将入侵肺部的病菌、灰尘从口排出。

❼ 易腰酸背痛

一段时间内会更酸痛，特别是背部筋肉僵硬呈条索状者与硬皮症者，因硬块打散疏开，退化部位细胞、神经活化产生反应。

❽ 肾功能不好

身体会出现短暂肿胀、眼前云雾、多

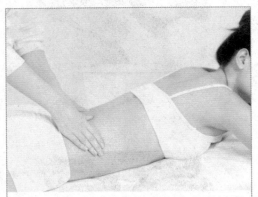

◎在生活中眼睛因长期筋脉不通，气行后神经活化、筋脉膨胀会产生短暂眼雾现象。此时可用手法辅助按摩以加强水液代谢与毒素排出。

尿等表现。中医理论肾主管通调全身水液代谢，肝肾二脏皆与双眼健康有关，肾功能不好，本身水液滞留体内，故松筋完后，排尿次数增加，尿量增多，乃身体积水排出、肿胀消失所致。眼睛因长期筋脉不通，气行后神经活化、筋脉膨胀会产生短暂眼雾现象。在调理期，因本身肾功能尚未恢复，故仍会有短暂肿胀现象，此时可用手法辅助按摩以加强水液代谢与毒素排出。

❾ 面部皮肤

因筋结疏开，深层筋脉气血畅通，使原本积压在皮肤深层的黑色素、油脂、重金属、化学毒素代谢，故在一段时间内斑、痘、粉刺会增加。

❿ 妇科问题

初期分泌物会增加，月经会不规则，如有每月经血排不净而滞留在子宫内者，松筋后会有血块排出。

需要注意是，经络松筋保养后，人们多会特别容易口渴，因此要注意补充水分，帮助体内毒素排出。另外，还要在好转反应期间放松心情，多休息，适量活动，补充营养素，使身体细胞功能快速修护整建，待体内功能重建完成而恢复健康时，就不会再有好转反应过程中的这些症状。

此外，松筋保健期体质改善会因个人生活习惯、作息规律、饮食、工作压力而有不同的表现，且人体细胞代谢周期约120天，故细胞修护、体质调整的时间大约3个月。

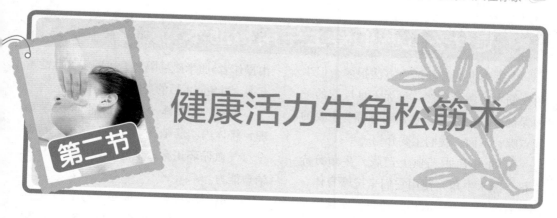

健康活力牛角松筋术

第二节

❤ 牛角松筋术的撒手锏——排毒、泻火、祛酸痛

牛角松筋术对人体的保健功效主要体现在3大方面：排毒、泻火、祛酸痛。下面，我们就来具体介绍这3点。

① 排毒

人们在使用牛角松筋术时，都会发现表皮呈现毛孔扩大、变红膨胀现象，这并非身体受到了外力损伤，而是身体在自然排毒。

② 泻火

从医学理论上来讲，人们在进行牛角松筋术时，常会在经络气阻严重部位、肌肉组织瘢痕状处，通过牛角对其进行舒筋活血处理，就会使局部出现毛孔扩大、怒张释放"火气"的现象，即每一松筋线条立即呈现变红且膨胀、粗大，有如一条条鞭打过后的痕迹。这是体内湿邪、热邪因筋脉打开，"火气"立即窜出的自然排毒现象，持续20～30分钟，待"火气"释放完后，毛孔怒张、肌肉膨胀将逐渐消退，肌肤组织恢复正常状态，皮肤也不会留下点状的瘀痧。若此种"火气"即湿、热邪气滞留体内，即会造成细胞间离子电位不平衡，影响细胞通透性，造成肌肉组织变性，阻碍经络气血运行，致使内脏功能失常。临床上热证实证，肝火旺、脾虚体质的人，特别会有此现象。

③ 祛酸痛

当用牛角松筋术使身体排毒、泻火之后，能直接有效地松开筋结、消除酸痛和释放体内脏腑经络负能量，让体内的"火气""毒素"顺利自体表排出，使内脏功能平衡和谐正常。

总之，牛角松筋术的排毒与恢复筋膜正常的功效非一般按摩手法可比，因此牛角松筋术算得上是最自然、最无不良反应的健康保养辅助手技，可谓人人适用的"保健佳品"。

是什么让我们爱上牛角松筋术

中医学上的舒筋活血方法很多，但牛角松筋术可谓最自然、最无不良反应的一种保健方法。那么，它到底有哪些主要的优点呢？下面，我们主要介绍一下：

（1）中医古药典上记载，牛角分赤牛角、黑水牛角，使用它们来按摩身体，都具有舒筋活血、清热的功效，而且黑水牛角还可以入药。

（2）牛角可吸收对方火气、病气，经由操作者5厘米磁场隔离，可减轻彼此能量互换，避免施术后的身体疲累不舒服。

（3）依人体十二经脉能量医学原理，将体内"筋结""气阻"疏通，帮助全身气血循环正常，恢复人体原有的自然治愈能力。

（4）手法轻松、简单易学、安全性高、不费力，并集当今指压、油压、刮痧、拔罐优点之大成。

牛角松筋术使用手法大解析

牛角松筋术是依经络与筋脉走向垂直，采用点、线、面整体操作手法深层疏开筋结硬块，使软组织恢复正常状态与功能的一种保健方法。它将古代中医治病"一推、二灸、三吃药"的原理联合运用，以保持气阻疏通，营养及能量补充，唤醒、修复萎缩退化细胞与神经功能。

（1）推：使表层肌肉放松舒缓，亦可直接作用在深层筋脉处松筋。

（2）灸：沿经脉路径走向在重要穴位分布处加强刺激点拨，以活化脏腑功能。

（3）吃药：皮肤可谓是人体最大的器官。它能有效吸收涂抹在皮肤表层的药物，达到活血化瘀、强筋骨、滋润皮肤功效。

然而，工欲善其事，必先利其器，要发挥牛角松筋术的保健功效，首先要针对不同的身体部位选用不同的牛角棒来松筋。

（1）双爪牛角棒：适合身体较大面积部位如大腿、臀外侧及手足部位使用。

（2）中牛角：身体部位适用。

（3）小牛角：脸部适用。

（4）眼睛部位专用牛角棒。

（5）头部松筋专用牛角棒。

（6）开耳穴专用牛角棒。

在确定使用工具后，要注意牛角松筋术的使用姿势：将手臂伸直放松，腰挺直放松，双脚直立与肩同宽，或依松筋部位变换，采取弓箭步姿势松筋（前脚弓步，后脚箭步），以使身体重心稳固，达到上身放松姿势，正确运用身体重力与手臂、手腕部位灵活性，以达到力点轻揉、支点平稳，方能使牛角松筋手法安全有效。

一般来说，牛角松筋术循经络与筋脉路径，施以圆拨、点拨、划拨、深挑、刮等方法。

① 圆拨

牛角循经脉画螺旋状。比如握笔圆拨：手法如同握笔，以拇指、示指、中指轻巧劲力在筋膜上呈螺旋状拨动。此手法多在穴位处与脸部松筋按摩时用，或舒缓松筋时使用。

② 划拨

循经络与筋脉深层做来回划动。比如握笔划拨：手法如同提笔，以手腕或手指轻巧劲力来回活动拨筋。此手法适用处理浅层筋膜的放松，或穴位处点拨。

③ 深挑

深层肌肉固体化时，必须压深挑开筋结。

④ 刮

用牛角握柄面刮痧。

此外，在使用牛角松筋术时，还应注意以下动作要领：

（1）固定肌肉：在使用牛角松筋术时，先用一手示指、中指拨开肌肉，固定肌肉，另一手持牛角行深层松筋膜操作。

（2）注意节奏：使用牛角松筋术讲究二重一轻或三重一轻的节奏，就是指连续动作划拨2次或3次后停顿一下，再继续操作。每次划拨力道是柔中有劲，劲中有柔，刚柔并济运用灵活。

（3）由浅而深：使用牛角松筋术时，讲究由浅入深的顺序，即先松浅层肌

肉，再松深层肌肉，手法由浅入深，松开筋结，方可减轻疼痛。

（4）肌肉与经络走向垂直：操作时必须和经络与筋（肌肉）纹理走向垂直，以点、线、面手法将筋结松开。如果顺肌肉走向则无法将筋结松开，且易导致肌肉受伤发炎。

（5）连贯划拨：在使用牛角松筋术时，要注意保持划拨的连贯性，也就是说，每一划拨线条必须彼此衔接，切勿间隔太大，方能掌控点、线、面达到筋膜组织重整与康复。如操作时，发现对方肌肉明显呈现固体化硬块现象时，则须配合深挑（下压深再挑拨的手法）。同时筋结处切勿于1点重复超过10次，以免太过刺激，产生发炎现象。

总之，一位基本功正确、训练有素的专业松筋师，其手法纯熟达到炉火纯青，火候应是拨筋时能准确深入筋脉穴位分布处，且手法劲道平稳顺畅，轻重拿捏得宜，使对方能深刻感受每一手法皆拨到筋脉，虽有酸痛感，却可舒服享用。

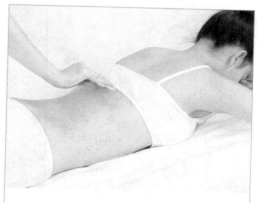

◎牛角松筋术循经络与筋脉路径，施以圆拨、点拨、划拨、深挑、刮等方法。

使用牛角松筋术，这些注意事项你要知

尽管牛角松筋术是较天然、简单的保健方法，但如果不注意以下一些方面，就会使牛角松筋术的保健功效大打折扣。

❶ 禁忌人群

（1）严重心脑血管疾病、肝肾功能不全、全身水肿者

如果你有严重心脑血管疾病、肝肾功能不全、全身水肿等症状，则不要轻易使用牛角松筋术。如果非要使用不可，要注意手法不要太深、太强硬，操作时若不详加留意，易使松筋后皮下带出的瘀滞不易代谢，增加心、肺、肝、肾的负担，反而加重病情。若必须通过松筋保健手法宜渐进式地疏通，不可大面积操作。尤应注意松筋时经脉的方向，须将"火气"引到四肢末端，天柱穴、大椎穴、肩中俞、肩外俞、肩峰处与肩髃穴等筋结一定要松开，以防"火气"逆冲至头部。

（2）体质虚弱者

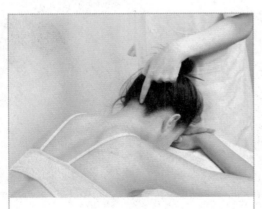

◎天柱穴位于后头骨正下方凹处，也就是颈脖子处有一块突起的肌肉(斜方肌)，此肌肉外侧凹处。

对于一些体质较虚弱的人群，尤其是大病后体质虚弱者，不适宜松筋，须待身体元气恢复后，再行松筋，然手法亦须以轻柔渐进方式，千万不可心急，非要一次就将条索硬块疏开，反而使身体更虚弱疲累。

（3）皮肤异常者

如体表有疖肿、破损、疮、斑疹和凸硬囊肿、脂肪瘤、纤维瘤，切记不可直接于患部处松筋，以防感染和扩散。

（4）急性扭伤、创伤的疼痛或骨折部位禁止松筋，待急性发炎期消失及骨折痊愈后，再进行筋膜松筋保养与修护，以防气滞血瘀而使筋脉再度受伤。

（5）有出血倾向的各种急症者

再生障碍性贫血和血小板减少患者、先天类风湿关节病变患者等，不适合松筋。

经络松筋虽可作为疾病的预防和身体养生保健的手段，但对于已产生的各脏腑病症则必须到医院进行诊治，才不致延误病情。上述特殊情形，松筋师应有小心防范处理的基本概念。

❷ 谨慎处理部位

（1）手臂心经脉。在午时（11～13点）心气宜静不宜动，如不能明确辨别患者心气功能虚实强弱，则应尽量避免在此时段进行心经脉拨筋手法。

（2）颈部、头部或身上手脚静脉血管爆起浮现处。此现象多半是因深层筋膜僵硬，使气行受阻，内部压力让静脉血无法回流，以致朝体表突出浮现，故手法操

作时切勿在静脉血管上刻意松动，应谨慎将牛角运用在其皮下深层筋膜，拨动松开筋结使"青筋"消沉。

（3）胸部神封、神藏穴位区。此部位因近心脏，故松筋时如发觉有粗厚筋结硬块组织，须逐步渐进保养松开筋结，以防求好心切太过松筋，使气血脉冲加大、心动过速，令患者心生恐惧无法负荷。

（4）颈部胸锁乳突肌内侧（颈前三角肌区）。有颈总动脉血管经过，故手法须小心谨慎，不可太深入。建议在此部位以手法技巧性抚拨与舒缓按摩。

（5）腹股沟韧带处。此部位韧带肿硬者不可过度强硬手法松筋。因内部神经极易发炎、引起强烈疼痛。

（6）窝中央委中穴处。此部位肿硬隆起症状常见，因内部为滑液组织非筋膜结构，故不可深层太强刺激，以防发炎及变形肿大。

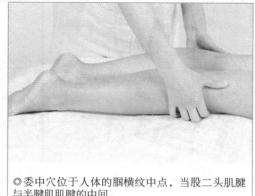

◎委中穴位于人体的腘横纹中点，当股二头肌腱与半腱肌肌腱的中间。

此外还要注意松筋前不宜吃得过饱；松筋后需大量补充水分，以利排毒（喝水宜温热，忌冰冷）；11～13点，心气虚者，尽量避免松手少阴心经部位，以防过度虚弱；每次使用完牛角后，要注意牛角的清洁工作，将牛角浸泡粗盐水半小时左右，以消磁净化。而且最好每人配备专用牛角；如需共同使用，使用前须用酒精棉擦拭消毒。

养生百宝箱

操作牛角松筋术时，选择有效成分的优质保养乳霜，可起到辅助作用，产生事半功倍的效果。专业手技与保养霜共同相互发挥，可达到扶正祛邪、防病保健的功效，使身体更加健康。

1.涂抹乳霜性质的保养品

因为牛角松筋术属深层松筋开穴，因此在松筋前先要涂抹一些乳霜性质的保养品，以形成滋润保护膜，缓和牛角与肌肤接触时产生的锐利感。且乳霜分子小，有效成分可完全被皮肤吸收，干爽不油腻，兼具肌肤保养效果。注意不要使用油质属性的保养品，容易阻塞毛孔，而纯植物芳香精油应在松筋完毕后的全身舒缓顺气按摩时使用。

2.不要大面积使用成分清凉的油膏

为了在松筋的同时养护肌肤，人们应选择具有能量、阳性属性，可行气血，活血化瘀、略能镇静抗炎的油膏，如能入肾精帮助肌肉组织恢复柔软、弹性尤佳。而不要大面积使用民间常用的清凉型按摩推拿油膏，以免因太过清凉，而阻碍细胞活化，气血凝滞。尤其不适宜体质虚寒者或寒冷天气时，在背部或其他部位大面积涂抹按摩，易使患者全身发冷、气血虚弱、筋肉挛缩，而应以局部小面积使用为佳。

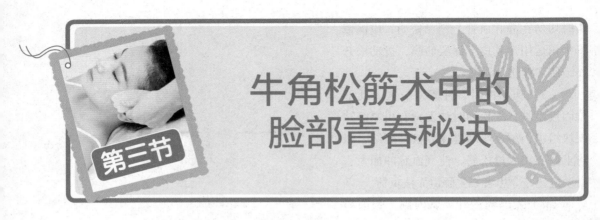

牛角松筋术中的脸部青春秘诀

第三节

脸部松筋术——立即年轻5岁的变脸秘诀

随着年岁的增长，每个人都会出现不同程度的衰老症状，比如眼角鱼尾纹、眼袋、黑眼圈变深等，这其实是人体内脏功能失常退化，进而导致内脏经络穴位处发生气阻，深层筋肉产生筋结，从而使肌肤呈现肿胀僵硬、凹陷虚弱、弹性不足的现象，同时还会在人体脸部与内脏相对应区出现斑、痘、皱纹、脸颊瘦削、脸胖肿胀、松垮水肿等现象。为了缓解这些老化现象，许多人不惜重金买来许多抗衰化妆品来保养，虽能使皮肤白皙，却无法恢复年轻时的健康亮丽。

要想更有效地延缓人体器官衰老，你可以试试牛角松筋术的脸部松筋法，它深层松筋开穴，疏通"筋结""气阻"，将组织内的废物、毒素、乳酸由血液循环、淋巴代谢排出，使肌肉和五官因气血畅通而健康，肌肤纹理自然富弹性。具体功效如下：

（1）养护健康：通过脸部松筋法，可有效活化脸部各器官，缓解或治疗视力退化、眼酸涩、偏头痛、鼻过敏、鼻塞、嘴咀嚼无力或张不开等面部症状。

（2）美容养颜：脸部松筋法在养护健康的同时，还能有效缓解人体器官衰老，达到美容养颜的目的，因此受到许多女性青睐。比如可用于改善眼角下垂、嘴角下垂、黑眼圈、眼袋、法令纹、脸颊松垮下垂、胖脸变瘦、凹颊丰颊、脸型雕塑、黑斑、面疱、微细血管、青筋浮现、眼角纹、皱纹、悬针纹、眉头皱肌等老化症状。

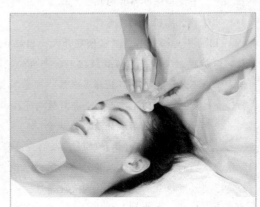

◎脸部松筋法在养护健康的同时，还能有效缓解人体器官衰老，达到美容养颜的目的。

认识脸部经络，对症施行脸部松筋术

脸部经络主要有大肠经、小肠经、三焦经、胆经、胃经、膀胱经、督脉。中医认为，人体十四经脉皆上行于头面部，多数人脏腑代谢失调、经络气血无法上达头面部，因而导致肤色暗沉，斑、痘、老化、皱纹等皮肤问题。比如气血上达头面部必须经过颈部，如颈部胸锁乳突肌、斜方肌、颈总动脉沿线筋脉产生硬块、肿胀或颈椎动脉颈椎韧带纤维化，将使气血上行产生阻碍，头面部无法充分得到血液营养供应，氧气不足、偏头痛、五官功能退化、肤色暗沉、皱纹、老化由此产生，同时颈部筋脉肿胀、硬块亦影响静脉血、淋巴的回流，此气逆压，将使耳部内耳迷路平衡功能产生干扰，于是产生晕眩。

因此，只要疏通面部的经络，使脏腑正常运行，自然气血畅行，突显保湿、美白、抗衰等美容保健功效。而人体脏腑与三焦症状皆反映呈现在脸部，故脸部可谓是内脏的一面镜子。学习经络者可从脸部皮肤的纹理、

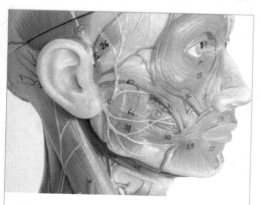

◎人体十四经脉皆上行于头面部，多数人脏腑代谢失调，都会导致面部肤色出现变化。

肌肉凹陷、肿胀、青春痘、斑点色素分布而了解内脏的问题，即从面部气色变化及五官的观察，可以测知脏腑经络气血的盛衰。

❶ 脸部三焦

上焦指的是额头部位，主心肺功能；中焦指的是眉毛并行线至鼻部位，主消化系统功能；下焦指的是鼻子下方平行线至下巴部位，主肾、生殖、泌尿功能。

❷ 脸部脏腑五行

心对应额头，五行属火

心对应额头的位置，如果出现头疼等症状，多与心脏有关，可通过按摩划拨额头处印堂、阳白、眉冲等穴来缓解。

肺对应右脸颊，五行属金

中医认为肺开窍于鼻，鼻乃空气出入门户，鼻子呈现流鼻水、打喷嚏、鼻塞、鼻黏膜肿胀与肺功能不佳，或受风寒、风热侵袭而致各种鼻病有关。临床上与鼻保养相关的穴位，如迎香穴、四白穴、口禾髎穴、巨髎穴，或鼻翼筋与上唇鼻举筋处筋膜僵硬，则会产生各种与鼻相关的症状。

肝对应左脸颊，五行属木

中医理论肝开窍于目，肝虚则眼睛干涩视物不清、疲劳；肝火旺者目赤灼痛、流泪，脸部松筋开穴时若能将眼周相关穴位松筋开穴，即可同时达到明目保健视力、美化双眼的功效。眼角下垂（非先天性鱼形眼者）可在内外瞳子髎穴处加强筋

膜放松，上眼皮水肿或眼睑松垮肌肉无力，可沿上眼轮筋与鱼腰穴加强划拨松筋与开穴力度；而黑眼圈、眼袋，中医认为是肾功能失常的表现，可沿下眼轮肌处加强划拨松筋，防止静脉血滞留。

肾对应下巴，五行属水

中医认为肾开窍于耳，耳鸣乃肾虚之象，然耳附近筋脉与穴位处产生气阻筋结时，亦会有耳鸣及听力功能失常。如听会穴、耳门穴、耳和髎穴、翳风穴，皆会引起耳鸣与耳部相关疾病。

脾对应鼻子中间，五行属土

中医认为脾开窍于口，脾好唇红润，脾不好唇苍白，脾湿热唇部会生点状菌斑。口角处地仓穴松筋开穴可预防嘴角下垂，沿口轮肌与口角下，加强筋膜放松，可预防嘴角下垂与口角纹产生。

在认识人体面部经络的基础上，可使用独特的脸部经络松筋开穴术，疏通筋结、肿胀，使血脉通畅，五官功能活络、皮肤肌肉润泽、富健康弹性，黑眼圈、眼袋、眼尾下垂、黑斑、面疱、视力退化、耳鸣、晕眩都可得到改善。血脉通畅，亦可使胖脸变瘦、瘦脸变胖，达到脸型雕塑双向调整作用。

脸部松筋术主要通过对耳朵、颈部、额头、眼部、鼻与鼻翼、脸颊、嘴唇四周与下颚骨、淋巴等部位进行牛角划拨，先行一边脸与颈部松筋开穴，用以分别比较两边明显差异后，再进行另一侧脸松筋开穴操作。整个过程约10分钟。

❤ 额头、耳部的松筋手法，让头痛、耳疾通通走开

使用牛角松筋术为面部额头松筋时，注意以下几点：

（1）在额头部位，用牛角棒沿督脉线划拨至眉心，再沿眉头线、眉中线、眉尾线，由发际划拨至眉毛上方，外侧发鬓胆经部位，易偏头痛者可加强划拨。

（2）由眉上方松筋至头顶百会穴，为达美容目的，松筋时皆往下方引气排毒，故此采用由额头发际往眉毛部位松筋。

（3）阳白穴位于眉弓中心上方1寸处，可在此部位加强开穴，此穴可治疗眼疾、三叉神经痛与面神经麻痹。

（4）两眉中心（印堂穴）部位有悬针纹者可加强松筋开穴，其悬针纹出现原因乃皮下肌肉组织左右各两块筋结的夹缝，产生皱纹线条，手法在筋结处松解筋结，皱纹自然会淡化甚至逐渐抚平。

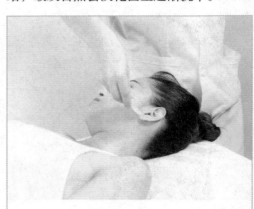

◎在生活中经常按摩或刮痧额头、耳部可以防治头痛或耳疾的发生。

（5）两眉中心肌肉变化有皱纹、肿块、暗沉、泛红，则可能是背部脊椎2、3、4椎体排列出现了歪斜或两侧筋肉紧绷的现象，心肺功能也因此受到影响。

整个松筋开穴的过程约10分钟。

因为耳朵是五脏六腑全息反射区，因此在为耳朵做牛角松筋术时，可沿耳朵周围划拨或圆拨3～4圈，耳上角孙穴、耳后瘈脉穴、耳下翳风穴、耳前（听宫、听会、耳门3穴）加强松筋开穴，可改善耳鸣、晕眩、听力减退等症状。整个松筋开穴的过程约10分钟。

眉、眼睛的松筋手法——眉弯眼亮的最佳选择

现代人普遍视力不佳，除了2%～3%遗传因素外，其余多是个人用眼习惯不良等后天因素所致。因此，后天因素引起的视力问题也可采用牛角松筋术治疗。

【具体方法】

（1）在眉毛上方顺眉头至眉尾方向进行划拨或圆拨手法，在眉毛下方顺眉头至眉尾方向进行划拨操作，手法须稍往上方眉棱骨下缘缓慢拨动。

（2）沿两手指缝至外关穴以牛角疏通筋脉、合谷穴，加强开穴。

（3）以耳穴专用牛角在眼穴、肝穴、肾穴部位点揉刺激，直至感觉灼热。

（4）头颈部沿膀胱经疏通经络、天柱、风池穴，加强开穴。

（5）攒竹穴位于眉头，加强开穴，可消除视疲劳、酸涩、眉头皱纹。

（6）鱼腰穴位于眉弓下方中心，瞳孔正上方处加强开穴，可消除眼皮水肿、眼睑下垂。丝竹空穴位于眉尾凹陷处加强开穴，可保养视力。

（7）眼睛上方：沿上眼轮匝肌缓慢划拨至眼角，小心勿碰触眼球。

（8）眼睛下方：自眼头睛明穴顺下眼轮匝肌筋膜缓慢划拨至眼尾。

（9）睛明穴：可改善视物模糊、视力减退。

（10）承泣、四白穴：预防近视，有双眼明亮功效。

（11）瞳子髎穴：可改善眼部鱼尾皱纹、眼角下垂、眼花现象。

整个松筋开穴的过程约10分钟。

眼部筋膜与穴位的松筋，还你一双慧眼

在眼周筋膜与穴位做松筋开穴手法时，宜搭配自然无刺激性具山药成分的保养霜，帮助行气与修护筋膜柔软弹性，并同时具备滋润皮肤效果。

【具体方法】

（1）沿眉棱骨上方圆拨或划拨松筋，眉头攒竹穴、眉中上方阳白穴、眉尾丝竹空、承泣穴，加强点揉开穴。

（2）沿眉棱骨下缘牛角略往上划

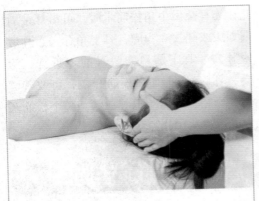

◎鱼腰穴位于额部，瞳孔直上，眉毛中。取穴时正坐位或仰卧位，穴在瞳孔直上，眉毛中。

拨，瞳孔上方鱼腰穴加强开穴拨筋。

（3）沿上眼轮匝肌划拨，小心勿碰触眼球。

（4）沿下眼轮匝肌划拨或圆拨，眼头睛明穴、眼球下方承泣、四白、眼尾鱼腰、瞳子髎穴，加强松筋开穴。

（5）手法操作完毕，再以大拇指指腹将上述手法重复安抚按摩数次，最后顺气引流至耳下，带至颈肩排毒。

整个松筋开穴的过程约10分钟。

人们在家里自行操作时，一定要一手固定肌肤，一手以牛角划拨或圆拨，试着将眼周筋结松开。初操作时，如穴位不能精准找到，可借着牛角拨动肌肉时，将感应到的阻碍点轻柔慢匀拨动，消除筋结硬块组织。如有上眼皮水肿者，可在鱼腰穴与眉骨下加强划拨；眼尾皱纹与眼睑下垂者，可在瞳子髎穴处加强划拨；黑眼圈可在承泣、四白加强开穴，于下眼轮匝肌处做划拨手法。

一般来说，当眼周筋结疏开，肌肉恢复柔软不再僵硬时，人们会感到双眼特别轻松舒适且明亮有神，同时眼角上扬，眼尾皱纹、黑眼圈皆有明显消除与淡化。但要注意的是，有眼疾或眼部功能不佳者，视力保健松筋后会有眼睛润湿流泪、分泌物增多、眼内痒、局部瘀疵等现象产生，此为好转反应，不必惊慌，一般2～3日即会改善。

做好鼻子松筋术，远离鼻病困扰

鼻子是多功能的调节器，对吸入的空气起到净化、调温、湿润的作用。当人体的抵抗力下降时，聚集在鼻腔的细菌就会通过鼻腔入侵身体各个部位，导致多种疾病产生，因此鼻子的保健就显得十分重要。

在对鼻子进行牛角松筋术时，应顺上唇鼻翼举筋走向，由眉头向下划拨至鼻迎香穴，鼻侧鼻筋与上唇举筋加强划拨。一般来说，如果鼻侧这两条筋变肿硬纤维

化，多半易有鼻塞、鼻黏膜肿胀、鼻窦炎等鼻病困扰，只需将此处筋结松开，气血顺畅后鼻子立即畅通。整个松筋开穴的过程约10分钟。

此外，人们还可采用以下保健法来养护鼻子的健康：

（1）浴鼻保健法：鼻腔黏膜具有一定的过滤、清洁作用，如果我们在平时能经常洗鼻，就会使鼻腔更好地发挥过滤、清洁功能。洗鼻的方法是：用掌心盛温水

或浓度适当的温盐水，低头用鼻将水轻轻吸入，再经鼻擤出，反复数次，长期坚持可有效地改善鼻腔内黏膜的血液循环，增强鼻腔对天气的适应能力，能很好地预防感冒和其他呼吸道疾病。

（2）气功健鼻法：晚上睡觉前，先将两手拇指擦热，揩擦鼻头36次；然后排除杂念，双目注视鼻端，默数呼吸次数3～5分钟；俯卧于床上，两膝弯曲使足心向上，用鼻子深吸气4次、呼气4次，然后恢复正常呼吸。这种方法可润肺健鼻、预防感冒和呼吸道疾病。

（3）药物健鼻法：鼻腔内应尽量保持适当湿度，过于干燥会使鼻内黏膜破裂出血，在气候干燥的季节，可以根据自己的情况，配合药物保健，如使用复方薄荷油或服用维生素A、维生素D等。中药也有很好的效果，下面两种健鼻汤可供参考：

润鼻汤

材料：天冬、沙参、麦冬、黄精、玉竹、生地、川贝母各9克，黑芝麻15克。

功效：润肺、养脾、护鼻。

健鼻汤

材料：苍耳子27克，蝉衣6克，炙甘草4.5克，薏苡仁12克，防风、玉竹、百合、白蒺藜各9克。

功效：本方使肺气和、脾气充，御风健鼻，有良好的保健作用。

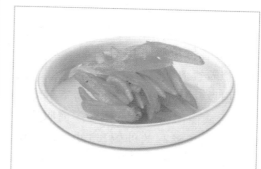

◎天冬具有滋阴、润燥、清肺、降火的功效。治阴虚发热、咳嗽吐血、肺痿等症。

脸颊、嘴角无细纹，松筋手法须仔细

脸颊部位的牛角松筋术主要是针对人体的肝肺功能，能有效缓解肝肺疾病，还能达到瘦脸与脸型雕塑、消除双下巴等效果。

（1）沿颧骨下缘划拨或圆拨至耳前部位。胃经巨髎穴、小肠经颧髎穴加强开穴。

（2）沿嘴角线圆拨至耳垂部位。

（3）沿下颚骨上缘划拨至耳下部位。

（4）沿下颚骨下缘骨缝内筋膜划拨至耳后部位。

（5）沿胃经路径下关穴至颊车穴做划拨手法。

整个松筋开穴的过程约10分钟。

在对嘴角部位进行牛角松筋术时，应沿口轮肌圆拨，嘴角外侧地仓穴加强，口角下加强松筋，可预防嘴角下垂，下巴中间承浆穴加强开穴。整个松筋开穴的过程约10分钟。

❤ 颈部松筋术，美颈就当如此塑造

在对颈部进行牛角松筋术前，首先要认识胸锁乳突肌，它是指从胸部锁骨延伸至耳后乳突骨的肌肉，因为颈部肌肉以胸锁乳突肌为界线，划分为颈前三角与颈后三角肌肉群。颈部松筋手法就是以胸锁乳突肌为界线，先划拨胸锁乳突肌，力量不可太大。

颈后三角肌群可沿经络路径走向，依序划拨大肠经、小肠经、三焦经、胆经，亦可依据颈后三角肌群分布排列松筋划拨前斜角肌、中斜角肌、后斜角肌，以及提肩胛肌与斜方肌。

但要注意的是，牛角松筋术只适用于颈后或颈侧肌肉，不适合颈前肌群。因为在喉头隆起的外侧1.5寸处即动脉搏动部位，此处有颈动脉血管经过，故

用牛角棒深层划拨，容易导致动脉血管剥离，流向脑部，引起血管栓塞产生危险。此时可用手指代替牛角棒，在胃经线上人迎、水突二穴点按刺激，和手四指掌面顺胃经往下做安抚按摩，再带至锁骨上缘，沿肩峰排出。

此外，在划拨筋结时注意不要把青筋（静脉血管）之处误以为是筋而进行手法操作，以免误伤自己。中医认为，颈部有明显"青筋"浮起，多是气血不畅通、气阻，静脉血回流不畅呈现的警讯，因此操作时应沿"青筋"旁将筋结疏开，肌肉恢复柔软弹性，不再僵硬紧绷，则气行自然顺畅带动静脉血回流，颈部不美观的青筋也会消失。

整个松筋开穴的过程约10分钟。

❤ 头部松筋术，让头脑日益灵活的妙法

头部松筋术主要是以牛角沿经络走向垂直划拨，在穴位处加强穴位点拨，以起到防治头痛、偏头痛、失眠、神经衰弱、毛囊阻塞性斑秃，以及头部舒压放松、醒脑、增强记忆力与强化脑部功能等功效。

【具体方法】

（1）患者俯卧，医者用牛角棒沿天柱、风池、完骨穴划拨发际线，耳背外围采取圆拨舒缓手法。

（2）医者用牛角棒沿督脉线，放松划拨至百会穴，再分同等分比例，呈放射状，逐一划拨至百会穴。

（3）先用双手拇指指压头部的督脉

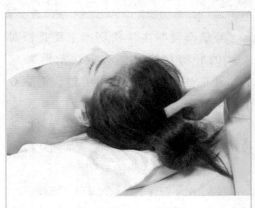

◎百会穴位于人体的头部，头顶正中心，可以通过两耳角直上连线中点，来简易取此穴。

与膀胱经，再使用上下波动的按摩手法，以使脑部头皮层放松。

（4）双手十指指尖微微弯曲，在头部做深层揉按，脑户、玉枕、脑空、头窍阴穴，加强揉按。

（5）双手合并，以中指按压哑门穴往头方向施力按摩，力度不可太深太重。

（6）双手合并，示指、中指、无名指各扣住天柱、风池、完骨穴，往头方向施力，做活络按摩手法。

整个松筋开穴的过程约10分钟。

需要注意的是，施行头部松筋术的手法力度要平稳、轻柔，不宜太重，因为头部的一些穴位靠近两条椎动脉会合脑底动脉处，手法过重易造成脑部动脉损伤。

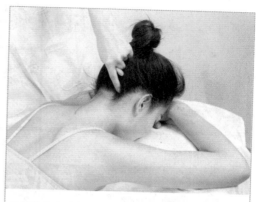

◎风池穴在头额后面大筋的两旁与耳垂平行处。治头痛、头重脚轻、眼睛疲劳等症。

面部美白，多动手指来松筋

除了使用以上方法来美容养颜外，还有一种具有面部美白功效的手指松筋术：以拇指自行拨筋塑脸，再配合双手掌顺经络做舒缓排毒顺气手法，可有效消除脸部水肿、改善颈纹、消除颈部肿胀。

【具体方法】

（1）左手在右侧脸颊拨筋，右手在左侧脸颊拨筋，双手大拇指分别于眉上方、眼下方、颧骨下、下颚骨上缘、下颚骨下缘，以中心线为基准，由上往下、由内往外方向拨动筋膜带至耳下部位。

（2）以四指掌面自耳下做平抚顺气排毒，再沿锁骨上缘带自肩膀排出，沿锁骨下缘带自腋下部位排毒。

整个松筋开穴的过程约10分钟。

当对脸部开穴疏通后，人们能感到

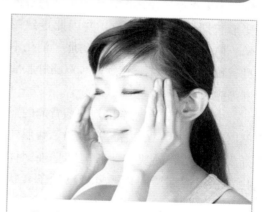

◎面部拨筋可以排出脸部毒素，能有效削除脸部水肿、消除皱纹等。

头、脸部筋肉的轻松舒适，且能感受肌肤是由内焕发出的清澈亮丽，还能醒脑、改善头痛、偏头痛、耳鸣与晕眩，兼具美容与健康双重保养功效。

第四节 用好牛角松筋术，不再腰酸背痛

腰酸背痛，试试牛角松筋术

随着生活节奏的加快和社会竞争的日益激烈，现代人的压力日益加大，许多人年纪轻轻就出现了腰酸背痛、身心疲惫的亚健康状态。据有关医学研究证实，亚健康多半由于血液循环不良所引发，与脊椎变形长期压迫神经有关，并因此导致眩晕、偏头痛、失眠、胸闷、胃胀、消化不良、颈肩酸痛、坐骨神经痛、双腿肿胀酸麻等症状。

中医认为，在经常出现腰酸背痛的亚健康人群身上，往往能在其经络沿线肌肉处发现筋结、硬块，即肌肉已呈现固体化，在肌肉深层固化严重者已呈条索状硬块，严重影响气血运行，使神经传导受阻、神经萎缩退化，日久易迫使脊椎歪斜，甚至引发内脏功能病变。

那么，到底是什么原因造成了各种酸痛、脊椎变形与自律神经失调症状的亚健康状态呢？原因主要有以下几种：

（1）长期姿势不良：许多人的坐姿都不标准：经常坐着跷脚，容易使骨盆转位

脊椎侧弯；坐时腰朝后呈C形，使腰椎偏离S形成平直状态压迫脊椎神经；睡眠时姿势不良，睡太高或太低枕头，使颈部神经受压迫，颈肩肌肉僵硬，气血循环差。

（2）内脏功能失调：与内脏相联系的经络路径沿线产生气阻与筋结现象，使肌肉僵硬、气血循环变差，易产生酸痛与局部生理功能退化。

（3）激素分泌不足：会使骨细胞内钙质流失，引起酸痛，男、女性激素分泌不足，易使筋、韧带僵硬无弹性，引起肌肉酸痛，如五十肩等气血凝滞现象。

（4）曾经跌打损伤处未予妥善治疗：产生气滞血瘀。

（5）身心压力大，工作繁忙或长期处于紧张状态：引起自律神经失调。

（6）情绪（喜、怒、忧、思、悲、恐、惊）表现失调：怒伤肝、心情压抑伤肝，致使肝气郁结疏泄失调，引起胸闷、烦躁、忧郁、月经不调等症状。

（7）经常熬夜：晚上11点~凌晨3

点，此时经络气血流注胆与肝脏，如长期在夜晚11点～凌晨3点仍无法睡眠，则血不流注肝，肝不藏血，肝血不养筋，造成筋肉、双目失养，且影响肝解毒造血和分泌胆汁的功能。

（8）运动不足：适度运动可活络筋骨，加速血液循环，可使肝气疏泄正常，人体气机调畅，气血运行平和，心情舒畅，精神爽朗，否则，肝脏气机疏泄失常，会表现出精神抑郁或亢奋冲动效应。

（9）饮食习惯偏差：在饮食摄取是要注意无色无味的平衡，否则将影响脏腑功能。比如偏重肉食者，肉类蛋白分解产生氨、尿素氮、嘌呤等酸性副产物，在人体血管和经络运行过程中，沉积在筋肉深层或关节处，使筋肉产生化学变性，产生硬块筋结。素食者长期饮食摄取不均衡，且多半食物属性偏寒时，易造成体质虚寒，气血筋脉易凝结及筋肉僵硬。

总之，不良的生活习惯是导致亚健康的主因，要缓解治疗亚健康，除了要建立良好的生活习惯外，还应采取一些简单的疗养法，比如牛角松筋术，着重对背部进行松筋开穴手法，沿脊椎两侧，使造成脊椎变形、僵硬的肌肉松开，同时使肌肉恢复弹性与张力。

只要肌肉恢复正常状态，气血运行通畅，人体自愈功能得以自然发挥，帮助肌肉系统与骨骼系统维持平衡，再凭借纠正姿势与伸展体操，使脊椎排列组合正常，驼背与侧弯现象自然得以改善，亚健康的种种症状也会自然消失。

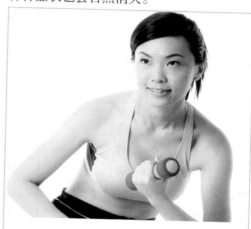

◎在日常生活中适度运动可活络筋骨，加速血液循环，可使肝气疏泄正常。

认识背部经络，养护脊柱健康

背部经络主要是督脉和膀胱经。

❶ 督脉

督脉如果不通畅，容易出现脊柱强直、弓角反张的症状，可对症按摩督脉28穴来治疗，常用穴位为长强、腰俞、命门、陶道、大椎、哑门、风府、百会、素髎、龈交。

❷ 膀胱经

膀胱经是背部的另一大重要经络，它与五脏六腑疾病皆有关，共67穴，常用穴位为：睛明、攒竹、天柱、大杼、肺俞、胆俞、心俞、肝俞、脾俞、胃俞、肾俞、大肠俞、关元俞、小肠俞、膀胱俞、八髎、承扶、殷门、委中、承山、昆仑、申脉。背部各腧穴为脏腑气血能量流注部位，如产生气阻筋结，将阻碍脏腑功能的正常运行。一般来说，下午3～5点，气血流注膀胱经，若经常在此时头痛、背痛、坐骨神经痛、腰酸背痛、疲倦昏沉、身体不适等，皆与膀胱经气阻有关。

按照背部经穴与脏腑的联系，可划分三焦为3部分：上焦指的是至阳穴水平线以上，主心肺功能，呼吸与血液运行；中焦指的是至阳穴至命门穴中间部位，主消化系统，食物的消化和运输；下焦指的是命门水平线以下，主生殖、泌尿、排泄功能，排便、排尿和内分泌系统。

此外，背部两条左右对称，内外膀胱经沿脊椎两旁分布，其路径分布区和人体末梢神经（脑神经12对、脊髓神经31对）相结合，皆与五脏六腑和自律神经的功能有关。肩臂区有小肠经、三焦经分布，主要穴位如小肠经的肩中俞、肩外俞、曲垣、天宗、肩贞，三焦经的天髎穴与肩髎穴，以上诸穴是预防肩膀僵硬、手臂酸麻痛的重要保养经穴。

背部经络松筋调理，认准几大要穴

在对背部经络松筋调理时，主要针对以下几个穴位施治：

（1）颈椎旁肌肉：如果颈椎旁肌肉呈条索状硬结，就会使椎动脉不能为头部提供正常血液供应（缺血、缺氧），此时可沿颈椎棘突旁开0.5寸与1.5寸处点线面松筋，消除筋肉硬块组织，帮助筋肉恢复弹性、柔软，具有改善头痛、提升记忆力、预防老年痴呆的功效。

（2）大椎穴：大椎穴被称为诸阳之会，位于背部督脉上，第7颈椎棘突与第1胸椎棘突之间，若此部位肌肉肿胀僵硬呈隆起现象，可在大椎穴位深处，沿4个角呈放射状加强松筋拨开筋结气阻，使此部位肿胀消失，气血运行顺畅与神经传导功能正常，可有效改善睡眠不佳、失眠、肩臂僵硬手麻、高血压或胸闷、心脏疾病等症状。

（3）天宗穴：如果发现天宗穴附近有筋结现象，将使肩胛旋转活动受限，故

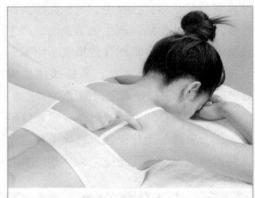

◎天宗穴位于人体的肩胛部，当冈下窝中央凹陷处，与第四胸椎相平。

此穴位为五十肩等病的保养要穴。天宗、肩贞穴区松筋开穴，可改善手小指、无名指酸麻的现象。

（4）膏肓穴：在膏肓穴加强松筋开，能有效改善五十肩、胸膜炎、呼吸器官疾病、胃酸过多症及颈肩腕痛。

（5）意舍穴：在意舍穴加强松筋开穴，可改善胃痛（胃痉挛）、腹胀、胃胀。

（6）胃仓穴：在胃仓穴加强松筋开穴，可缓解胃痛、食欲不振及胆石症。

（7）肩中俞、肩外俞穴：肩中俞及肩外俞二穴是颈肩僵硬者要特别加强松筋保养的要穴，它们位于提肩胛肌与斜方肌肌纤维相交迭处，骨结构上交集脆弱点易呈条索状结节筋膜炎。

（8）肩井穴：在肩井穴松筋开穴，可改善头痛、晕眩、肩关节周围炎。

沿着脊柱两侧经络，施用头颈肩区松筋手法

在对头颈肩部进行牛角松筋术时，应用牛角棒沿脊椎两侧经络与肌肉走向垂直深层松筋开穴，使筋结气阻疏通，火气（病、邪之气）由表皮、毛细孔散出，消除肌肉肿胀僵硬。

【具体方法】

（1）沿头颈发际区，牛角以倒钩方式放松划拨此区域至耳背。

（2）天柱、风池、完骨加强松筋开穴。

（3）头颈椎棘突旁开0.5寸沿督脉线松筋至大椎旁边缝处。头部棘突旁开1.5寸沿膀胱经路线划拨放松至颈肩部。

（4）沿颈肩胆经、大肠经、三焦经路线划拨至肩峰处。

整个松筋开穴的过程约10分钟。

此外，还要注意配合相应柔软伸展按摩手技，帮助脊椎排列恢复S型正常曲线，使椎骨自律神经与内脏传导功能恢复正常。也要配合可行气山药乳霜，适时补充活络唤醒，帮助细胞组织修护，可达到行气血、整背脊，提升内脏功能与增强免疫力的目的。

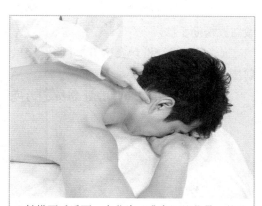

◎触摸耳垂后面，有称为"乳突"的凸骨，从此骨下方沿后缘，触摸上方的骨头，有一浅凹。一压，即有震动感，这就是完骨穴。

大椎至阳含肩臂区的松筋手法

在针对大椎至阳（上焦部位）含肩臂区施行牛角松筋术时，整个松筋开穴的过程约10分钟。

【具体方法】

（1）沿棘突旁开0.5寸督脉夹脊穴做松筋划拨手法。

（2）沿棘突旁开1.5寸膀胱经做松筋划拨手法。

（3）沿棘突旁开3寸膀胱经做松筋划拨手法。

（4）沿肩胛骨外侧缘划拨放松外侧筋膜。

（5）肩胛骨内侧缘大面积划拨放松，天宗穴处加强。

（6）肩臂交接区以握笔式划拨放松此区筋膜，肩贞穴加强开穴。

（7）手臂部沿大肠经、三焦经、小肠经做划拨松筋手法，以使肩臂顺畅。

背部至阳至命门的松筋手法

在针对背部至阳至命门部位，即中焦部位施行牛角松筋术时，整个松筋开穴的过程约10分钟。

【具体方法】

（1）沿背脊椎棘突旁开0.5寸开督脉线夹脊穴做划拨松筋手法。

（2）沿背脊椎棘突旁开1.5寸膀胱经做划拨松筋手法。

（3）沿背脊椎棘突旁开3寸膀胱经做划拨松筋手法。

（4）外侧沿胸肋骨缝处划拨，力度不可太重。第12肋下缘京门穴加强开穴。

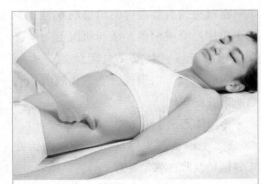

◎京门穴在侧腰部，第十二肋游离端下方凹陷处，前距章门约一寸八分，后略平志室。

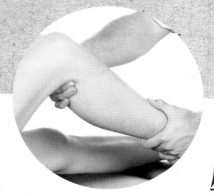

第四章

错位是一种筋伤，
正骨帮你寻回健康

●生活中，人们常常遭遇跌倒等意外的暴力伤害，从而使骨端关节面失去正常的连接，关节发生移位，并造成关节辅助结构的损伤破坏而致功能失常，这就是错位。错了位，就要复位，而中医独有的各种正骨手法就是最有效的复位方，快速帮你寻回健康。

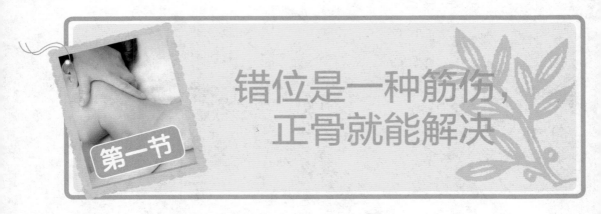

错位是一种筋伤，正骨就能解决

第一节

错位是一种筋伤，快用正骨帮你寻回健康

错位也叫脱位，是指组成关节的各骨的关节面失去正常的对应关系。临床上可分损伤性脱位、先天性脱位及病理性脱位。关节脱位后，关节囊、韧带、关节软骨及肌肉等软组织也有损伤，另外关节周围肿胀，可有血肿，若不及时复位，血肿机化，关节粘连，使关节不同程度丧失功能。

古人很早就对脱位有所认识，历代有脱臼、出臼、脱骱、脱髃、骨错等多种称谓。汉墓马王堆出土的医籍《阴阳十一脉灸经》记载了"肩以脱"，即肩关节脱位。晋朝葛洪《肘后救卒方》记载了"失欠颌车"，即颞颌关节脱位，其中创制的口腔内复位法是世界首创，至今仍被采用。唐朝蔺道人《仙授理伤续断秘方》首次描述了髋关节脱位，将其分为"从裆内出"（前脱位）和"从臀上出"（后脱位）两种类型，利用手牵足蹬法进行复位，并介绍了"肩胛骨出"（肩关节脱位）的椅背复位法。元

朝危亦林《世医得效方》对肩、肘、髋等关节的解剖结构特点已有相当认识，提出"凡脚手各有六出臼、四折骨"，指出髋关节是杵臼关节："此处身上是臼，腿跟是杵，或出前，或出后"，须用法整顿归元（原）。关节脱位多发生在活动范围较大、活动较频繁的关节，上肢脱位较下肢脱位多见。在大关节脱位中，以肩关节为最多，其次为肘关节、髋关节及颞颌关节。患者以青壮年男性为多，儿童与老年人较少。儿童脱位多合并骨骺分离。

脱位的病因有外伤性和内因性。外伤性脱位有直接暴力和间接暴力，其中间接暴力居多，如传达、杠杆、扭转，内因性主要与年龄、性别、体质、局部解剖特点以及先天发育、关节本身病变有关。本节主要陈述外伤性脱位。脱位的临床表现有：关节处肿胀、畸形、局部压痛，关节腔空虚，关节呈弹性强直、功能丧失。实验室检查，通过X线

摄片，即可明确诊断。

中医对脱位的辨证，可分为3期。

（1）脱位早期：脱位后的1～2周。主要症状为因患肢肌肉、筋脉损伤，从而导致瘀血内留、经络阻塞，气血流通不畅。因此宜采取活血祛瘀为主，行气止痛为辅的治疗方法。

（2）脱位中期：脱位后的2～3周。主要症状为患肢肿胀疼痛渐消失，或接

近消失，瘀血走散，但筋骨尚未修复。此时宜采取和营生新、接筋续损为主的治疗方法。

（3）脱位后期：脱位后的3周以上。主要症状为患肢的外固定已解除，肿胀消失，但筋脉关节愈合尚不牢固，机体气血虚损，肝肾不足。此时应采取补气养血、补益肝肾、强筋壮骨为主的治疗方法。

"伤筋动骨一百天"，其实是要把筋养好

俗话常说："伤筋动骨一百天"，意思是说，人们如果遭遇伤筋断骨的病痛，需要精心调养100天左右的时间才能恢复健康，以此形容筋伤、骨伤的严重性。

一般来说，骨折愈合是一个连续不断的过程。第一期称为血肿机化期，指骨折后6～8小时内血肿开始形成凝血块，随后毛细血管及各相关组织、细胞等经过一系列的变化，使骨折断端初步连接在一起，全部耗时2～3周；第二期称为原始骨痂形成期，所谓骨痂，指骨头受伤后的伤痂，即皮肤愈合初的血痂。这一时期，骨折断端的纤维结缔组织，经过软骨细胞的增生、变性、钙化而骨化，一共需要4～8周；第三期称为骨痂改造期，指原始骨痂进行改造，成骨细胞增生，相关骨组织也逐步完善，使骨折断端形成骨性连接，需要8～12周。就这样，历时大约3个月，骨折完成伤处愈合。因此，"伤筋动骨一百天"的俗语也并非空穴来风。

当然，这"一百天"的概念只是针对

一般情况的伤筋断骨症状而言，是个大概的时间，在实际中，不同的伤筋断骨症状轻重不同。此外，骨折愈合过程受到许多因素的影响，如年龄、身体情况等不同，所需要的痊愈时间也有所不同。比如，股骨骨折的小儿1个月左右就可基本愈合，成年人则往往需要3个月以上才能愈合。有些骨折，如股骨颈骨折，患肢固定超过一百天也未必愈合，更谈不上活动了。

那么，为什么伤筋动骨之后需要长达

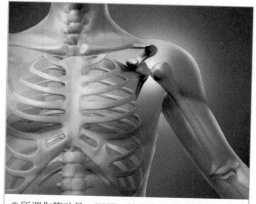

◎所谓伤筋动骨一百天，其含意是肌体受到外伤，引起骨折伤筋，经过一百天的治疗休养可痊愈。

103

3个多月的恢复时间呢？这是因为"伤筋动骨一百天"的重心不在于"骨"而在于"筋"。中医认为，筋在人体中起到联系骨、组成关节和活动关节的作用，任何导致筋的位置、顺序、结构、走行方向异常的因素，均能使筋的作用失常或丧失，也就是所谓的"伤筋"。一般来说，骨折患者都会伴有伤筋，而相对于骨骼愈合来说，伤筋动骨之后，筋的修复则更加困难。

所谓"肾主骨生髓"，只要一个人的肾没有问题，那么骨头自己就可以愈合，可以生长，并且骨折的地方如果愈合得好，是会和原来一样的。然而，筋就不同了，它本身是不会愈合的，是需要增生出来的瘢痕把断裂或者撕裂的地方连接起来的，叫作瘢痕愈合。一般来说，伤筋动骨之后，患者很容易发生重力性水肿、肌萎缩、韧带松弛、关节僵直、创伤性关节炎等并发症或后遗症，这些都是由于筋没养好造成的。由于筋出现了问题，自然就会减缓骨的愈合，即使骨完全愈合了，没有筋的拉动、连接，也是不能自由活动的。

那么，在伤筋动骨之后，要想快速在100天之内恢复健康，需要注意以下几点：

❶ 固定患肢4～6周

在医学上，人体韧带等软组织损伤的修复时间一般在4～6周。这段时间内患者应该固定患肢以促进损伤的修复，很多伤筋患者之所以留下后遗症，大都是因为在规定时间内没有严格固定患肢而导致的。另外，患肢在4～6周后应该逐渐恢复正常活动，否则容易引起筋缩。

❷ 不生怒火就是养筋

中医认为，"肝主筋，其华在爪"。肝的精气充足，方能养筋。反之，肝虚则筋气不舒，筋自然得不到滋养。另外，中医还认为，"怒伤肝"，所以我们在伤筋之后，一定要注意调节情志，不要动不动就发怒，这对身体的恢复极为不利。

❸ 搭配合理的膳食

强筋健骨首先需要合理膳食的保证。中医认为，"辛养筋"，伤筋之后，多吃一些姜是有好处的。另外，再给大家推荐一种"酒蟹"，在古代是皇帝的御用养筋方，养筋效果非常棒。方法为，用清酒和盐把蟹浸一夜，拿掉螃蟹排出的脏物，再加上花椒和盐，另外在干净的器皿里加一些酒，倒入原来浸蟹的汁，一起烧开，冷却后倒入蟹中，汁必须将蟹完全浸没，这样就可以了。这种酒蟹可以佐餐食用，每次酌量。

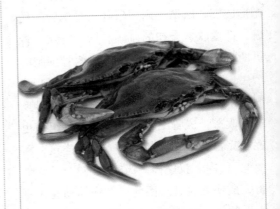

◎螃蟹味咸，性微寒。能续筋接骨，活血行瘀，利湿退黄，解漆毒。

筋伤的福音：正骨19法大解析

伤筋动骨之后，首先要给予一定的手法整复，再给予固定，然后进行药物、食物的搭配调养，才能使伤病尽快恢复。正如《医宗金鉴》所说："手法者，诚正骨之首务哉。"可见手法整复的重要性。根据自古以来的中医大师在长期临床实践中的悉心总结，不断积累经验与教训，逐渐形成了正骨的20种方法。

下面，我们就来介绍这20种正骨方法的特点。

❶ 触摸法

触摸法为正骨复位的必用方法，也是首用方法，即稍加按压，然后触摸体察患者病情的方法。

【具体方法】

医者用手细细触摸病人的伤处，触摸时要先轻后重，由浅及深，从远到近，两头相对。触摸法主要用于诊断和确定骨折断端在肢体内的方位。触摸后，再把X光片显示的骨折部位和移位方向，与触摸到的肢体实际情况结合起来分析，就可判断肢体骨折移位状态。在此基础上，随症采用各种不同的手法予以整复，力求做到"知其体相，识其部位，机触于外，巧生于内，手随心转，法从手出"，以达整复目的。

❷ 牵引法

牵引法主要用于矫正重叠移位，以恢复肢体长度。牵引法分为手法牵引和骨牵引等，临床上可根据骨折部位、局部解剖特点和移位程度加以选择。

【具体方法】

将伤肢保持在原来的位置，沿着肢体纵轴，按照"欲合先离，离而复合"的原则，两医者分别握住其远、近骨折端，用方向相反的力量拔伸，把刺入骨折部周围软组织的骨折端慢慢拔伸出来。

❸ 屈伸法

单轴性关节（只能屈伸的关节）的骨折，多采用屈伸法，主要用以矫正骨折断端间旋转及成角移位。临床可见有些靠近关节部位的骨折，牵引越重，其成角畸形越严重。这主要是短小的骨折端受单一平面的肌肉牵拉过紧所致。单轴性关节，只有将远骨折端连同与之形成一个整体的关节远端肢体共同牵向骨折近端所示的力内，成角才能矫正，重叠移位才能较省力地纠正。如伸直型肱骨髁上骨折，必须在牵引下屈曲关节，而屈曲型则必须伸直关节。桡骨远端和股骨

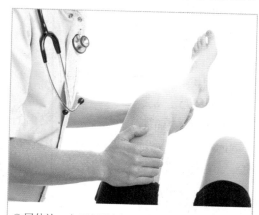

◎屈伸法，主要用以矫正骨折断端间旋转及成角移位。

髁上骨折亦可采用此法。

【具体方法】

患者坐位或卧位，医者一手握于患者僵直之关节远端，另手扶于僵直关节之屈侧或背侧后，医者双手协同持续、缓慢持续着力作牵、托、（挺）伸拉或推、按屈压的反复被动引申、导引运动手法，使僵直之关节逐渐能够自然屈伸运动，以患者无明显疼痛刺激感并恢复自主运动为宜。

④ 收展法

收展法用于多轴性关节的骨折。此类骨折一般在3个平面上移位（水平、矢状、冠状），整复时必须交换几个方向，才可将骨折整复。收展法主要用于肱骨外科颈骨折。若属外展型骨折，则要先外展牵引，再内收、前屈；若属内收型骨折，则要先内收牵引，再外展、前屈，矫正前成角。

【具体方法】

患者仰卧患髋外展到最大限度坚持片刻，然后再内收患肢至最大限度。

⑤ 提按法

提按法用于骨干骨折的侧方移位（以人体的中轴为准，即前后两侧称上、下侧）。此手法多用于肱骨干和前臂单根骨折。

【具体方法】

医者用双拇指按压骨折端，将突出的一端向下挤按，两手的4指则将下陷骨折的另一端向上提升。

⑥ 按捺法

按捺法多用于整复关节内骨折、横断

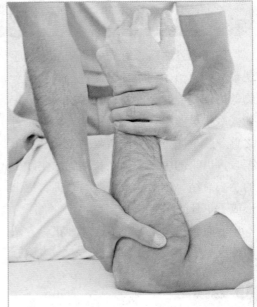

◎提按法用于骨干骨折的侧方移位，多用于肱骨干和前臂单根骨折。

骨折、锯齿形骨折、肱骨外髁骨折和桡骨小头骨折。

【具体方法】

先使受伤肢体关节处于肌肉松弛位置，然后术者将双手的拇指和示、中、无名指分别置于骨折断端的远近端，再将突出的骨块按压平整，使其复位。

⑦ 分骨法

两个以上并列骨骼发生的骨折，如尺、桡骨骨折，可采用分骨法整复。

【具体方法】

医者用双手拇指及示、中、无名指，由骨折的掌背侧（或前后侧）用力挤夹，使骨间膜紧张，使靠拢的骨折断端首先分开，然后将并列骨像单一骨一样进行复位。

⑧ 折顶法

对于横断或锯齿形重叠移位较大的骨干骨折，单靠牵引力量完成矫正重叠移位时，可采用折顶法矫正（如股骨干骨折，前臂骨骨折）。

【具体方法】

医者用双手拇指抵于骨折部突出的一端，用示、中、无名指抵于骨折部凹陷的一端，同时加压，使成角加大，当手下感到两骨折断端皮质相对峙时，骤然反折，即可使重叠移位得以复位。

⑨ 旋转法

因扭转或暴力使骨折断端发生螺旋形旋转移位时，可采用旋转法整复。此手法常用于肱骨干中下段骨折和儿童胫腓骨中下段骨折。

【具体方法】

术者用一手握住骨折近端一侧，用另一手握住骨折远端一侧，一起向中心用力旋转，以使骨折复位。

⑩ 捏挤回绕法

骨折后两骨折端背靠背移位、软组织嵌入者，可采用捏挤回绕法。此手法常用于肱骨干骨折及尺骨下端骨折。

【具体方法】

医者用双手的拇指与示、中、无名指分别捏紧骨折远、近端的前后侧和左右侧，结合受伤机制，判断背移位的径路，按骨折远端移位的相反方向施行回旋手法。当回旋过程中手下感到有软组织阻挡

时，立即改变回旋方向，从而使背向移位得到矫正。

⑪ 推拉法

靠近关节部位的骨折，由于受伤机制不同和局部解剖特点等原因，骨折可发生侧方和前后移位，此时可用推拉法整复。此手法常用于肱骨外髁颈骨折、肱骨髁上骨折和股骨髁上骨折等。

【具体方法】

医者双手拇指与示、中、无名指分别置于骨折远、近端的前后（掌背）侧或左右侧，用力推拉，推远拉近。助手应密切配合，促使骨折复位。

⑫ 叩击法

叩击法可用于某些稳定性骨折。此类骨折必须是先采用其他手法使其复位，检查证实确已对位但骨折断端分离者。此手法常用于肱骨干骨折和胫骨平台髁间棘骨折。

【具体方法】

医者用一手固定骨折近端肢体，另一手置

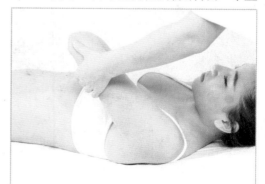

◎叩击法可以采用在骨折远端关节处向近端纵向叩击或挤压，使骨头恢复到原位。

于骨折远端关节处向近端纵向叩击或挤压。

⑬ 合骨法

合骨法可用以整复粉碎性骨折。此手法多在整复肱骨髁间骨折和跟骨骨折等时采用。

【具体方法】

术者用双手掌分别置于骨折断端两侧，一起用力向中心加压，使粉碎骨块合拢，以矫正侧方移位。

⑭ 牵抖法

牵抖法主要用于整复因肌肉牵拉所致的关节内骨折。此手法多用于整复肱骨内上髁骨折和肱骨外髁骨折。

【具体方法】

医者用一手扶托骨折断端关节部位，另一手握远端肢体关节，反复屈伸并骤然牵抖，使附着于骨块上的肌腱一紧一松，达到骨块复位或发生翻转。

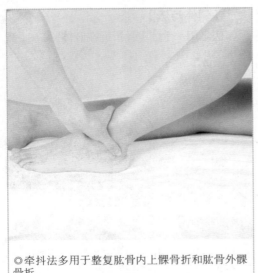

◎牵抖法多用于整复肱骨内上髁骨折和肱骨外髁骨折。

⑮ 摇摆法

摇摆法用于整复骨干的锯齿形骨折或近关节部位的骨折，也可作为整复骨折的辅助手法。

【具体方法】

医者双手拇指和示、中、无名指分别置于骨折断端的远近端，在矫正残余侧方移位时，前后、左右徐徐摇摆，以使骨折整复后断端紧密接触。

⑯ 拳击法

拳击法用于整复儿童复杂骨折和陈旧性关节近部位的骨折，如儿童内收型孟氏骨折。术者握拳锤击桡骨小头处，使脱出的桡骨小头和尺骨断端向桡侧成角一并复位。又如儿童陈旧性尺桡骨下段骨折，多发生向背侧或掌侧成角畸形，此时，只要在成角凹陷的骨折两端垫上木块和棉垫，术者直接锤击骨折断端成角（突出）部位，即可使骨折复位。

【具体方法】

医者手握空拳，拇指放于示、中指中节之间，然后用拳心平稳而有节奏地叩击体表治疗部位。

⑰ 顶压法

骨尖嵌入关节内的骨折（如肱骨内上髁Ⅲ度骨折），可采用顶压法。

【具体方法】

医者一手掌扶托患肘后侧用力向上顶，一手握腕部用力向下压，这样可使肘关节处于半脱臼位置，使前臂屈肌群紧张面将骨块拉出。临床上在整复跟骨骨折时为了恢复正常足弓，常采用此法。

⑱ 撬扳法

撬扳法用于整复下肢肌肉发达的股骨干骨折。

【具体方法】

医者用一手前臂置于骨折近端前侧，另一手前臂置于骨折远端后侧，双手交叉，双臂同时用力，利用杠杆原理使骨折重叠移位得到矫正。

⑲ 捋筋法

捋筋法为关节附近骨折整复后的辅助手法。

【具体方法】

医者用一手拇指置于骨折断端肌腱部位皮肤上，由远到近，由内到外，左右弹拨，使移位的肌腱恢复原位。肱骨外髁颈骨折和桡骨远端骨折整复后，临床上常用此法来恢复肱二头肌腱和腕背侧肌腱的正常位置。

治疗错位，四大注意须知

在治疗错位症状时，需要注意以下4个事项。

❶ 早期整复

整复骨折要争取时间。只要全身情况允许，整复越早越好。最理想的时间是在伤后半小时内，因为此时局部疼痛轻，肌肉未发生痉挛，肿胀轻，容易复位。伤后4~6小时以内，因局部的瘀血尚未凝结、变硬，复位也较容易。因此，在上述时间内整复，有利于骨折的正确复位。

❷ 准确有力

因为骨骼有皮肉筋脉相隔，所以医者必须熟悉骨折局部的解剖特点，明确骨折两端的移位情况。一般整复时，双手拇指应置于骨折远端，示、中、无名指抵于骨折近端，进行辨证施法，或为提按，或为推拉。施法必须准确有力，才能达到良好的施法效果。

❸ 轻巧迅速

整复时，医者的手法要熟练、灵活、轻巧，尽量减少病人痛苦。对儿童骨折进行整复，要迅速敏捷，要求尽量达到"法施骤然人不觉，患者知也骨已拢"的水平。

❹ 稳妥缓慢

对老年人或体质较差的骨折病人进行整复时，除置于合适的体位外，施法禁用暴力和折顶手法，力求稳妥缓慢，进行长时间的充分牵引，以促使骨折达到对位。

颈椎错位的
正骨复位法

第二节

颈椎错位是怎么一回事

造成颈椎错位的原因有许多，原因不同，所导致的临床症状也不相同。专家总结了如下几种因颈椎错位引起的颈椎病症状。

① 颈型

【主要症状】

颈部出现强直、疼痛症状，并可放射至枕、肩部，导致整个肩背疼痛发僵，进而影响点头、仰头、转头等头部运动。

② 神经根型

【主要症状】

出现颈痛和颈部发僵症状，同时上肢呈放射性疼痛或麻木，并且沿着受压神经根的走向和支配区放射，且患侧上肢容易感觉沉重、握力减退。人们长时间坐姿不正确就容易导致此证。

③ 交感神经型

【主要症状】

此证一旦发作，人们会感到全身上下都不舒服，比如出现头晕、恶心、失眠、视物不清、耳鸣、鼻塞、过敏性鼻炎、咽部异物感、腹泻、血压变化、面部或某一肢体发麻、多汗、畏寒等证。

④ 食管压迫型

【主要症状】

如果人们出现吞咽困难、呼吸困难或声音嘶哑等症，极有可能是因食管压迫导致的颈椎错位。

⑤ 椎动脉型

【主要症状】

如果人们起床后或突然扭头后容易出现发作性眩晕（天旋地转），且伴有眼胀、视力下降、恶心、呕吐、耳鸣或听力下降等症，但体位改变后症状就能得到缓解，这可能是椎动脉型的颈椎错位。

❻ 脊髓型

【主要症状】

当人们经常感到胸部麻木、腹部麻木、上下肢麻木疼痛、行走困难、双手不灵活，写字、系扣、持筷等精细动作难以完成时，且伴有排尿或排便障碍等骶神经症状，多为脊髓型的颈椎错位。

❼ 混合型

【主要症状】

如果患者同时存在以上6种颈椎错位类型中的两种，则视为混合型颈椎错位。

以目前的医疗水平来看，医者主要采取小针刀松解术、颈椎牵引、热疗、针灸及手法复位等方式来治疗颈椎错位。

健康大问题——如何养护我们的颈椎

随着现代化办公时代的到来，颈椎病也越来越"流行"，有不少上班族都患上了颈椎病，给自己带来了极大的痛苦和不便。其实，在平常很少有人意识到连接大脑和身体的那几块骨头的重要性，只有当它们出现问题之后，才明白原来我们的生命就系在这几块小小的骨头之上。试想，如果我们在平时就注意养护颈椎的这几块骨头，自然就不会受颈椎病之苦了。

那么，究竟怎样关爱我们的颈椎呢？其实，最简单也最有效的方法就是按摩。一般来说，按揉督脉上的风府和手大肠经的手三里，对于颈椎病的治疗很有帮助。

风府这个穴位很容易找，顺着脖子后正中线上的颈椎向上摸，到头骨时有一个凹陷，这就是风府。用拇指的指腹顶住穴位，向上用力按200下，然后开始转头，正反方向分别旋转5圈。

手三里在曲池下两寸，示指、中指、无名指并起来的宽度。曲池的位置也很好找：把胳膊屈曲90度，掌心向下，肘尖

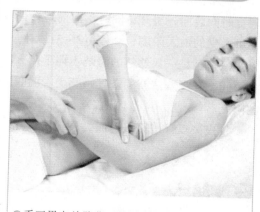

◎手三里在前臂背面桡侧，当阳溪与曲池连线上，肘横纹下2寸。

和肘关节内侧横纹的中点。按揉手三里的时候要用另一只手的大拇指指腹从里向外拨，有酸胀或胀疼感为度。这对颈椎病造成的手指麻效果很好。

还有一个更简单的方法，俯卧，然后让家人来帮忙。方法是：家人在后，一手掌全部贴放在颈椎患部，用另一手拇指点按患者尾骨尖。

另外，我们再为大家介绍两种颈椎病的运动疗法。

① 练鸟功

所谓鸟功，就是模拟鸟展翅飞翔的动作而来的，每次反复做10遍，每天1～2次，这对治疗颈椎病很有好处。

起式：身心放松，双臂自然放于身体两侧，双脚并拢，呈立正姿势。按个人习惯向前迈出左（右）脚，前脚跟距离后脚尖大约半脚远，两脚间距离一个半脚掌宽，以保持身体稳定。

展翅：双臂缓慢前举上举至与肩同高同宽时向后向外展开，同时头向前缓慢伸至可承受的最大限度，略停留2～3秒。可以想象自己是一只悠然的海鸥飞翔于蓝天碧海间，呼吸着清新的空气，感受着温暖的阳光。

收式：双臂按原线返回，头缓慢恢复至原位。

② 学蛙泳

蛙泳在换气时颈部从平行于水面向后向上仰起，头部露出水面呼吸。这样每换气一次颈部都需向后向上仰起，起到了反向治疗的作用。每周游1～2次，每次30分钟。

当然，除了按摩与运动之外，生活习惯对于颈椎病的防治也起着不容忽视的作用。不管有没有颈椎病，我们在平时都要注意以下两点。

（1）睡觉时枕头要高低适当。枕枕头的目的是睡觉时让脖子上的肌肉放松，所以正确的枕法是垫在脖子下面，而不是把脖子空出来。枕头的高度一般10厘米行了，身体比较胖的人适当高一些。

（2）颈部不能受凉。包括食物的寒凉和外来的风寒，因为一受凉肌肉就会发紧，而且风邪会向里传，颈部的平衡就会变得很脆弱，稍不注意就会得病，一定要注意。

最后要强调的是，有些人觉得自己的脖子可以扳响，所以没事的时候就喜欢来回扳几下，听着响声好像很舒服似的。其实这是不对的，经常这样做会造成颈椎关节松弛，颈椎边上的韧带也会变松弛。

♥ 七大正骨法，让颈椎迅速"归位"

在长期的临床治疗中，专家总结了治疗颈椎错位的七大正骨复位手法。

① 摇晃转捻法（以右侧伤筋为例）

【具体方法】

（1）患者正坐凳上。医者在患者背后，用双手拇指放在患者枕骨后方（风池穴上方），余双手4指托住下颌，双前臂压住患者双肩。

（2）将头向左侧方提起，同时做环转摇晃，逐渐将头转正，提起。

（3）在保持提起的牵引力下，将头前屈、后仰，再转向左侧。医者倒手，用左手托住下颌，左肩与左枕部抵住患者枕部（倒手时牵引力量不可放松），用右手拇指按压所伤之筋，自上而下用揉捻法，揉捻的同时，将患者头向右后方旋转。

② 拔伸推按法（以右侧伤筋为例）

【具体方法】

患者正坐凳上。医者站在患侧右侧，以右手手掌推按住伤处的上方，左手拿住患者右手诸指，并使其屈肘，然后双手缓缓用力，向相反的方向推按，使颈部肌肉舒展。

③ 捉捏法

【具体方法】

患者正坐凳上。医者站在患者背后，用一手拇、示二指捏住颈部僵硬之筋，提

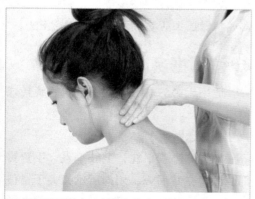

◎捉捏法可以有效缓解和治疗颈椎部因筋僵硬引起的疼痛。

捏数次。

④ 点穴开筋法

【具体方法】

患者正坐凳上。医者站在患者背后，逐次点：百会、风池、肩井、肩髎、手三里、内外关、合谷、列缺等穴。

⑤ 拨筋法

【具体方法】

患者正坐凳上。 医者在患侧面向患者，一手托其肘，另一手指在极泉穴弹拨，使患手5指麻胀为度。

⑥ 捻散法

【具体方法】

患者正坐凳上。医者在患者背后，用双手大鱼际按压在颈部、肩部筋肉上，前后捻散之。

⑦ 捋顺法

【具体方法】

患者正坐凳上。医者站在患者伤侧，一手拿腕，一手由肩部起，沿上肢外侧向下捋之，直到手指，再由上肢内侧向上顺之，直到肩部。反复10余次。

颈椎错了位，龙氏正骨手法来帮你

正骨手法是专家综合中医各派手法之长，结合解剖和生物力学研究，集多年保健和临床经验独创的中西医结合正骨手法，它将中医正骨、推拿与现代脊柱生理解剖学、生物力学结合进行手法的革新，形成一套针对脊椎软组织损伤、脊椎关节

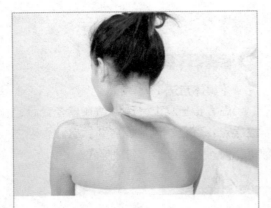

◎正骨法具有稳准、轻巧、无痛、安全、疗效确切等特点。

错位、关节滑膜嵌顿、椎间盘突出等治疗脊椎病的手法，对颈椎错位治疗极为有效，具有稳准、轻巧、无痛、安全、疗效确切等特点。

针对颈椎错位的病症，正骨手法主要推荐以下治疗手法：

① 仰头摇正法

适用于枕寰、寰枢关节的旋转式错位。

【具体方法】

患者仰卧，低枕，正坐也可。医者一手托其枕部，一手托其下颌，使病人头部上仰，侧转，嘱病人放松颈肌（缓慢动2～3下），待头转到最大角度时，稍加有限度的"闪动力"，即可使错位的关节复位，此操作中有时可听到关节复位的弹响"咯噔"声。

② 低头摇正法

适于颈椎2～6后关节旋转式错位。

【具体方法】

患者侧卧、平枕、低头（中段颈椎错位者约屈20度，下段颈椎错位者前屈须大于30度）。医者一手轻拿其后颈，以拇指按压于错位的横突后隆起处下方作为"定点"，另一手托其面颊部作为"动点"，以枕部为支点，转动头部，当摇头至最大角度时，动点的手用有限的"闪动力"，"定点"的拇指按压成阻力，使关节在动中因"定点"的阻力而复位。缓慢复位法根据需要可重复2～3次。

③ 侧头摇正法

适于颈椎2～6钩突关节旋转式错位及侧弯、侧摆式错位。

【具体方法】

患者侧卧、低枕、头前屈，医者一手托其耳区头部，另一手轻拿其后颈，拇指"定点"于错位之横突下方，将头搬起呈侧屈状做摇头活动，动作同低头摇正法。

④ 俯卧摇肩法

适用于第5颈椎至第2胸椎间的旋转式错位。

【具体方法】

患者侧卧、平枕，上肢垂直，手置臀部，医者立其后方，用拇、示指夹于错位关节的横突前后方，另一手扶于肩部，做向前推、向后拉的摇动，"定点"做对抗阻力，使旋转错位在摇动中复正。

此法与低头摇正法复位原理及适应证相同，只是"动点"在下，改为摇肩，使作用力易于达到颈胸交界处。尤其对上位颈椎失稳的患者，可避免因低头摇正角度过大而损伤上颈段。注意摇肩时先将其肩向下推，以免关节闭锁影响复位。

❺ 侧向搬正法

适用于颈椎2~6侧弯、侧摆式错位的钩突关节错位。

【具体手法】

患者仰卧，医者立于床头，一手拿其后颈并以拇指按住患椎横突侧方并向隆起处按压（侧摆者只按一点，侧弯者由下而上按压）。另一手托住下颌并以前臂贴其面颊部，两手合作将患者头向上牵引并屈向健侧再屈向患侧（让错位关节先开后合），当颈屈向患侧至最大角度时，拇指"定点"不放松，并与"动点"手协同做扳、按、牵联合"闪动力"以使错位关节复位，有时病人可改用侧卧位，去枕，用抬头做侧扳按动作，与侧头摇正法相同，抬头角度加大。C6~T2侧摆、侧弯式错位者，可将"动点"改为推肩拉肩法，此法必须使错位椎间侧屈活动度加大才能成功。

❻ 挎角搬按法

适于颈椎2~6后关节错位，或关节滑膜嵌顿，且关节肿胀者。

【具体方法】

患者取健侧卧位，低枕，将头偏向健侧前屈，充分展开患椎关节，医者双手拇指轻力弹拨其颈部紧张肌腱（提肩胛肌、夹肌多见）做滑膜嵌顿的诱导松解，使嵌顿的滑膜退出，并揉捏颈肌使之放松。然后一手拇指"定点"于肿胀隆起的偏下方，另一手扶对侧头面部，将头搬起屈向健侧前外45度，再搬头向患侧后外45度，

如此斜向扳按压该隆突关节，重复2~3次即可复平。

❼ 俯卧冲压法（旋转分压法）

适于颈胸交界区（第6颈椎至第3胸椎）的关节错位。

【具体方法】

以颈7棘突左偏，胸1棘突右偏伴压痛为例，患者俯卧于软枕上，头在床边悬空，面向颈部放松。医者立于床头，右手掌根部按于颈7棘突左侧，力点落在椎板（棘突根）部，左手掌根部按于胸1~3棘突右旁作定点，令患者深呼吸，当其呼气时，术者双手用有限度的冲压力下按，右手"动点力"稍加大，可重复2~3次，由于术者双手作用力方向不同，对旋转式错位较易复正。对滑脱式错位，可改为双拇指同按于后突的椎旁两侧，在双掌牵位头颈时双拇指加按压力，以达到牵引推正之目的。本法亦常用于胸椎段错位。

❽ 侧卧推正法

适用于各种前后滑脱式错位，对颈轴变直，反张者有效。

【具体方法】

患者侧卧，平枕、低头，医者用拇指、二指夹持后突棘突两旁椎板处作"定点"，另一手托其下颌，使头做前屈后仰活动。当仰头时，"定点"之手稍加力向前推动，使反张的椎体在运动中被推正。滑脱较重者，用牵引力推正较易成功，或取仰卧位于推正时加牵引力，亦可复正。

第三节

肩关节脱位的正骨复位法

肩关节脱位究竟是怎么一回事

关节受到外力的作用后，其相对骨端的正常关系被破坏，关节功能发生障碍，此称关节脱位。

肩关节脱位比较常见，因为肱骨头大，关节盂浅小，关节囊和韧带等松弛，所以遭受外伤时肩关节很容易脱位。多发生于20～60岁男性，伤后方肩畸形及杜格斯征阳性为临床诊断要点。临床上将其分为肩关节前脱位、肩关节后脱位、肩关节脱位合并肱骨大结节撕脱骨折、肩关节脱位合并肱骨外科颈骨折、陈旧性肩关节脱位及习惯性肩关节脱位。其中以肩关节前脱位多见。此外，根据脱位后肱骨头所处的不同位置，临床上又将其分为盂下脱位、喙突下脱位和锁骨下脱位。新鲜脱位合并肩关节周围软组织撕裂伤时，可并发臂丛神经后索的外侧干损伤。

新鲜肩关节脱位或合并大结节骨折时，均采用闭合整复。

肩关节脱位合并肱骨外踝颈骨折者，可试行手法整复。若损伤严重或整复失败，可考虑手术切升复位内固定。

陈旧性肩关节脱位，也可在全麻下行闭合整复。

X线征象是构成肩关节的肩胛骨、肩盂和肱骨头的两关节面失去正常平行的关系。按肱骨头分离的程度和方向，分为以下几型：

（1）肩关节半脱位：关节间隙上宽下窄。肱骨头下移，尚有一半的肱骨头对向肩盂。

（2）肩关节前脱位：最多见。其中以喙突下脱位尤为常见。正位片可见肱骨头与肩关节脱位肩盂和肩胛颈重叠，位于喙突下0.5～1厘米处。肱骨头呈外旋位，肱骨干轻度外展。肱骨头锁骨下脱位和盂下脱位较少见。

（3）肩关节后脱位：少见。值得注意的是正位片肱骨头与肩盂的对位关系尚好，关节间隙存在，极易漏诊。只有在侧位片或腋位片才能显示肱骨头向后脱出，位于肩盂后方。

治疗肩关节脱位，中医常用六大复位法

肩关节脱位的复位方法较多，最常用的有足蹬法、膝顶法、牵引回旋法、牵拉端托复位法、扛抬法、科氏法等。

① 足蹬法

【具体方法】

患者仰卧床上，术者坐于患侧床沿，双手握住患肢腕部，将患肢伸直，外展30°~40°。医者脱去鞋子，用足底蹬于患者的腋下（左侧脱位用左足，右侧脱位用右足），足蹬手拉，徐徐用力，拔伸牵引。然后在拔伸的基础上，使患肢外旋，内收，同时用足跟轻轻用力向外支撑肱骨头部，即可复位。复拉时可听到"咯噔"的复位音或有复位感。

此法宜用于肩关节盂下脱位。

② 膝顶法

【具体方法】

患者坐于长凳上。以右侧脱位为例，医者立于患侧（与患者同一方向），左足立地，右足蹬于患者坐凳上，将患肢外展80°~90°，并以拦腰状绕过医者身后，医者以左手握其腕，紧贴于左胯上，右手掌顶住患者左肩峰，右膝顶，右手推，左手拉，并同时向左转身，协调动作，徐徐用力，然后右膝抵住肱骨头部向上用力一顶，即可复位。

此法亦适用于肩关节盂下脱位。

③ 牵引回旋法

牵引回旋法亦称Kocher法，其操作比较复杂，不如以上两种方法安全，有引起肱骨颈骨折、神经血管损伤或肌肉纤维撕裂的危险。因此，此法不适用于脱位时间过久（超过24小时）、局部水肿严重者，以及肌肉高度紧张或身体魁梧、肌肉发达者。其优点是可在无助手帮助下医者单独进行操作，主要依靠牵引和杠杆作用将脱位的肱骨头回纳复位。

牵引回旋法整复要点为：一外展，二外旋，三靠胸前，四抱肩。

【具体方法】

施行此法时，患者取坐位，以右肩为例，则医者立于患侧。

医者用右手把住患肢肘部，左手握住患肢手腕，以右手徐徐向下牵引，并同时外展、外旋上臂，松开紧张的胸大肌，使脱位的肱骨头回到关节盂的前上缘。

在上臂外旋和牵引下，逐渐内收其肘部，使与前下胸壁相接触。此时肱骨头已由关节盂前上缘向外移动，将关节囊的破口扩大。

在上臂高度内收的位置上，迅速地内旋上臂，肱骨头在内旋时可通过扩大的关节囊破口而滑入关节盂内，此时可听到肱骨滑动的声响，说明复位成功。

④ 牵引端托复位法

【具体方法】

患者端坐或平卧，一助手立于患者健侧，双手插于患侧腋下，环抱扣紧，或以宽布带绕过患侧腋下，拉住布带两端。另一助手立于患侧，双手握患肢腕部，使患肢伸直并外展60°以上。医者立于患侧，双手环握伤肩，两拇指顶肩峰，余指托住肱骨头，示意两助手徐徐用力、拔伸牵引，医者同时施行推扳手法，即可复位。

此法对下脱位、前下脱位均适用。若为前脱位，牵引时臂外展的角度可加大至90°左右，则复位易成功。

⑤ 杠抬法

【具体方法】

取一圆木杠（长1米，直径5厘米左右），中部用棉花包卷、绷带缠牢。患者坐凳上，一助手立于患者背侧，将木杠伸入患侧腋下，杠中部的棉卷正对腋窝，另一助手握患肢腕部，使患肢外屈40°位牵引。医者立于患者前面，握住木杠，徐徐

上抬，即与牵臂的助手一起对抗牵引作用，拉开肌肉之痉挛。由于木杠有腋窝的支撑，听到复位音，肱骨头即复位。

此法适用于肩关节盂下脱位。

⑥ 科氏法

此法在肌肉松弛下进行容易成功，切勿用力过猛，防止肱骨颈受到过大的扭转力而发生骨折。

【具体方法】

一手握腕部，屈肘到90°，使肱二头肌松弛肩关节脱位，另一手握肘部，持续牵引，轻度外展，逐渐将上臂外旋，然后内收使肘部沿胸壁近中线，再内旋上臂，此时即可复位，并可听到响声。

♥ 四大复位法，轻松治疗"膀掉"症状

专家认为，肩关节脱位也叫"膀掉"，主要分为上掉、下掉、后掉、里掉和各种半掉。针对不同的"膀掉"症状，专家分别提出了相应的治疗手法，

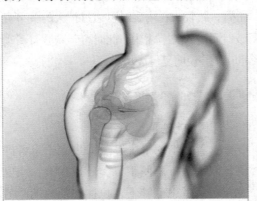

◎肩关节脱位在年轻、运动员人群中最常见。因此，运动时要注意，谨防此病的发生。

具体如下：

① 里掉提带垂复位法

（1）患者坐在凳上。第一助手站在患者背后预先放置的凳上。用布巾兜住伤腋下向上牵引；第二助手用布巾兜住腋下向健侧水平牵引，第三助手坐在伤侧地下，两腿叉开蹬住凳腿，用一手与伤臂手掌相合，并握住拇指，另一手握住前臂下端，略向斜后方用力牵引。3人同时用力缓缓进行拔伸。

（2）医者在伤臂后外侧（一足置于第三助手的双腿之间，使伤肢的前臂贴于医者的髋部，防止在拔伸时伤肢晃动），双手拿住脱位的关节，双拇指用力

扣住肩头部位的硬棱，余四指放在腋下用力向外撑。

（3）待肩脐似圆时，医者双拇指用力向下戳按，余四指向上提端，肩骱"咯噔"作响，肩脐复圆，则骨已归窠。

（4）第一、三助手同时撤除，医者用一手拇指和第1掌骨的背侧托在伤腋下，另一手握住前臂下端，将伤臂托平（伤臂外展不能超过90°，防止复脱）。随即将伤臂下垂，并屈肘使手触摸健肩。再将伤臂左、右轻轻摇晃6～7次。

（5）嘱助手拿住腕部，将伤臂托平，医者用揉捻法拉摩舒筋，敷药后捆绑。

❷ 下掉复位法

（1）患者正坐凳上。助手用布巾兜在伤腋下向健侧水平牵引，医者一手托拿住伤臂腕部；另一手拇指在肩后，4指在肩前拿住伤骱。拿腕之手向斜下方拔伸，同时使伤臂先旋前，再旋后；拿伤骱之手感觉关节活动时，再轻轻摇晃伤肢6～7次，随即使伤臂高举过头。

（2）医者下蹲呈骑马蹲裆势，拿关节之手倒换在腋下，并用拇指顶住肱骨头，向上挺托，同时将伤臂下垂，关节"咯噔"作响声，则骨已归窠。

（3）嘱助手托住伤臂膀部，医者用揉、捻法按摩舒筋。敷药后捆绑。

❸ 后掉复位法

（1）患者坐在凳上。第一助手用布巾兜在伤腋下，向健侧斜后方水平牵引，第二助手用一手与伤肢手掌相合，并握住

拇指，另一手握住伤臂腕部，用力向斜前下方牵引。医者站在伤臂后外侧，用双手前、后合掌拿住伤关节。

（2）嘱二助手缓缓用力拔伸，医者双手感觉肱骨头活动时，用在肩后之手掌向前戳按，在肩前之手掌按住肩前硬棱（肩胛盂）向后推之，所伤关节"咯噔"作响，肩后凸起消失，并与肩胛骨相平，则骨已复位。

（3）撤第二助手，医者一手托拿伤臂腕部，另一手拇指在肩后方顶住伤骱，将伤臂向斜后方拔伸，再使伤肢肘关节屈曲，将伤臂左、右摇晃6～7次。

（4）嘱助手托住伤臂腕部，医者用揉、捻法按摩舒筋。敷药后捆绑。

❹ 上掉复位法

（1）患者坐在凳上。第一助手用布巾兜在伤腋下，向健侧斜上方牵引，第二助手坐在伤侧地下，一手与伤臂手掌相合，并握住拇指，另一手握住伤肢腕部。医者站在伤肩后外侧，用双拇指扣在肩

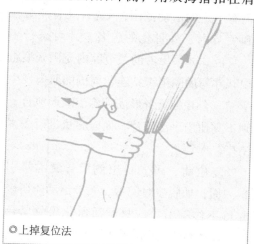

◎上掉复位法

上，余4指在腋下，合掌拿住伤骱。

（2）先嘱第二助手向上微用力推戳（摘法），拿关节之手感觉肱骨头活动时，再缓缓用力进行拔伸。

（3）助手进行拔伸同时，医者双手拇指用力向健侧推，余4指向外撑，其所伤关节"咯噔"作响，肩脐复圆则骨已归。

（4）助手不动，医者按锁骨成肩峰骨折治法整复锁骨或肩峰骨折。敷药后捆绑。

上述诸掉伤若为半掉者，复位手法与大掉相同，只减力一半施术。

在进行完上述手法治疗后，接着用椭圆形棉花球一个，钉在双头绷带当中。将棉球垫在伤腋下，绷带向上十字搭肩，再经健侧腋下。缠至伤腕下，来回数绕缠

妥。而后用木托板托住前臂，拷在胸前。里、下掉按上述方法捆绑，前掉或后掉，在绷带缠绕中，在肩前方或肩后方加个月牙形纸垫，继续绷带缠妥即可。

此外，针对"膀掉"的功能锻炼，专家还提出了几点注意事项：

（1）复位后即日开始练习肘关节屈伸活动，7日后练习伤肩抬举，在7日内伤臂外展活动不能超过90°。

（2）睡眠时将模板撤掉，把伤臂垫平，平卧或半仰卧均可。

（3）三日后解捆绑物，用正骨止痛药熨敷，再用揉、捻法舒筋、敷药、捆绑治疗。一般3～4周可愈。

❤ 陈旧性肩关节脱位的治疗，先要活血化瘀

陈旧性肩关节错位指的是肩关节脱位后超过3周尚未复位者。并非所有的陈旧性肩关节都可以用手法治愈，只有脱位在3个月以内，患者年轻体壮，脱位的关节仍有一定的活动范围，X光片无骨质疏松和关节内、外骨化的患者，才可试行手法复位。如果患者的关节腔内充满瘢痕组织，并与周围组织粘连，周围的肌肉发生挛缩，合并骨折者形成骨痂或畸形愈合，则不宜使用手法治疗，而应尽快进行手术治疗。

复位前，可先行患侧尺骨鹰嘴牵引1～2周；如脱位时间短，关节活动障碍轻亦可不作牵引。或是服活血化瘀软坚药物，以使粘连硬化组织初步变软。

材料：当归9克，赤芍12克，丹皮、土元各9克，红花5克，威灵仙12克，穿山甲6克，花粉12克，木香6克，青皮9克，血竭3克，甘草6克，桑枝15克。

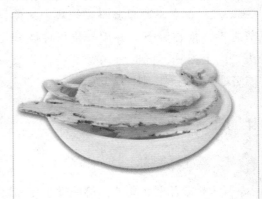

◎当归具有补血、活血、润燥滑肠等功效。

做法：水煎服。连服3～5剂。

或是局部用中药配制的洗药烫洗，或用酒糟、醪糟外敷。

材料：川乌、草乌、花椒、艾叶、苍术、独活、桂枝、防风、红花、刘寄奴、透骨草、伸筋草各9克。

做法：煎水，洗患部。

在进行上述准备活动之后，才可以进行手法治疗。

【具体方法】

给予患者有效麻醉，最好是全麻，医者环握患者患侧肩部，其助手使患肢做各方向的活动，以至环转活动，活动范围要逐渐增大。将粘连拉开之后，再施行牵引端托复位手法。依法整复，要求臂内收时手能触及健侧肩，肩畸形消失，即示复位成功（不一定听到明显复位音）。必要时可行X光检查证实。复位成功后，按新伤脱位处理。但后期应加强功能锻炼，以防瘢痕粘连（因其新伤更易粘连）。

手法治疗后，经检查确已复位（杜格

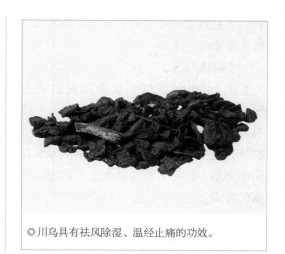

◎川乌具有祛风除湿、温经止痛的功效。

斯征阴性），应将患者患侧上臂内收，内旋，肘屈90°，贴于胸壁，用绷带包扎固定。伴有肱骨大结节骨折者，复位后骨块可自行对位，固定时仅使上臂下垂悬吊而上臂贴于胸壁固定即可，肩不必内收。

肩关节复位手术后，活动功能常不满意，对年老患者，不宜手术治疗，鼓励患者加强肩部活动。

肩锁关节脱位的治疗

血盆骨，即是人们常说的锁骨，血盆骨外头也叫支骨（锁骨肩峰端），主要是因为跌扑、撞击、肩部着地等外伤，血盆骨未断，而致支骨离位。支骨离位即肩锁关节脱位。肩锁关节组成骨与现代解剖学一致，其暗硬骨指肩锁韧带。

临床上主要症状为：外伤后，当即疼痛难忍不息，肩峰部肿胀，伤臂不能高举，也不能前伸、后背，支骨明显突起，

按之可上下浮动，伤臂下垂，肩必牵拉。如有小错（半脱位），局部微肿，稍有突起，疼痛亦轻，肩部疲软无力，伤肢不能高举。

肩锁关节脱位有完全脱位与半脱位两种。手法复位容易，但因肩锁韧带、喙锁韧带撕裂，肩锁关节失去稳定，加上肩部的活动与上肢重量向下垂的作用力，难以维持对位，但愈后肩部功能活动一般尚较

满意。如肩部畸形明显且有功能障碍者，可考虑手术治疗。

【具体方法】

（1）患者正坐。助手站在患者健侧，用布巾兜住伤侧腋下向健侧水平牵引。医者站在伤侧，一手掌心按住肱骨突起处，拇指在肩后，余四指在肩前方拿住伤侧关节，另一手握住伤侧上肢的腕部，将伤肢拔直托平。

（2）拿腕之手环转摇晃伤侧上肢6～7次，然后用力向后外方拔伸。继续保持拔伸力量，使伤肢内收（肘关节屈曲），患者手指触到健侧肩部，用拿伤关节之手的大鱼际按住锁骨肩峰端突起处，四指改扶在肩后部。

（3）肘关节仍保持屈曲，使伤臂后伸。

（4）拿腕之手缓缓用力将伤臂向斜前方拔伸，同时拿关节之手用大力向下戳按，关节"咯吱"作响，突起复平，即已复位。

手法治疗后，应对患肢捆绑固定，用绷带缠绕，十字搭肩交叉处应在肩锁关节部位。

此外，还应注意睡觉的姿势，睡眠时仰卧或半卧，不向伤侧侧卧。两周后逐渐练习肩关节功能活动，一般一周可愈。

习惯性肩关节前脱位的治疗

习惯性肩关节前脱位多见于青壮年，究其原因，一般认为首次外伤脱位后造成损伤，虽经复位，但未得到适当有效的固定和休息。由于关节囊撕裂或撕脱和软骨盂唇及盂缘损伤没有得到良好修复，肱骨头后外侧凹陷骨折变平等病理改变，关节变得松弛。以后在轻微外力下或某些动作，如上肢外展外旋和后伸动作时可反复发生脱位。肩关节习惯性脱位诊断比较容易，X光检查时，除摄肩部前后位平片外，应另摄上臂60°～70°内旋位的前后X光片，如肱骨头后侧缺损可以明确显示。

对习惯性肩关节脱位，如脱位频繁宜用手术治疗，目的在于增强关节囊前壁，防止过分外旋外展活动，稳定关节，以避免再脱位。手术方法较多，较常用的有肩胛下肌关节囊重叠缝合术（Putti-Platt氏法）和肩胛下肌止点外移术（Magnuson氏法）。

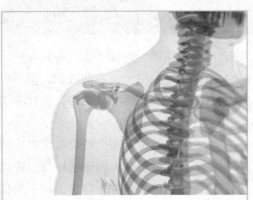

◎习惯性肩关节前脱位多是由于外伤脱位后形成损伤，但没有得到有效的固定和休息造成的。

肩关节复位后的注意事项

脱位后应尽快复位，选择适当麻醉（臂丛麻醉或全麻），使肌肉松弛并使复位在无痛下进行。老年人或肌力弱者也可在止痛剂下进行。习惯性脱位可不用麻醉。复位手法要轻柔，禁用粗暴手法以免发生骨折或损伤神经等。

复位后，为了保证疗效，都要对患肢进行捆绑包扎，一般都是将上臂保持在内收内旋位，肘屈曲90°，前臂横行依附在胸前，用纱布棉垫放于腋下和肘部内侧，隔开胸壁与上臂内侧皮肤（以防长期接触而发生糜烂），再用三角巾及绷带固定患肢。

但要注意的是，肩关节前脱位复位后应将患肢保持在内收内旋位置，腋部放棉垫，再用三角巾、绷带或石膏固定于胸前，3周后开始逐渐做肩部摆动和旋转活动，但要防止过度外展、外旋，以防再脱位。后脱位复位后则固定于相反的位置（即外展、外旋和后伸拉）。

固定期间应鼓励患者练习手腕和手指活动，但必须防止上臂外旋，以有利于关节囊破口的愈合。一周后除去绷带仅保留三角巾，开始练习肩关节伸屈活动。再过一周后除去三角巾，开始理疗、按摩及肩关节自主活动，禁用一切被动强制活动。一般术后2～3个月可恢复正常。

复位后肩部即恢复钝圆丰满的正常外形，腋窝、喙突下或锁骨下再摸不到脱位的肱骨头，搭肩试验变为阴性，X光检查肱骨头在正常位置上。如合并肱骨大结节撕脱骨折，因骨折片与肱骨干间多有骨膜相连，在多数情况下，肩关节脱位复位后撕脱的大结节骨片也随之复位。

一般来说，单纯脱位在术后无不良后果，但老年脱位合并骨折者，如不积极进行早期练功，则可能发生肩关节粘连而影响肩部功能活动。

另外需要注意：肩关节脱位时常常有并发症发生，肩关节有脱位病例30%～40%合并大结节骨折，也可发生肱骨外科颈骨折，或肱骨头压缩骨折，有时合并关节囊或肩胛盂缘自前面附着处撕脱，愈合不佳可引起习惯性脱位，肱二头肌长头肌腱可向后滑脱，造成关节复位障碍，腋神经或臂丛神经内侧束可被肱骨头压迫或牵拉，引起神经功能障碍，也可以损伤腋动脉。

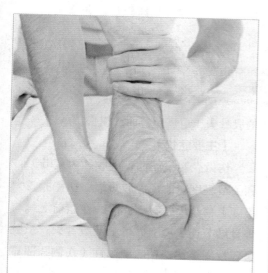

◎关节复位后一定要进行固定，并在生活中采用合理正确的肩部运动来进行恢复。

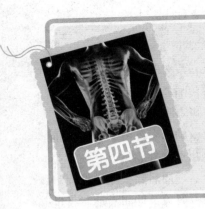

第四节 髋关节脱位的正骨复位法

髋关节脱位究竟是怎样一回事

髋关节是典型的球窝关节，由股骨头与髋臼构成。髋臼周围附有关节盂缘软骨，以加深关节窝，可容纳股骨头的2/3。髋关节囊坚固，但后下方薄弱，关节囊内有圆韧带连于关节窝与股骨头凹之间，关节囊周围有韧带加强，前面有强大的髂股韧带，后面有坐股韧带，关节外还有强大的肌肉群包围，这样构成了髋关节的稳定性。因此髋关节一般不易发生脱位，只有在强大的暴力作用下才有可能发生脱位。

因此髋关节脱位多见于活动力强的青壮年男性，多因间接暴力引起，如车祸、塌方事故等。根据受伤时肢体的位置和暴力方向的不同，脱位后股骨头移位的情况，可分为前脱位、后脱位、中心性脱位三种。临床以后脱位多见。

髋关节后脱位的复位法

髋关节后脱位指的是，当髋关节屈曲90°时，如果过度内收并内旋股骨干时，则使股骨头的大部分不能抵触于髋臼内，而移到较薄弱的关节囊的后下方，股骨颈前缘紧紧抵住髋臼前缘而形成杠杆支点。此时，来自腿与膝前方的暴力，可使股骨头受到杠杆作用而冲破关节囊，脱出髋臼，形成后脱位。有时还会合并髋臼后缘的骨折、股骨头骨折或坐骨神经受到移位的股骨头压迫、牵拉而被损伤。

【主要症状】

伤后患髋呈屈曲、内收、内旋畸形，膝关节轻度屈曲。患肢短缩；伤侧股骨大粗隆上移凸出，臀部膨隆，在髂前上棘与坐骨结节连线后上方可触及股骨头；患肢呈弹性固定感；粘膝征阳性（伤侧膝部靠在对侧大腿上）。

在辨明脱位情况以后，进行手法复位

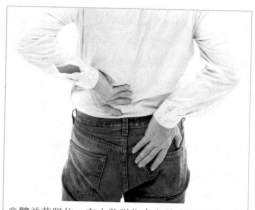

◎髋关节脱位，有少数脱位会合并髋臼骨折，必须由X线摄片确诊。早期复位容易，效果也较好。

之前，应根据患者的不同情况，选用全麻、腰麻、硬膜外麻醉等。患者仰卧于木板上，木板平放在地上，只要患者全身情况许可，可立即进行手法复位。

髋关节后脱位主要采用以下四种方法来进行手法复位。

【具体方法】

① 屈髋拔伸法

助手用两手按压髂前上棘以固定骨盆，医者面向患者，骑跨于屈髋屈膝各90°的伤肢，用前臂、肘窝部套在伤肢腘窝部，逐渐拔伸，使股骨头接近关节囊破裂口，在向上牵拉的同时，略将伤肢旋转，促使股骨头滑入髋臼内，感到入臼声后，再将患肢伸直。

② 回旋法

助手用双手按压双侧髂前上棘以固定骨盆；医者立于伤侧，一手握住伤肢踝部，另一手以肘窝提托其腘窝部，在向上提拉的同时，将大腿内收、内旋、髋关节屈曲，使大腿尽量贴近腹壁。然后将伤肢外展、外旋、伸直，在此过程中其髋有响声者，复位即告成功。因此法的屈曲、外展、外旋、伸直是一连续动作，形状恰似一个"？"，故又称划问号复位法。

③ 拔伸足蹬法

医者两手握住患肢踝部，将一足外缘蹬于伤侧坐骨结节及腹股沟内侧（右髋用右足），手拉足蹬，身体后仰，协同用力，两手可略将伤肢旋转，即可复位。

④ 俯卧下垂法

患者俯卧于床缘，双下肢完全置于床外，健侧下肢由助手扶持，保持在伸直水平位，患肢下垂，助手用双手固定骨盆，医者一手握其踝关节上部，使膝关节屈曲90°，利用患肢的重量向下牵引，术者还可以轻旋大腿，用另一手在靠近腘窝处向下加压，增加牵引力，使其复位。

此外，对于3周之内的陈旧性髋关节后脱位患者，宜先做胫骨结节或股骨髁上牵引1～2周，松解肌肉、关节囊、韧带和其他软组织的挛缩粘连。待股骨头拉至髋臼平面后，在麻醉下先做髋关节各方向的活动，以松解股骨头与周围组织的粘连，然后按新鲜髋关节后脱位的复位方法进行复位。

如果是3周以上的陈旧性髋关节脱位患者，则不适宜手法复位，因为软组织在损伤下愈合，髋臼已填塞纤维组织，股骨头被瘢痕粘连，周围肌肉挛缩，最好是进行手术治疗。

髋关节前脱位的复位法

髋关节前脱位指的是，当髋关节因外力强度外展、外旋时，在粗隆顶端即与髋臼上缘相接触，股骨头因受杠杆作用而被顶出髋臼，突破关节囊的前下方，形成前脱位。如股骨头停留在耻骨上支水平，则可引起股动、静脉受压而导致血循环障碍。

【主要症状】

伤后患肢外展、外旋并轻度屈曲畸形；患肢较健侧增长；在患侧腹股沟处可触及脱出的股骨头；患肢呈弹性固定；粘膝征阴性。

髋关节前脱位主要采用以下几种手法来复位：

【具体方法】

（1）牵引推挤复位法

麻醉下患者仰卧，一助手固定骨盆，另一助手屈曲其膝关节，并握住伤肢小腿，在髋外展、外旋位渐渐向上拔伸牵引至屈髋90°位。与此同时，医者站在对侧，两手掌用力将股骨头从大腿内向外方髋臼处推按，助手在牵引的同时将大腿做轻度旋转摇晃，股骨头即可纳入髋臼。

（2）反回旋法

操作步骤与后脱位相反，先将髋关节外展、外旋然后屈髋屈膝，再内收、内旋，最后伸直下肢即可复位。

（3）拔伸足蹬法

患者仰卧，医者两手握住患肢踝部，用一足外缘蹬于坐骨结节腹股沟内侧，左髋用左足，右髋用右足，足底抵住股骨头，手拉足蹬徐徐用力。拉松后，用两手将患腿内收，同时足向外支顶股骨头，即可复位。

髋关节中心性脱位的复位法

髋关节中心性脱位指的是，当暴力作用于股骨头大粗隆的外侧，或髋关节处于轻度屈曲外旋位，顺着股骨纵轴的外力冲击，传达暴力使股骨头撞击髋臼底部，引起臼底骨折；如外力继续作用，股骨头可连同髋臼骨折片一起向骨盆腔内移位，形成中心性脱位。此种骨折多为粉碎型，但此种脱位较少发生。

【主要症状】

伤后患肢缩短，股骨大粗隆内移；若髋臼骨折形成血肿，患侧下腹部有压痛。

治疗髋关节中心性脱位，一般手法复位难以成功，新鲜脱位宜采用股骨髁上牵引，移位的碎骨片可能与脱位的股骨头一起复位。

【具体方法】

① 拔伸扳拉法

适用于移位较轻患者。患者仰卧位，一助手握患肢踝部，轻轻旋转，使呈中立位，髋外展30°；一助手把住腋窝，两助手反向牵引；医者立于患侧，一手推髂骨部，一手抓住绕过患侧大腿根部之布带，向外拨拉，即可将内移之股骨头拉出而复位。

❷ 骨牵引复位法

股骨头已突入骨盆腔的患者，用本法为好，一般不用手法复位。患者仰卧，患侧用股骨髁上牵引，重量8～12千克，可逐步复位。若复位不成功，可在大粗隆部做前后位骨圆针贯穿，或在大粗隆部钻入一带环螺丝钉，做侧方牵引，重量5～7千

克。在向外、向下两个分力同时作用下，可将股骨头牵出，经临床X光检查，确定已将股骨头拉出复位后，减轻牵引重量，继续牵引8～10周。

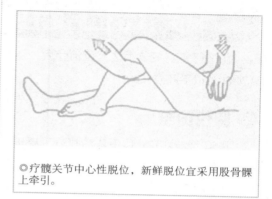

◎疗髋关节中心性脱位，新鲜脱位宜采用股骨髁上牵引。

幼年性髋关节半脱位

幼年性髋关节半脱位为临床上常见的小儿髋关节损伤，是儿童特有疾患，常见于4～10岁的儿童，中医称其为"髋掉环"。由于该病病程短，经过一段时间的休息，症状大多能自行消失，因此很少引起注意，甚至在教科书中亦很少被提及。

幼年性髋关节半脱位也称髋关节扭伤，多是因小儿相互打闹、跌扑或急跑摔倒等猛力扭转髋关节，或自高处跳下，单足落地或猛力踢足球却踢空，扭伤髋部而致，髋关节的前、后、内、外各个部位的软组织均可有扭伤。其主要症状为髋部疼痛、肿胀以及下肢不能着地，走路时明显跛行，仰卧时患侧髋关节屈曲，伸直受限。局部可触及紧张的软组织，并且有明显的压痛。此时，可对患儿施行以下手法复位治疗。

【具体方法】

患儿仰卧，医者站在患侧，面对患儿先用按、揉法舒筋，病情减轻后，再用弹拨手法拨理。

如果症状未见减轻，医者的助手用两手分别插入患儿两腋下，医者用双手呈前后位持握患侧下肢，左手在大腿前侧，右手在小腿后侧与助手做对抗牵引。

继而强屈患侧髋关节至最大限度。最后将髋放于90°屈曲位，向上提拉牵引，在牵引下外旋外展并伸直其髋关节，可反复多次。

最后用擦法擦股内收肌肌群，以透热为度。然后用搓法搓其大腿和小腿，反复几次即可结束。

在施行完上述复位手法治疗后，家长要让患儿卧床休息3～7天，尽量避免过早

活动，少走路，尤其要避免患肢做外展、外旋动作。如一次手法做不好，可再行上述手法。一般情况下，患者可在两星期内

恢复正常功能。如不恢复，就要到医院做进一步的检查。

♥ 髋关节复位后的注意事项

在施行完髋关节手法复位治疗后，还需要注意以下几点：

❶ 复位检查

在施行髋关节复位手法治疗后，要进行复位检查，主要注意4点：

（1）健肢是否等长。

（2）股骨大粗隆有无对称，臀部畸形是否消失。

（3）髋关节活动障碍是否消失。

（4）股骨头是否回纳髋臼内。

❷ 固定患处

在复位检查确认患处已复位之后，要对患处进行固定捆绑，以保证疗效。

（1）髋关节后脱位整复后，一般用皮牵引制动。

（2）后脱位：患肢应维持在轻度外展位3～4周即可扶双拐下地活动。但在3个月内患肢不能负重，以免缺血的股骨头因受压而塌陷，以后每隔2～3月摄髋关节X光片1次，证明股骨头血液供给良好，才可弃拐步行。（股骨头缺血坏死的X光片表现：在早期是股骨头部分致密，晚期股骨头负重部分塌陷，进而死骨分离，或破碎，最后产生股骨头畸形和骨关节炎的改变）。

（3）前脱位：固定时应避免外展。

（4）中心性脱位：固定时应外展中立位牵引6～8周，髋臼骨折愈合才可考虑解除牵引。

❸ 功能锻炼

在制动期间，应进行肱四头肌及踝关节功能活动，解除固定或牵引后可不负重行走，当确认无股骨头坏死后方可负重行走。

❹ 配合药疗

初期以活血化瘀为主；中后期以补益气血、强壮筋骨为主。

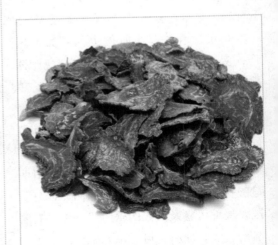

◎川芎具有活血行气、祛风止痛的功效。

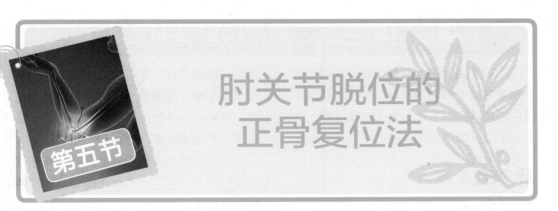

第五节

肘关节脱位的正骨复位法

肘关节脱位是怎样一回事

肘关节脱位是由肱尺关节、肱桡关节和上尺桡关节构成的关节发生移位，以肘关节疼痛、肿胀、功能活动障碍、关节外观畸形等为主要表现的疾病。

肘部的3点骨性标志是肱骨内、外上髁，尺骨鹰嘴，当肘关节伸直时，这3点在一直线上，当屈肘时，这3点则形成等边三角形，称为肘后三角，它是判断肘关节脱位的重要骨性标志。

肘关节脱位以青壮年多见，男性多于女性，居全身关节脱位之首。按脱位的方向，一般可分为前脱位、后脱位和侧方脱位三种。临床以后脱位最为多见，前脱位较少见，侧方脱位很少单独发生，一般合并在前、后脱位之中。

肘关节后脱位的临床表现为伤后肘部疼痛，轻微肿胀，但伴有骨折时则明显肿胀或皮下瘀斑，有压痛，肘不能伸屈，呈半屈位，鹰嘴尖明显后突，肘前窝饱满，肘三角正常关系消失。肘前方可扪及突出的肱骨下端，肘后可扪及突出的尺骨鹰嘴，应与肱骨髁上骨折鉴别。除近端向后移位外，由于暴力方向的不同，还可发生向内或向外的侧方移位。肘关节脱位不仅存在着肘关节骨性结构的紊乱，而且肱前肌、前关节囊和双侧副韧带广泛撕裂，肘后可形成较大的血肿。这些不仅给整复带来困难，也严重影响了愈合后功能的恢复。

如果只是单纯的肘关节脱位，没有其他并发症，则可以采用以下手法复位：

【具体方法】

患者取仰卧位或坐位。在局麻或臂丛麻醉下，两助手分别把住前臂和上臂进行对抗牵引。有侧方移位者，应先矫正。尔后医者一手握上臂的下端，另一手握前臂，双手用力。在牵引下屈曲肘关节。一般屈曲达60° ～70° 时，脱位关节即能自动复位。

总之，一旦发现肘关节脱位，应及时采取手法整复与固定。而对于年老多病的肘关节脱位的患者，不宜或不愿接受手术治疗者，可采用假性复位术，能保证30°左右的肱关节功能。

肘骨错位有三类，复位法各有对策

一般来说，肘关节脱位可分为肘骨大错和额鼻骨上挪两种症状，分别适用于不同的手法治疗。下面，我们就来介绍一下复位手法：

① 肘骨大错

肘骨大错多是跌伤所致，跌扑时手撑地或肘着地，均可成此伤。主要症状为：伤肘臃肿、疼痛，胳膊尺寸已短，臂不能伸直，手心向下，前臂内旋，肘部显宽，手凉指僵。鹅鼻骨或在肘内侧，或在肘外侧，伤肢多用健侧手托扶。

【具体方法】

患者正坐，将伤肘伸直。第一助手站在伤肘外侧，用双手扣住上臂中段固定不动，第二助手站在患者前方，用双手拿住前臂下端，二人相对拔伸。医者站在伤肘外侧，根据关节脱出方向而施术。

若为外侧脱位，则以一手手掌置于上

臂下端内侧迎住，另一手自肘关节外侧拿住前臂上端。待两助手拔伸，伤肘已活动时，乘势向内推按捺正，关节作响则骨已复位。若内侧脱位，所施手法相反。

撤第二助手，医者一手自伤肘外侧握住伤肘，另一手自内侧拿住前臂下端，使肘关节屈曲，患者手指触及同侧肩部，将伤肘放直，用捋、顺法按摩舒筋。

② 鹅鼻骨上挪

肘尖向上，平骨向里错位；手心向下，不能旋转。

【具体方法】

患者正坐，助手站在伤肘外侧，双手固定伤肢上臂，下端不动。医者站在伤侧，面对患者，用一手拿住伤臂示、中两指，用另一手拇指按在肘关节外侧，示、中两指扣在向后凸出的尺骨鹰嘴上，拿住肘关节，进行拔伸。

使伤肢掌心朝上，改拿前臂下端，继续用力拔伸，同时拿肘之手的拇指戳按肱骨下端，示、中两指向下推尺骨鹰嘴。

使伤肘关节屈曲，患者手指触及肩部，关节"咯噔"作响。

③ 鹅鼻骨前挪

肘尖消失，卡在骨下头前方，肘后变平，肘部臃肿胀起，疼痛难忍不息，伤臂见长。

【具体方法】

患者正坐，第一助手站在伤臂外侧，

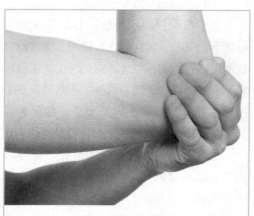

◎肘骨错位一般都是因为外力过大造成的，猛然跌倒如果肘先着地，很容易就会引起关节错位。

双手拿住上臂下端，第二助手蹲在伤臂外侧前方，双手持布巾，兜住向前凸出的前臂上端，稍用力向下牵引。医者站在伤侧，面对患者，一手自伤肢的内侧拿住前臂骨下端，另一手拇指按住尺骨鹰嘴，拿住伤肘关节。

施术时，三人同时用力向各自方向拔伸，待伤肘活动后，医者顺势将伤肘屈曲，拇指向下戳按，使患者手指触及同侧肩部，关节作响声者即已复位。将伤肘放直，用挼、顺法拉摩舒筋。

在进行完以上手法治疗之后，应对患处敷药，用绷带自肘部缠起，上至上臂中部，下至前臂下端，用肘托垫托住肘部，缠妥，将伤肢挎在胸前，肘关节保持屈曲

90°位，即日开始练习手指"抓空增力"活动，三日后鼓励患者练习肘关节屈伸活动，一般三周即可痊愈。

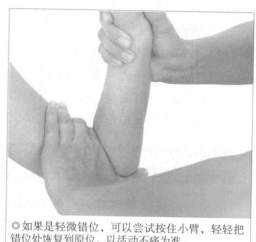

◎如果是轻微错位，可以尝试按住小臂，轻轻把错位处恢复到原位，以活动不痛为准。

合并肱骨内上髁骨折的肘关节脱位

许多时候，肘关节脱位都伴随有肱骨内上髁骨折的症状。因此，人们在进行肘关节脱位手法治疗前，应仔细检查并拍摄X光片，确认有无肱骨内上髁骨折，然后采用和单纯性肘关节脱位相同的复位方法进行复位。这是因为在一般情况下，肘关节复位后，肱骨内上髁骨折亦随之归位。

但有部分病例在脱位整复时内上髁骨折块夹于关节间隙，肘关节活动仍受限制。

被动活动时有阻力及发涩感。此时查体，肘内侧摸不到骨折块，但X光片上可见肱尺关节间隙增宽，并可以看到夹入关节内的骨折块。此种情况一旦确诊，可高度外展前臂，并稍稍伸屈活动肘关节，利用屈肌的牵拉作用，有时可将夹入的骨块从关节内牵出。若不成功，则需将关节再脱位，重新复位，但再复位时，术者应注意将关节间隙挤紧，以便将骨折块挤出；否则，要考虑手术。

肘关节前脱位的复位方

肘关节前脱位多为直接暴力所致。若患者在屈肘位跌倒，肘尖触地，暴力由后向前，可将尺骨鹰嘴推至肱骨的前方，而形成

肘关节前脱位，多并发尺骨鹰嘴骨折。

【主要症状】

肘关节前脱位：肘关节过伸、屈曲受

限，呈弹性固定，肘前隆起，可触到脱出的尺桡骨上端，在肘后可触到肱骨下端及游离的鹰嘴骨折块，肘后三角关系破坏，前臂前面较健侧明显变长。

【具体方法】

肘关节前脱位的关节呈高度屈曲位。一助手牵拉上臂，医者一手捏其前臂，另一手用布带套住前臂上端掌侧，两头拴结于腰部，在肘关节屈曲位，医者弓腰牵引

尺桡骨上端向下的同时，推前臂向后，脱位关节即复位。

或是患者取坐位或卧位，一助手固定患肢上臂，另一助手握住患肢腕部，顺势牵引前臂，术者用两手拇指由肘前顶住脱出的尺桡骨上端向下后推入，余手指由肘后抵住肱骨下端向上向前端提，有入臼声，说明已复位。

♥ 肘关节后脱位的复位方

肘关节后脱位指的是，当患者跌倒时，肘关节伸直，前臂旋后位手掌着地，传达暴力使肘关节过度后伸，以致鹰嘴尖端急骤撞击肱骨下端的鹰嘴窝，产生有力的杠杆作用，将关节囊撕裂，侧方的韧带也被过度牵拉或撕裂，肱骨下端向前移位，桡骨头和冠状突同时滑向后上方，且冠状突居于鹰嘴窝内，故形成典型的后脱位。

【主要症状】

肘关节呈弹性固定于120°～140°

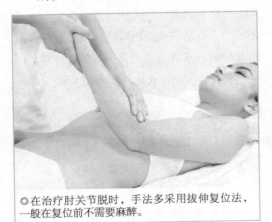

◎在治疗肘关节脱位时，手法多采用拔伸复位法，一般在复位前不需要麻醉。

的半屈曲位，肘窝前饱满，可摸到肱骨下端，尺骨鹰嘴后突，肘后部空虚，呈靴状畸形。肘后三角关系破坏，肘关节前后径增宽，左右径正常。若伴有侧方移位，可出现肘内翻或肘外翻。前臂前面明显短缩。

一般来说，新鲜肘关节后脱位主要采用拔伸屈肘的复位法，在复位前一般不需要麻醉，如有侧方移位，首先矫正侧方移位，然后再矫正前后脱位。

【具体方法】

❶ 拔伸屈肘法

（1）患者坐靠于靠背椅上，助手立于患者背后，以双手握其上臂，医者站于患者前面，一手握伤肢腕部，与助手相对拔伸，另一手的拇指抵住肱骨下端向后推按，其余四指抵住鹰嘴向前端提，并慢慢将肘关节屈曲，若听到或感觉到入臼声，说明已复位。

（2）患者卧位，患肢上臂靠床边，

术者一手按其上段，另一手握住患肢前臂顺势拔伸，有入臼声后，屈曲肘关节。

❷ 膝顶拔伸法

患者端坐于椅上，术者立于伤侧前方，一手握其前臂，一手握其腕部，同时以一足踏于椅面上，以膝顶在患肢肘窝上，沿前臂纵轴方向用力拔伸，有入臼感后，逐渐屈肘。

♥ 陈旧性肘关节后脱位

脱位超过2周者，过去认为不能行手法整复。现在认为成人脱位2～3个月以内，不合并骨折骨化性肌炎的单纯性后脱位，仍可成功地施行手法复位。

在臂丛麻醉下，首先进行舒筋按摩，即在持续牵引下慢慢摇晃肘关节，前后伸屈，内外旋转，左右摇摆，相互交替。注意活动范围增大，肘关节周围的纤维粘连和瘢痕组织逐渐解脱，长期挛缩的肱二头肌亦伸展延长。在肘关节相当松动后，始可进行整复。整复前，应加强牵引力量，经X光透视证实桡骨头和桡骨小头无重叠，尺骨缘突也牵下到达滑车的边缘后，始可复位。

【具体方法】

复位时，先用1条宽布带绕过肱骨下端的前面，将布带两头拴在医者腰后。

医者用两手把住肘关节固定。两拇指紧顶住鹰嘴突，两手的其他四指放在布带外面，把住肱骨下端。一助手固定上臂，另一助手立于高凳上牵引前臂。

在两助手牵引下，先稍过伸肘关节，然后慢慢屈曲，医者微微弓腰，扯紧布带，顶住鹰嘴突的两拇指用力向下和向前推，把住肱骨下端的其余手指向后拉。这样，在上下对抗牵引、前后对抗推拉的作用下，再慢慢地将肘关节屈曲到90°。此过程中，鹰嘴向后突出的畸形消失，肘关节外形恢复正常，即表示脱位整复成功。

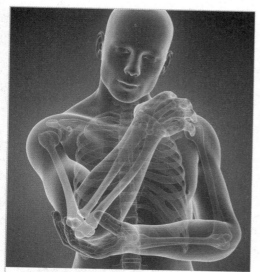

◎现代研究证明，成人矫位2～3个月以后不合并骨折可以进行局部麻醉舒盘按摩延伸治疗。

肘关节复位后的注意事项

在施行完肘关节手法复位治疗后，还需要注意以下几点：

① 复位检查

（1）肘部外形是否正常，屈伸活动是否恢复。

（2）手部能否摸到同侧肩部。

（3）肘后三角关系是否正常。

（4）X光检查。

（5）若合并骨折，应先复位再处理骨折。

② 固定捆绑

在检查确认肘关节已复位后，则应用绷带做"8"字形，或夹板或石膏托屈肘60° ～90° 位固定，7～10日后更换三角巾悬吊伤肢于胸前，一般需要固定2～3周。伴有骨折者，固定时间应适当延长。在固定期间，除限制肘的屈伸活动外，其他活动不必限制。

关节积血较多者，可行无菌穿刺抽吸，可预防发生关节粘连及骨化性肌炎。

③ 功能锻炼

肘关节损伤后极易产生关节僵硬，粘连，故脱位整复后，应鼓励患者早期进行功能锻炼。固定期间可做肩、腕、指关节活动，去除固定后，逐渐开始肘关节主动活动，以屈肘为主。必要时，可辅以轻手法按摩，但必须避免肘关节的粗暴被动活动，以防发生骨化性肌炎。

④ 配合药疗

早期：1～2周以活血化瘀为主，辅以行气止痛。

中期：2～3周，以和营生新，续筋接骨为主。

后期：3周以后，以养气血、补肝肾、壮筋骨。

复位后，用长臂石膏托固定肘关节在90° 位置。

术后固定2～3周。去除固定后，逐步练习肘的屈伸活动，配合外用药物，直至恢复正常。

多数患者经及时治疗和积极练功，一般2～3个月可使功能基本恢复。肘关节脱位合并尺神经牵拉伤者，多数可自行恢复。但切忌粗暴牵拉肘关节及提重物，否则可导致肘前肌骨化性肌炎。

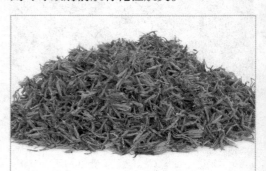

◎红花具有活血通经、散瘀止痛的功效。常用于跌打损伤、症瘕痞块、恶露不行等症。

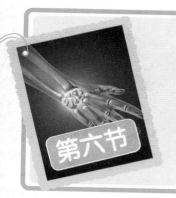

腕、掌骨脱位的正骨复位法

第六节

♥ 腕骨脱位是怎么一回事

人体手部的腕骨是短骨，位于手骨的近侧部，共有8块，分为两列，每列各4块，均以其形状命名。近侧列由桡侧向尺侧依次是手舟骨、月骨、三角骨和豌豆骨；远侧列为大多角骨、小多角骨、头状骨和钩骨。手舟骨是近侧列腕骨中最大的，向近侧略凸弯，呈舟状，其掌侧面粗糙而凹陷；外侧有一结节，称为舟骨结节，为腕横韧带与拇短展肌的附着部。大多角骨的远侧面有鞍状关节面，与第1掌骨底的鞍状关节面相关节。近侧列腕骨（除豌豆骨外）的近侧面共同形成一椭圆形的关节面，与桡骨的腕关节面相对构成桡腕关节。腕骨的各骨之间的相对面以及

与桡骨和掌骨的邻接面，都有关节面，分别构成不同的关节。

8块腕骨虽借关节和韧带联结构成一个整体，但并不处于同一额状面上，背侧面凸隆，而掌侧面凹隐，叫作腕骨沟。沟的外侧界为腕桡侧隆起，由舟骨结节和大多角骨构成；沟的内侧界为腕尺侧隆起，由豌豆骨和钩骨钩构成。腕骨沟的上方由于腕横韧带跨过，而形成一管，称为腕管，内有屈指肌腱及神经血管等通过。

生活中，人们常常因外力创伤或腕部使用姿势不当而引发腕骨脱位，而腕骨的8块小骨无论哪一块小骨脱位，都会使手腕变得无力、疼痛，甚至不能旋转。

♥ 掌骨脱位是怎么一回事

手骨由19块小骨合凑而成，即掌骨5块，指骨14块，除拇指为两节外，余下四指皆为三节。指骨间相连所构成的关节名指骱（指间关节）。掌骨与指骨相接构成的指骱

名本骱（掌指关节）。诸指骱借包骨筋十四道联系，手指伸、屈筋十道，共拇指有抖牵筋一道，主管手指屈伸活动。

当人体的手部遭遇如有抻、戳、撅、拧

等情况时，可致本骱或指骱大错，造成掌拇关节脱位。一般来说，掌拇关节脱位的临床表现为：伤后拇指关节（掌拇关节）肿胀明显，疼痛难忍。其骱掌侧凸起，背侧塌陷，拇指过度背伸，较健侧拇指显短，被动活动时有弹性固定感。

指骱大错可发生于任何一骱，伤后症状与行迹与巨指本骱大错相似。其远端指骱向背侧大错者为多；亦有向侧方大错者，伤指较健侧短缩，侧方大错者指骱横宽。

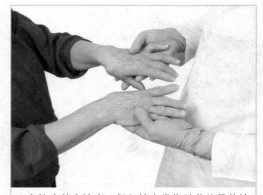

◎在治疗前应认真、仔细检查掌指关节的具体情况，不能确诊的应拍片。

腕骨脱位的复位方

在生活中，如果人们的手腕部遭遇跌、打、拍、震，或有撅、拧、抻、戳的情况时，可伤腕缝，引发腕骨脱位的症状。腕骨脱位的临床症状主要表现为：局部肿胀疼痛，腕骨上突下塌，或上塌下突，或左右歪斜，八块小骨随筋而散，骨散筋不散，旋转不能。被动活动时疼痛加剧。

如有大错，三脉已闭，上骱后一小时之内，脉不还原者，此为不治之症。

【具体方法】

患者正坐，伤肢伸直，掌心向下。助手站在伤臂外侧，用双手拇指并齐，置于伤臂背侧，距腕骨上二横指处，余四指在伤臂掌侧，拿住伤肢前臂的下端固定不动。医者丁字步站在患者前方，用双手拿住腕关节，双拇指并齐在上（背侧），余四指在下（掌侧）拿住掌骨根部，相对拔伸——摘法。

在与助手相对拔伸下轻轻摇晃腕关节

6~7次，骨音先是大小不一，越晃则骨音越小，待骨音已无，则停止摇晃，再与助手相对大力拔伸，此时凸者渐平。

若上突下塌者，先将伤手下垂，然后双拇指用力按在腕关节上部，余四指向上托其掌骨根，使手背屈，同时用两示指根部用力在腕关节两侧向内归挤，关节作响即已复位。

撤助手，医者一手握住患者伤肢四指。一手用捋、顺法按摩舒筋。

在施行完腕骨复位手法治疗后，经检查确认腕骨已复位，则应在患处敷药，让伤肢掌心向上，用绷带自腕部开始缠绕，绕向掌背，经掌心，再绕回腕部。用6寸长，3寸宽纸垫2个，放在腕背侧掌侧各1个，以固定其腕关节，绷带缠妥，前臂下托木板一个，挎在胸前即可。

此外，还要即日开始练习"抓空增力"活动。1~2周后解除固定物，练习腕关节活动，一般5周可愈。

月骨脱位的复位方

月骨脱位是腕关节的腕骨脱位中最常见的损伤。月骨居近排腕骨中线，从正面看为四方形，侧面观呈半月形，掌侧较宽，背侧较窄。月骨近端与桡骨下端、远端与头状骨、内侧与舟状骨互相构成关节面。月骨四周均为软骨面，与桡骨下端之间仅有桡月背侧及掌侧韧带相连，细小的营养血管经过韧带进入月骨，维持其正常血液供应。月骨的前面相当于腕管，为屈指肌腱和正中神经的通道。临床上月骨向掌侧脱位多见，向背侧脱位很少。

月骨脱位多由传达暴力所致。由于跌倒时手掌先着地，腕部极度背伸，月骨被桡骨下端和头状骨挤压而向掌侧移位，关节囊破裂而引起月骨向掌脱位。此时，前面的腕管受压，可使屈指肌腱与下中神经产生受压症状和功能障碍。脱位时桡月背侧韧带已断裂，若桡月掌侧韧带又扭曲或断裂，则影响月骨的血液循环，容易引起缺血性坏死。

临床主要表现为：外伤史（腕背伸位手掌着地）；腕部掌侧疼痛、肿胀、隆起、压痛明显；腕关节屈曲，中指不能完全伸直；第三掌骨头在握拳时明显塌陷；叩击第三掌骨时明显疼痛；压迫正中神经，使拇、示、中指感觉异常与屈曲障碍；X光示正位片月骨由四方形变成三角形，侧位片月骨凹形关节面与头状骨分离而转向掌侧。

【具体方法】

（1）拇指整复法

患者取坐位，肘关节屈曲90°，两助手分别握住肘部和手指对抗牵引，在拔伸牵引下前臂旋后（即仰掌），腕关节背伸，使桡骨与头状骨之间的关节间隙加宽，医者两手握住患者腕部，两手拇指用力推压月骨凹面的远端，迫使月骨进入桡骨和头状骨间隙，然后逐渐使腕关节掌屈，当月骨有滑动感、中指可以伸直时，多表明已复位。

（2）针拨整复法

将患者麻醉后，在无菌操作及X光透视下，用20号注射针头或细钢针，自掌侧刺入月骨凹面的远端，在腕背伸对抗牵引下，向背侧顶拨，以助复位，然后将腕关节掌屈，如中指可以伸直，表示脱位已复位。在X光下复查，若月骨凹形关节面已

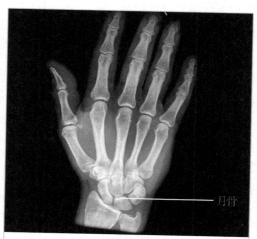

月骨

◎月骨脱位是指月骨本身脱离与桡骨和其他腕骨的正常毗邻关系而移位。

与头状骨构成关节，证明复位良好。

在施行完上述复位手法治疗后，应使用塑形夹板或石膏托将患者腕关节固定于掌屈30°~40°位，一周后改为中立位。此外，还要注意在固定期间常做掌指关节与指间关节屈伸活动，两周后解除固定，则要开始作腕关节主动屈伸活动。

此外，还应配合药物疗法，一般来说，早期主要是活血化瘀、消肿止痛，应内服舒筋活血汤或活血止痛汤。而等到外固定解除后，则应内服壮筋养血汤或补肾壮筋汤，并配合外用骨科洗药熏洗患处。

掌拇关节脱位的复位方

掌指关节是由各掌骨头与近节指骨基底构成。掌指关节的活动主要是屈伸，屈力比伸力大，伸直时有20°~30°曲侧方活动，屈曲时则侧方活动微小，故掌指关节伸直时受外力作用易发生脱位。临床中多见向掌侧脱位，尤以第一掌指关节脱位为多，即是掌拇关节脱位。

临床表现为患处疼痛、肿胀、功能丧失，指间关节屈曲，掌指关节过伸畸形，并有弹性固定，掌侧面隆起。在远侧掌横纹皮下可摸到脱位的掌骨头，手指缩短。X光片可显示移位和掌骨头及近节指骨基底部。

掌指关节脱位多由于关节过伸时遭受外来暴力所致，如跌倒时指端触地或打球时指端受到猛烈撞击，使掌指关节极度背伸，掌侧关节囊被撕裂，掌骨头穿过关节囊裂口脱向掌侧皮下，近节指骨基底向背侧移位。如关节囊裂口较小，掌骨头往往如纽扣状被交锁其中，有的屈肌腱亦可位于掌骨头和指骨基底之间，造成复位困难。

【具体方法】

掌拇关节脱位：患者正坐，伤掌掌心向内，拇指在上，医者站在伤臂外侧，一手握住第一掌骨，另一手拿住拇指，先向上用力提拔，再向远端推其指节——摘法，待关节活动后，将伤肢在保持拔伸力量下屈曲，关节有响声即告复位。

在施行复位手法治疗后，要对患处进

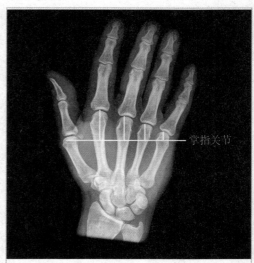

掌指关节

◎掌指关节是由近节指骨基底、掌骨头、掌板、侧副韧带、副侧副韧带及关节囊所组成的双轴关节。

行敷药，然后用绷带自腕部开始缠绕，绕向伤指，关节的两侧或上下附有小纸牌夹缚缠妥。一般来说，伤指固定于半屈曲位。一周后撤掉小纸牌，开始练习关节屈伸活动，一般2～3周可愈。

❤ 指间关节脱位的复位方

指间关节存在于各节指骨之间，可做屈伸运动，其屈力亦大于伸力。指间关节脱位多见，各手指近侧或远侧指间关节都可发生。

指间关节脱位多因外力使关节极度过伸、扭转或侧方挤压，造成关节囊破裂，侧副韧带撕裂而引起，甚至伴有指骨基底小骨片撕脱。脱位的方向大多是远节指骨向背侧移位，同时向侧方移位，向掌侧移位者极少见。

临床表现为：伤后指间关节呈梭形肿胀、畸形、疼痛、局部压痛、弹性固定、被动活动时疼痛加剧。若侧副韧带已断，则出现明显的侧方活动。X光显示指间关节脱离正常关系，并可确定是否并发指骨基底撕脱性骨折。

不少患者可自行复位，即用石膏托固定于功能位3周。未能自行复位者，可在指神经阻滞麻醉下牵拉患指后，渐渐屈曲脱位的指骨即可复位至关节内，手指即可屈伸，石膏固定于功能位3周。

【具体方法】

患者正坐，伤臂伸出，掌心向下，医者站在伤骨外侧（若中指、无名指、

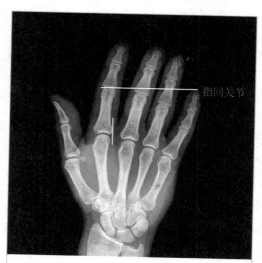

指间关节

◎指间关节所属现代词，指的是由上一节指骨滑车与下一节指骨底构成。

小指指间关节脱位时，医者应站在伤臂内侧），用一手拇、示两指由伤指上下侧拿住关节的上端，另一手拇、示两指由两侧拿伤关节的下端，先用大力拔伸，待关节作响亦告复位。复位后伤指即与健指等长，恢复屈伸动伸。

施行完指间关节复位手法治疗后的捆绑固定于功能锻炼方法与掌拇关节脱位的方法相同。

膝关节脱位的复位方

膝关节脱位是股骨下端两髁关节面与颈骨上端平台发生移位，以膝关节肿胀、积血、疼痛、功能丧失为主要表现的疾病。

膝关节脱位多因强大的暴力所致，经各个方向来的暴力均可作用于胫骨上端或股骨下端，同时使小腿旋转，因此，由于暴力方向不同可分为前脱位及后脱位或侧方脱位，而以前脱位较多。脱位后使侧副韧带、交叉韧带和髌韧带均可损伤，并可能合并骨折、神经血管的损伤，使下肢麻痹，感觉运动丧失，肢体缺血造成坏死。

其临床表现为：有膝关节外伤史，肢体有畸形、肿痛，活动受限，根据脱位方向，胫骨可向后、向前和侧方移位，因韧带撕裂使关节不稳定并有反向活动。X光片检查，就可知道脱位情况及是否并发骨折。

【具体方法】

（1）膝关节前脱位

患者仰卧，两助手对抗牵引，医者两手四指窝向前，两拇指按胫骨向前即可复位。

（2）膝关节后脱位

两助手对抗牵引，医者一手托胫骨上

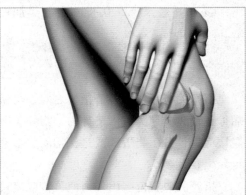

◎膝关节由股骨内、外侧髁和胫骨内、外侧髁以及髌骨构成。

段向前，一助手按股骨下段向后，即可复位。或医者两手四指托胫骨上端向前，两拇指按压股骨髁向后亦可复位。

（3）膝关节侧脱位

膝关节侧脱位又分为外脱位和内脱位两种。

①外脱位：两助手对抗牵引，医者一手扳股骨下端向外，一手推胫骨外髁向内，并使膝关节呈外翻位，即可复位。

②内脱位：医者一手扳股骨外髁向内，一手推胫骨内髁向外，并使膝关节呈内翻位，即可复位。

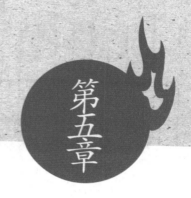

第五章

从头到脚的解结松筋术，全方位的养生大计

●经络在人体乃气血载运能量系统，是内脏与体表联系感应传导循环系统，经络运行顺畅可主导人体健康，而其阻塞不通之处，常在肌筋膜处呈现僵硬、固体化、筋结现象，影响神经与血液传达输送，造成现代人各种酸麻胀痛与气血运行不顺的自律神经失调、身体诸多不适症状，须运用各种手法解结松筋，使经络运行顺畅，筋脉柔软健康，有效养护人体健康。

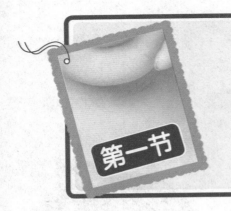

颌颈部解结松筋术

第一节

颞下颌关节紊乱症，五大方法来治疗

颞下颌关节由下颌骨的髁状突与颞骨的下颌凹和关节软盘构成，其周围为关节囊、韧带和咀嚼肌。当你在开、闭口或咀嚼时，出现颞下颌关节区疼痛，关节僵硬，开、闭口障碍的症状，并在活动时发出弹响声及关节摩擦音，就是颞下颌关节紊乱症的典型表现。

中医认为，颞下颌关节部位属肾，肾气不足则筋弱而易变性；而过度劳累，使虚弱之筋更易受损。当人们情绪不稳定和身体虚弱，就可能引起人体生理功能紊乱而导致颞下颌关节紊乱症。此外，还可因咬合关节紊乱、两侧发育不对称与单侧咀嚼、外伤等引发此症。

这种病症多发生在一侧，两侧发生者较少。临床主要表现为：下颌运动异常，张口时下颌骨向健侧歪斜；闭口时牙缝不能并齐；少数患者还有头昏、耳堵塞感、耳鸣和听力减退等。

针对这种病证，人们可采取以下的拉筋拍打法来松筋治疗：

【具体方法】

（1）点穴。患者正坐，医者站于患者背后，以指代针点按上关、下关、翳风、颊车等穴，以通经活络。

（2）摇法。患者取坐位，医者双手大拇指外面裹以纱布或手帕后，伸入患者口腔内置于其下面两侧的近根牙处，两手大拇指做按压及左右摇晃活动10次左右，而后将拇指取出口腔外，若患者张口受限，伸入拇指后施法困难，医者可用纱布包裹一手示指，伸入口腔内向下扣住下颌骨，做上下、左右摇晃，使两侧颞颌关节松动。注意，在摇晃颞颌关节的同时另一手拇指在患部做揉捻手法。活动十余次后，将食指从口腔内拿出。

（3）挤按法。如有下颌骨向一侧偏歪者，医者站于患者身后，若向左偏歪，则医者左手掌根按于患者左侧下颌骨部，右手掌根按于患者健侧颞颌关节部。嘱患者张口，然后令患者闭口，在闭口的同时医者两手相对挤按使患者上下咬合关系正常。

（4）推法。用大拇指自下关穴起，沿下颌骨的前缘自上而下推按3～5次。

（5）揉捻法。用小鱼际肌或大鱼际肌揉捻颞颌关节周围，以舒通气血，解除局部痉挛，做结束手法。

此外，还应内服有镇静、消炎镇痛的药物，如中药舒筋丸、小活络丸等，西药口服消炎镇痛类的双氯芬酸钠、复方氯唑沙宗等。并嘱咐患者每日用拇指点按上关、下关、听宫等穴，做轻松的张口与闭口活动，使颞下颌关节放松，促进恢复。

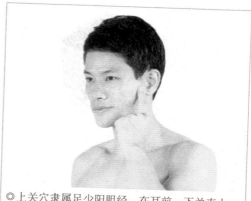

◎上关穴隶属足少阳胆经，在耳前，下关直上，当颧弓的上缘凹陷处。

两招就能搞定落枕的解结松筋术

有时候，我们睡了一觉起来，转头很困难，疼痛。这是落枕了。

发生落枕的原因，主要有以下两个方面：一是肌肉扭伤，二是感受风寒。如果晚上睡觉时的姿势不太好，脖子长时间处于过度偏转的位置；或者是枕头过高、过低、过硬，使脖子处于过伸或过屈状态，这些都可以使颈部一侧的肌肉紧张，使颈椎发生小关节紊乱，局部气血不和。再者就是如果睡觉的时候受凉，造成颈背部气血凝滞，经络痹阻。这些都可以使颈部僵硬疼痛，活动不利，也就是发生了落枕。

知道了引起落枕的原因，只要想方设法祛除病因，自然就可以使局部筋肉、气血、经络恢复正常。下面一起来看看应该怎么做吧。

【具体方法】

（1）左手或右手中、示、无名指并拢，在颈部找到最疼痛的地方，这些压痛点一般都在肩颈部位肌肉丰富的地方，先由轻到重的慢慢按揉5分钟左右，可以左右双手交替进行。

（2）然后用双手小鱼际的地方开始拍打肩颈部，按照从上到下，再从下到上轻快迅速击打2分钟左右。

（3）拍打之后，用拇指和示指缓慢的拿捏左右两侧的风池穴、肩井穴2分钟。

（4）通过反射区找到落枕穴（落枕穴在双手手背的第2、3掌骨间，指掌关节后半寸处），以拇指或示指点按，等到稍稍感觉到酸胀时再持续3分钟左右。

（5）最后释放头颈部，缓慢做前屈、后仰、左右侧偏及旋转的连续活动，要注意的是动作一定缓慢进行，千万不能因为用力过猛，反而使颈部损伤加重。

这种方法需要其他人的帮助来进行操

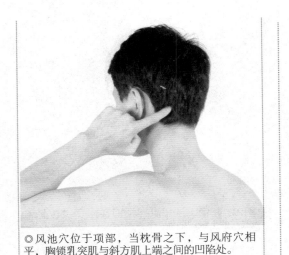

◎风池穴位于项部，当枕骨之下，与风府穴相平，胸锁乳突肌与斜方肌上端之间的凹陷处。

作，落枕者需要采取端坐的姿势，按摩的人站在落枕者的身后，用拇指缓慢的轻按颈部，并询问落枕者，找出最痛点，然后用手掌的大小鱼际从痛侧的颈部上方开始，一直到肩背部为止，依次进行拍打，对最痛点再用力按摩，到落枕者能够感到明显酸胀即可，这时说明拍打的力量达到，如此反复进行2～3遍，再以手指推拍打过的部位，重复2～3遍。这样的一个过程，通常都可以迅速使痉挛的颈肌松弛而达到缓解落枕的效果。

颈部扭伤怎么办？试试拿、滚、揉的松筋法

颈部扭伤是由颈部过度旋转扭曲造成的，一般常见于外伤损伤。由于颈部的活动较多，如果突然闪挫或者强力扭转，就会损伤颈部的肌肉和肌腱，从而引起颈部疼痛，同时伴有活动障碍，有的可能还伴有局部轻度肿胀。

颈部扭伤和落枕一样，都属于颈部的急性软组织损伤，两者的症状也比较相似，鉴别的时候主要要根据病史。落枕一般没有外伤史，多发生于夜间睡觉的时候。而颈部扭伤一般则有外伤史，可能会由脖子的强力扭转，或者是突然的闪挫等情况引起。

【具体方法】

一般患者需要采取端坐的姿态，按摩的人站在患者身后，用拿揉的手法，反复拿揉患者颈后上、中、下三脉，再拿揉前膀肾脉和后膀肾脉。然后用双手大鱼际采取滚法，反复滚揉颈后上、中、下三脉及肩

井穴位处，由上至下，是让深层的凝结的气血逐渐消散，使发生扭伤痉挛的肌肉缓解放松。再用双手实拳捶打法，捶打颈肩部。最后再用拍打的方法，拍打颈肩部，并扩展到上肢4面，这样就可以促使肩颈部的肌肉充分放松。运用此手法治疗一般一两次即可达到治愈。

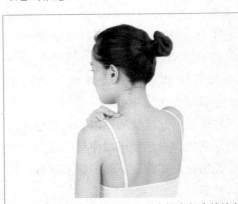

◎肩井穴为胆经上部经脉，在大椎穴与肩峰连线中点，肩部最高处。

❤ 颈椎病情各不同，酌情使用"脊柱旋转复位法"

在治疗颈椎病时，要综合分析各个患者的不同情况，抓住病变的主要矛盾，并参照X光片表现来查明患椎棘突，辨清偏歪方向，再酌情使用脊柱（定点）旋转复位法（颈椎病手法复位第一法、第二法），拨正偏歪棘突，从而恢复患者颈椎正常的或代偿性的内外平衡关系，以解除神经根、脊髓、血管、交感神经的刺激或压迫，促进软组织损伤修复，减轻或治愈颈椎病症状。

下面，我们就以椎棘突向右偏歪的颈椎病症状为例，来详细介绍颈椎病复位法：

❶ 颈椎病复位法一

先让患者端坐。医者左手拇指的桡侧面顶住偏歪棘突的右侧，让患者头颈部前屈35°，再向左旋转45°，术者右手掌托扶病人左面颊和颏部，医生助手站在患者左侧，用左手掌压住患者右颞顶部，按复位的需要向下压头颅。医生的右手掌向上稍用力，使患者头颈沿矢状轴上旋45°，与此同时，左手拇指向左侧或左前外方水平地推顶偏歪棘突，常可听到一响声，同时感觉指下棘突向左轻移。然后，让患者头颅处中正位，医生顺压患者棘突和项韧带，松动两侧颈肌。至此，整套颈椎病的复位手法操作完成。

❷ 颈椎病复位法二

让患者端坐，颈部自然放松，向旋转受限的一侧主动旋至最大限度。也就是说，哪边难以转动就要向哪边转动，并要转到极限。医生一手拇指顶推高起的棘突，其余四指扶持住颈部。另一只手的掌心对准患者下颏，五指握住患者下颌骨；或是医生的前臂掌面紧贴患者下颌体，掌心抱住患者后枕部。再将抱头的手向直上牵提和向受限侧旋转头颅，与此同时另一只手的拇指向颈前方轻微顶推棘突高隆处。如果医生手法足够娴熟，其拇指可向对侧水平方向顶推偏歪棘突。此时多可听到一响声，并且感觉手指下的棘突轻移。此时，应让患者头颈处中立位，触诊如发现患者棘突已拨正，则完成整套复位手法。

这套手法比较适合老年患者，因为此法对椎动脉拉伸较小；也适宜棘突偏歪较小者、椎间韧带较松弛者、颈椎曲线明显反张且颈部活动明显受限者。

需要注意的是，医生在施用这些复位疗法时手法要轻柔、准确，酌情用力，力求稳、准、轻、巧，切忌粗暴用蛮力，否则可能加重损伤，引发新的病症。尤其是在对一些体弱的患者进行治疗时，如果患者因椎动脉受刺激而产生一过性虚脱症状，医生应立即停止手法，并酌情对症处理。

此外，患者在被施行颈椎复位疗法之后，应谨遵医嘱酌情限制颈部活动，比如屈曲型（颈部受限于屈曲位）的患者应在颈部放枕头或用低枕，伸直型（颈部受限于伸直位）的患者可睡高枕，但不可用硬枕。此外，必要时患者还应配合热透疗法

颈项部病症经筋康复训练法（一）

屈肘抬臂

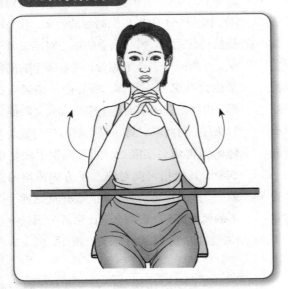

动作要领

两手手指互相交叉屈肘，手背置颌下为预备姿势不动，屈曲的两肘尽力向上抬起，使腋下收缩的肌肉放松。

提 示

抬臂时动作要轻柔，要以患肢能够承受为度，可以先在小范围内锻炼，然后再逐渐扩大动作幅度。

双手托顶

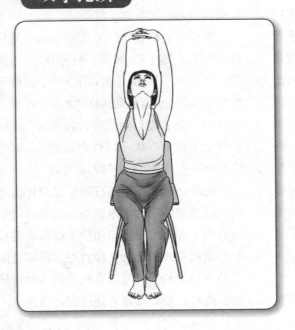

动作要领

站立或坐位，两手反转交叉手指，掌心向上，尽量伸直两上肢顶举，同时头部后仰，直视手背。此方法特别适合办公室工作人员操作。

提 示

刚做此动作双手交叉上举时，手臂可能不能完全伸直，初学者可不必苛求动作一次性到位，可以逐渐扩大动作幅度以达到锻炼目的。

颈项部病症经筋康复训练法（二）

转颈后望

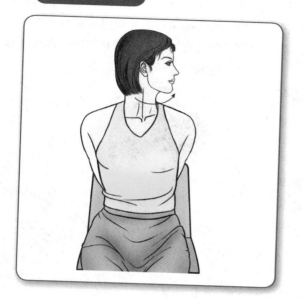

动作要领

取坐位，将头颈缓缓向一侧旋转，并尽量向后望，直至最大限度，然后再慢慢恢复到正中位，并向另一侧旋转头颈，再尽量向后望。如此交替操作十余次。

提 示

转颈不可过猛，以免伤到颈部筋肉。

双手提颈

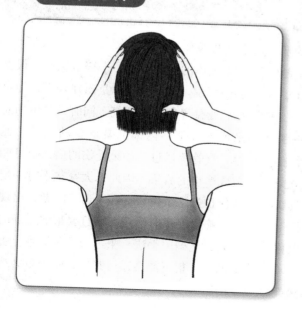

动作要领

先将一掌置于颈部，拇指放于一侧风池穴处，另一手拇指置于另一侧风池穴，两拇指同时做挤压动作，反复揉按颈后肌肉。

提 示

此动作也可用单手做，轮流用左右两手示指和其余四指挤按提拿颈项部肌肉。

和醋离子透入。

还有一些情况不适宜或慎用手法治疗，比如颈椎骨质破坏性疾病，如结核病、肿瘤等，禁用该手法；颈椎先天性畸形者慎用；椎体间骨质增生已形成骨桥者慎用；椎间孔明显增生性狭窄者慎用；有高位脊髓压迫症状者慎用。

除了施用颈椎病复位手法之外，还有一些按摩的小方法。

❸ 按摩臂丛

患者端坐，用单手或双手示指按摩从锁骨中点直上1厘米处，上肢有触电感即为见效，手法宜由轻到重，再由重到轻。

❹ 按摩双侧风池穴

患者端坐，医生用一只手的掌心扶持住患者前额部，另一只手拥拇指、示指的指尖分别按摩双侧风池穴1分钟左右，手法也以由轻到重，再由重到轻。

此外，还可按摩发际旁的枕大、小神经。对项韧带、棘上韧带、寰椎横突上肿胀、压痛的肌肉起止端以及患椎两侧关节突关节处肥厚、压痛的软组织，都可实行分筋理筋法及局部封闭。

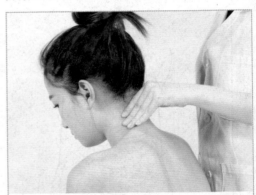

◎按摩完后要注意，不要四处走动，应安静地休息一会儿，不要受风。

❤ 颈项部经筋痹病康复锻炼

痹病也叫痹证，是中医对于表现为肌肉筋骨疼痛的症状的一类疾病的总称。痹病不仅能发生于四肢，也可发生于躯干，颈项部也是好发部位之一。

痹病是中医的一个名词，它和西医的疾病并没有明确的对应关系。比如说骨性关节炎、风湿性关节炎、类风湿性关节炎等各种关节炎，可以表现为疼痛，这就属于痹病；现代比较常见的颈椎病、腰椎病，同样可以表现为疼痛，这时也可以称为痹病。总之，中医西医之间并没有一一对应的关系，只要表现出疼痛，很多病就都可以算作是痹病。

人体的颈项部是一个很敏感，也很脆弱的部位。平时脖子总是露在外面，很容易感受外界的风寒邪气。同时，这里相对来说比较细，内部又有重要的神经、血管、气管等通过，如果受伤的话，很可能造成严重的后果。因此，大家在平时一定要保护好这个位置，如果出了问题，出现了疼痛，要及时治疗，而且要采取正确的方式，正确的手法，来进行康复锻炼。否则的话，很可能会适得其反，带来更为严重的后果。

下面为大家介绍几种简单易行的颈肩部的康复锻炼方法，帮助你远离疼痛的困扰：

❶ 支撑头部

经常伏案工作的人，颈部的肌肉长期处于紧张状态，这会导致颈部疼痛和僵硬。遇到这种情况的时候，可以在桌子前坐好，身体前倾，将肘部放在桌子上，用手掌托住额头，保持3～5分钟。这样做有助于缓解肌肉的紧张状态，从而缓解颈肩部的疼痛和僵硬感。

❷ 抬升运动

坐在椅子上，将双手放到椅子边缘，支撑身子，使腿部和臀部向上抬高，保持这个动作5秒钟，重复几次。这个方法适合整天坐在办公室里的上班族，可以起到锻炼肩部肌肉、放松颈部的作用。

❸ 收缩肩部

坐直，伸直脊椎，就好像你要长高一样。然后将双手放到腿上，此时让双肩向后靠拢。保持这个姿势15秒钟后放松，然后再重复几次。这个动作相对来说伸展幅度较大，适合晚上在家看电视的时候进行。

❹ 乌龟探头

模仿乌龟向前探头，并保持下巴水平，重复做十几次。这个方法适合司机和长时间坐在电脑前工作的人。在人们开车或者长时间盯着电脑屏幕的时候，总是习惯性地将头向前伸，因为头部很重，这样

颈部必须长时间承受头部带来的重量，这不仅会造成颈部酸痛，还会带来头痛。因此，学学小乌龟，多做做探头的动作，可以缓解症状。

❺ 转动颈部

每隔1小时，低头让下巴尽量靠近胸部，然后360°旋转颈部，重复几次。也可以用头来写"米"字或者"大"字，这样可以使得颈椎及颈肩部肌肉都得到一定的锻炼。这个动作不但能帮助赶走疼痛，对颈椎病也有很好的预防作用。

❻ 热熨疗法

如果颈部酸痛，可以准备一只小的布口袋，里边放点儿大米、桂皮和几勺香油，用橡皮筋系紧口，然后放在微波炉里加热2分钟，之后把它放在酸痛部位。这样可以在热的作用下，促进局部气血运行，同时也使药效更容易深入肌肤，从而起到很好的治疗作用。

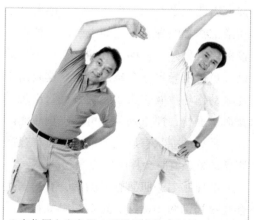

◎在位置上坐久了，颈部就会发麻沉重，这时候可以来进行伸腰活动一下颈部来缓解。

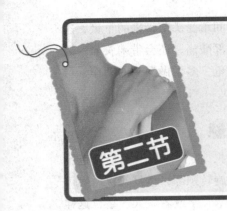

肩部解结松筋术

第二节

♥ 肱二头肌肌腱炎，推荐你两种解结松筋方

大家看到这个病名，可能会觉得很陌生，不知道是个什么病。其实，肱二头肌肌腱炎是个常见病，一般见于长头腱。肱二头肌长头起于肩胛骨盂上结节，在肱骨结节间沟与横韧带形成的纤维管道中通过。当肩关节内收、内旋及后伸时，肌腱滑向上方；当肩关节外展、外旋和屈曲时，肌腱滑向下方。当上肢处于外展位屈伸肘关节时，肱二头肌长头肌腱易被磨损。因此，本病多发生在经常从事上肢运动或工作者的身上，比如说游泳、举重、投掷等。另外，长期反复的举手过头顶的话，也可能导致这个病的发生。这是由于这些动作导致肱二头肌肌腱发炎，出现了充血、退变，严重的甚至可能出现肌腱断裂。常见的症状有肩关节前方疼痛，夜间疼痛加重，有时会伴有肌力减弱。

出现肱二头肌肌腱炎的话，有的医生会建议局部封闭治疗，这对缓解症状有一定的作用，但是应用的时候应当谨慎，这是因为反复应用的话可能会引起肌腱断裂。因此，治疗此病最好还是采取中医的手法治疗，这样比较稳妥。

【具体方法】

治疗方法一

（1）先选择滚法在肩关节周围进行按摩，来放松肩部的肌肉，再点按肩周的穴位，例如肩髎、肩井等，这样就可以使肩周的血液循环通畅，减少酸痛的感觉。

（2）用拍打法沿着肩关节最高处向下拍打，来松解肌腱与腱鞘的粘连，软化局部的硬结，并可以结合用摇肩的方法恢复肩部功能。

（3）最后用揉法、摩法等按摩舒筋，带动手臂整体的疏松，完成手法。

治疗方法二

患者采取坐位，操作的人站在患者的患侧，先用双手放松整个肩部，然后用抓抖法，抓抖上肢肌肉，再用双手虎口搓法，搓揉上肢肌肉，这样就可以达到理气活血，疏通经络的效果。最后保持拍打法拍打肩部及上肢四面5分钟左右。

肱二头肌肌腱滑脱，推荐你三大治疗法

正常情况下，肱二头肌长头起于肩胛骨盂上结节，在肱骨结节间沟与横韧带形成的纤维管道中通过。当肩关节内收、内旋及后伸时肌腱滑向上方，当肩关节外展、外旋和屈曲时肌腱滑向下方。当横韧带纤维过度牵拉或撕裂时或结节间沟过浅，均可造成肱二头肌肌腱的滑脱，出现局部的疼痛肿胀，上臂呈内旋位，肘关节屈曲，如果伸肘外旋前臂，会使肩部的疼痛加重。有的时候还会出现肩关节向各个方向的活动功能都丧失。

检查时可用一手固定患肢于屈曲90°的位置，并做内外旋转，另一手在肱二头肌腱最上端处触摸，可以明显感觉到肌腱在腱沟内滑动，并发出弹响声，出现局部疼痛。

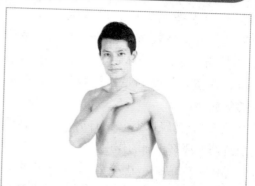

◎缺盆穴足阳明胃经穴，缺盆穴位于人体的锁骨上窝中央，距前正中线4寸。

【具体方法】

（1）按压穴位法。患者采取端坐的姿势，操作的人站在前方，用一手拇指按压患侧的缺盆穴1分钟，同时以另一手固定病人头部；然后，操作的人站在患者的患侧，用拇指端按压巨骨穴半分钟。注意按压的时候要深压后，指端向外用力。这样就能有效的缓解疼痛。

（2）拉臂推拨法。患者采取端坐的姿势，操作的人站在患者的患侧，一手拇指抵住肱骨小结节内侧缘、手掌固定肩部，另一只手握伤肢腕部做对抗牵引，在拉引的作用下将肩关节外展、外旋至最大限度，而后迅速内旋，同时拇指从小结节前内缘用力向外上方推拨肱二头肌长头腱，可重复3~5次，指下有跳动感，示筋复原位，随即将伤肢内收、内旋。需要注意的是，在进行这个动作的时候，两手动作要协调，肩关节急速内旋与拇指推按动作须在同一时间进行。

（3）推按舒筋法。患者采取端坐的姿势，操作的人站在患者的患侧，用一手托其前臂，将肩关节轻度外展内旋位，另一手以大鱼际的着力部位自上臂的中段向上推按、滑按几次，然后再拍打抚摩数分钟，起到舒筋活血，缓解不适的作用。

四大妙方在手，肩部扭挫伤不用愁

肩部扭挫伤是因打击、碰撞或肩部过度扭转致肩部关节囊、肌肉、筋膜、韧带等受到牵拉而撕裂、挫伤，出现肩部肿胀、疼痛、功能障碍等为主要表现的疾病。

【具体方法】

治疗方法一

（1）按压穴位。取穴缺盆穴、天宗穴，或抬肩穴(肩峰前下1.5寸)、举臂穴(抬肩穴下2寸)。持续几分钟的刺激按压，保持穴位受到足够的刺激，减缓肩部的症状。

（2）轻轻以空掌拍打肩部，达到活血舒筋、通络止痛的作用。

（3）旋肩。让患者采取端坐的姿势，操作的人站在患者身后，右手虎口从后边托起右腕向上，操作的人屈肘内收带动患者屈肘，由下侧向胸前上举，再外旋外展后伸放下。重复数遍，幅度逐渐由小变大，保持患者肘关节随着操作者的肘关节屈伸而屈伸。

治疗方法二

患者采取端坐的姿势，操作的人站在患者的患侧，首先让患者尽量放松上肢肌肉，然后一手捏住患侧手腕，一手以虎口贴住患肩，并徐徐自肩部向下抚摩至肘部，重复5~6次。接着操作者一手托患肘，一手握患腕，将患肢缓缓向上提升，又缓缓下降，也要重复数次。最后术者双手握患侧手腕，肩外展60°，肘关节伸直做连续不断的抖动半分钟到一分钟，完成手法伤处会有轻快的感觉。

治疗方法三

（1）按摩法。操作的人一手扶患侧手腕，另一手拇示2指与虎口贴于患肩由上而下按摩3~5次。

（2）缓提法。操作的人一手托患肘，一手握患腕，将患肢缓缓向上提升，又缓缓下降，反复操作3~5次。

（3）牵动法。操作的人双手握患侧手腕，肩外展60°，肘关节伸直做轻牵抖10~20次。

治疗方法四

患者采取端坐的姿势，放松全身的肌肉，操作的人用掌根轻轻抚摩肩部3~5遍后，再用掌根或拇指指腹自肩峰向下推按肩部，一直到上臂的筋肉，并推压、揉捏肌肉，重复5~6次，然后选择在阿是、肩髎、肩贞等穴压、掐，使穴位有酸胀的感觉，持续时间约半分钟，再用双手拍打肩臂，使肩关节感到舒适。最后双手握患侧手腕，肩外展60°，肘关节伸直做连续不断的抖动半分钟左右。

急性伤筋后期或慢性伤筋者，可先拿捏肩部和上臂部，自上而下，疏松筋络，然后以肩部为重点，自上而下揉摩，以舒筋活血，再拨动及点按肩部、肩胛冈上部，以理顺筋络，最后操作者一手扶住患肩，一手托住肘部，将肩部摇转并尽量外展，先向前摇转4~5遍，再向后摇转4~5遍。

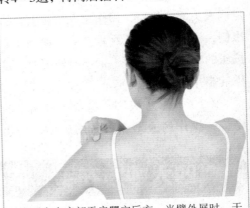

◎肩髎穴在肩部于肩髎穴后方，当臂外展时，于肩峰后下方呈现凹陷处。

治冻结肩的秘方——五步手法松解术

冻结肩是由于患者在发病时，其肩关节好像被冻结一样，所以，人们将这种病症称为"冻结肩"。冻结肩又称肩周炎，好发于50岁左右的人，故也称"五十肩"。冻结肩与老年性退行性变化有关，多因年长体弱、肩部劳损或受风湿侵袭或外伤后等诱因致肩部活动减少而引起。冬季由于气候寒冷，有些病人起病较急，经常是晚上睡眠时由于肩部露在外被"冻"后引起，这就是中医所称的风寒侵袭而诱发所致。

冻结肩病程较长，常为几个月，多则可为1～2年。双肩可以交替发病，但两肩同时患病者少见。本病能自愈，但时间长、痛苦大，功能恢复不全。有20%～30%的肩冻结者会同时患有颈椎病。因此，大部分人还是选择到医院进行按摩、牵引、针灸或手术治疗。

在冻结肩的治疗上宜先采用改良臂丛神经阻滞麻醉患者，在对患者进行一次"五步手法松解术"，即可使绝大多数（临床证实为97.47%）患者迅速痊愈，大大缩短了疗程，并能获得让患者满意的效果。

【具体方法】

❶ 麻醉

采取肌间沟径路的臂丛神经阻滞麻醉，注入2%利多卡因20毫升、维生素B_1 22毫升或200微克。

❷ 五步手法松解术

在对患者施行了麻醉术后，待患者进入麻醉状态，出现肩关节无痛以及上臂肌肉松弛的症状，就开始做五步手法松解术。

五步手法松解术主要分为过伸上举、提拉外展、屈肘内收、推肘拉伸、顺（逆）时针旋转等5个步骤。具体如下：

患者仰卧，医生站在患者患处一侧或患者头侧，面对患者，徐徐将患者的上臂过伸上举，提拉外展（外展肩关节使肱骨沿关节盂轻轻下滑）；然后屈肘内收、推肘拉伸（将患者肘关节向无痛的那方肩部方向推按，使冈下肌大圆肌背阔肌充分拉伸）。在患者肩关节粘连基本松解后，医生可用自己的一只手的掌心对准患者患侧的肘关节鹰嘴，全手握住患者肘部，以肱骨头为支点，使患者患侧上臂做顺（逆）时针旋转，以进

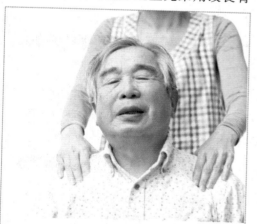
◎颈肩痛主要痛点在肩关节周围，故称肩关节周围炎，简称肩周炎，俗称凝肩、漏肩风或冻结肩。

肩部病症经筋康复训练法（一）

患肢上举

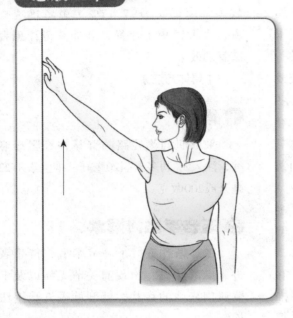

动作要领

患肢前伸上举练习常常用到"爬墙"动作，即患者面向墙站立，将患肢在墙上向上爬动，带动患臂向上举。每次站立的离墙距离可不断缩短，直至贴近墙壁，使上臂前伸幅度达到最佳效果。

提　示

每次练习时离墙的距离可不断缩短，以使手臂能够举得更高，从而充分锻炼肩部肌肉。

患肢外展

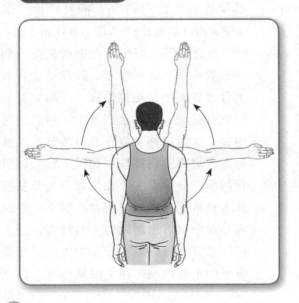

动作要领

将患肢做完整的180°外展运动，以锻炼肩胛部和胸廓部筋肉组织。运动时应用力上举，每次都要超越以前活动幅度，以达到最佳效果。

提　示

初做此动作时可先将患肢外展90°与肩平，然后再逐渐往上举。

肩部病症经筋康复训练法（二）

患肢前伸

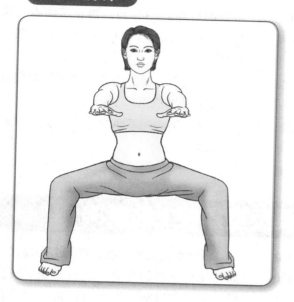

动作要领

双脚半蹲，双拳虚握，拳眼向上，置于腰两侧。然后单拳向前用力平伸，再用力收回。在伸拳和收拳的同时，可将前臂旋前或旋后，以达到最大效果。

提示

此动作的准备动作与扎马步相似，如果患肢伤痛严重的话，可缓慢伸拳，再缓慢收拳，以后逐次加快动作。

患肢肩旋转

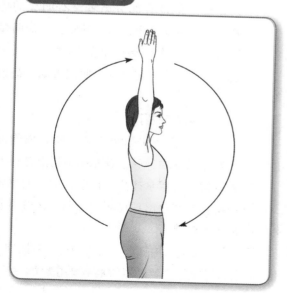

动作要领

双腿直立，两足分开与肩等宽，屈肘，用肘尖在身体外侧画圈，以带动肩关节做顺时针或逆时针旋转活动。

提示

肘关节旋转之前，可先上下或左右活动，以松解筋肉粘连，然后再旋转。

一步使肱骨头周围的参与粘连得到松解。注意，粘连松解开时可听到连续不断的"咯吱"声，类似撕布的声音。

手法松解后，患者患侧的肩关节的活动范围能恢复与健康的另一侧大致相同的功能，但要注意术后的功能锻炼，以巩固疗效。

此外，肩周炎患者每天可采取多种方法对肩关节进行按摩。比较常用的方法有：

（1）用健侧手掌部自上而下轻揉患侧肩臂部3～5分钟。

（2）用健侧手的拇指和示指自上而下按揉患侧肩臂的前部和外侧部3～5分钟，再在压痛点处用拇指点按拨动10～20次，使其有酸胀的感觉。

（3）用健侧手的第2～4指按揉患侧肩臂的后部3～5分钟，再在压痛点处用指端点按拨动10～20次，使其有酸胀的感觉。

（4）用健侧手指的指端轻揉或提捏患侧肩臂部的肌肉3～5分钟。

（5）用健侧手掌自上而下拍打患及上肢3～5分钟。

❤ 臂丛神经炎，就要反复揉按上肢肌肉

臂丛神经炎是神经受到病毒等外来致病因素侵袭所出现的神经支配局域麻痹、肌肉萎缩、肌瘫痪、不能形容的疼痛等临床症状的疾病，常发生于受凉、感冒、手术等之后，也可发生于肩部外伤之后。

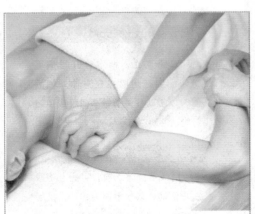

◎保健按摩时可以要求技师多揉按一会儿双臂上肢，这样能有效防治和治疗臂丛神经炎。

在刚得此病的时候，可能会出现颈肩部及锁骨上部的疼痛，然后疼痛逐渐扩张，先是到肩部，继而可以传到前臂及手。疼痛在刚开始的时候一般是间歇性的，慢慢会发展成持续性，严重的还会影响睡眠。但也有部分患者没有明显的疼痛。患者活动受限，活动的时候疼痛明显加重，甚至连生活也不能自理。日久天长，上肢则会出现麻木、肌肉萎缩、甚至瘫痪。

【具体方法】

（1）患者采取端坐的姿势，操作的人站在患者的身后，首先用中指点揉推或者点揉，再用拿揉法，在手臂的上侧反复推按，来解除出现痉挛的结节，缓解疼痛麻木等症状。

（2）用拍打法，反复拍打上肢肌肉，上下游走，需要注意的是不要用大力。

（3）用双手抓法抓上肢肌肉，用拔指法顺序牵拔五指，再用捏揉法反复捏揉上肢肌肉。

（4）用拍打法再重复拍打肩部和上肢4面，来促使肌肉放松，保持经络气血畅通，从而解除疼痛麻木等症状。

治疗冈上肌腱炎，须学解结松筋四大手法

冈上肌腱炎又称冈上肌综合征、外展综合征。冈上肌腱在肩峰下面和肱骨头上面的狭小间隙内受到喙肩韧带和肩峰等的摩擦，由此而产生肩部外侧疼痛，并在肩外展60°～120°时产生疼痛弧，这是一种无菌性炎症。冈上肌腱炎的发生不仅与慢性磨损引起退行性病变有关，还与外伤及受寒等有一定关系。患者以中青年及体力劳动者、家庭主妇、运动员为常见。

冈上肌腱炎以疼痛为主要表现，属于中医"痹证"的范畴。由于感受风寒湿等外邪，或者由劳损、外伤等引起气血凝滞，经络痹阻，中医认为"不通则痛"，导致了本病的发生。

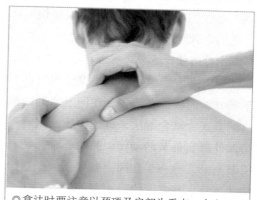

◎拿法时要注意以颈项及肩部为重点，自上而下揉拿，以达舒筋活络的功效。

【具体方法】

治疗方法一

（1）拿法。用拇指与其余4指构成钳形，在肌肉丰富的地方，由冈上肌的上段到上臂，由上而下反复的拿捏数次。

（2）按法。用手掌的小鱼际，以冈上肌到肩部之间为重点，反复用按法按摩数次。

（3）点按法。用拇指指腹点按重点的地方，选择冈上肌到肩部之间区域，反复点按数次。

（4）摇转。一手扶住患肩，另一手托住肘部，将肩部摇转外展高举，缓慢的反复操作数次。

这4种方法主要有活血散瘀、疏通筋络、理筋顺结的作用。疼痛明显的时候以轻柔手法为主，稍微缓解后手法可稍重。

治疗方法二

（1）摇肩。患者采取端坐的姿势，操作的人站在患者患侧，握住腕关节按照前、上、侧、后、下慢慢地画大圈，圈圈范围由小逐渐变大。

（2）搓肩。坐位，两掌分放患肩前后，掌心相对旋揉，力度适中，拨动肩前，配合点按疼痛的阿是穴及肩胛部位的动静脉。

（3）牵抖法。操作患者采取端坐的姿势，双手握腕之两侧，松臂，在向下牵

引动作同时，双臂用力均匀颤动3～5下。既可以解除筋膜之间的粘连，也可以消除症状和疼痛。

抖臂的时候需要右手擒住患者手掌背侧，手背朝上，伸直位用腕缓慢轻抖数下，再用腕臂合力重抖1～2下，形似抖绳状。结合使用牵抖的方法，可以加快消除不适的症状和局部的炎症。

治疗方法三

患者采取端坐的姿势，保持双肩自然下垂并稍内收的姿势下，在冈上肌处用拍打的方式，结合滚法来疏通血脉，然后再稍做外展肩关节的动作，并用一手托住肘关节上部，另一手在冈上肌处用大拇指作按揉手法以舒筋活络，剥离筋膜的粘连，

最后可以加一些局部的按摩。

治疗方法四

患者采取端坐的姿势，操作的人站在患者的患侧，以左手前臂从后方插于患侧腋下，右手持患腕，两手做对抗牵引，同时将前臂向前旋转慢慢落下，然后操作者两膝分开屈曲，将患侧腕部夹于两膝之间，操作者用插于腋下的左前臂将患者上臂向外侧牵拉，使肱骨大结节突出。操作者用右手拇指掌面压于肱骨大结节前下方，用力向后上部按揉弹拨冈上肌肌腱，同时两腿松开夹着的手腕。最后两手握患腕向上拔伸，并向前后活动肩关节3次左右。所有的牵拉都必须要注意操作的力度。

养生百宝箱

冈上肌腱炎需要注意以下方面：

（1）对处于急性疼痛期的患者，操作的手法一定要轻柔，待疼痛减轻后再加重手法的力度。

（2）患者要主动加强锻炼肩关节各方向活动。

（3）可配合局部封闭理疗、外涂活血止痛擦剂等治疗。

❤ 肩部经筋痹病康复锻炼

对于肩背部的疼痛，一般也是由于气血痰凝，阻滞经络，不通则痛，引起局部的疼痛。平时采取一些锻炼的手法，可以帮助气血运行，经络通畅，促使身体康复。下面介绍一些简便易行的康复锻炼方法，供大家参考。

（1）举重法。患者直立，双脚分开与肩同宽，两手握虚拳并屈肘使双拳在胸前与肩平，然后双虚拳放开呈掌心向上，

两臂向上直举如托重物，努力抬高上举，最大限度的抬头挺胸，停顿后两手缓慢下降还原。

（2）错身法。患者直立，双脚分开与肩同宽，两手自然下垂，然后右臂屈肘，右手前摆到右肩，同时左臂屈肘，左手摆到右肩胛角处，尽量幅度加大，稍做停顿，还原姿势后左右交替进行。

（3）推伸法。患者直立，双脚分开

与肩同宽，两手叉腰，然后身体向左侧屈，左手沿体侧向下缓慢伸直，右手沿体侧上至腋下胸胁部，停顿，还原后左右交替进行。

（4）提物法。患者直立，双脚分开与肩同宽，两臂下垂，健臂屈肘向上提起，掌心向前，直至超过头顶向患侧搭住颈项部，然后停顿还原；再由患臂屈肘向上提起掌心向前，最大限度的提向健侧以搭住颈项部，健臂屈肘在体后上提以手背贴于腰背部，让患侧手掌经过头顶由前下垂然后还原。

（5）单举法。患者直立，双脚分开与肩同宽，右臂屈肘向上提起，掌心向外，提过头顶，右掌横在头顶上，掌心保持向上，左臂同时屈肘，掌心向后，自背后向上提拉，手背贴于后腰，尽量使右掌上托，抬头挺胸。左右交替进行。

（6）旋转法。患者直立，双脚分开与肩同宽，两臂屈肘夹于腰际，两手握拳，拳眼向内相对，然后两臂外旋使拳眼朝外，停顿后还原。

（7）摸耳法。患者直立，双脚分开与肩同宽，两臂自然下垂，然后患侧手沿体侧提起置于头部耳垂处，再继续向上移到头顶，并要经过头顶向对侧耳部移动，最大限度触及健侧耳尖部。

（8）弯腰法。患者直立，双脚分开与肩同宽，上身前屈，健手撑腰，患臂自然下垂，然后以患肩为轴心，使患臂对着地面画圆圈，幅度缓慢由小到大。有高血压、脑供血不足等引起的眩晕的患者避免迅速操作，以免意外摔倒，引起损伤。

（9）拉手法。患者直立，双脚分开与肩同宽，两手置于身体背后，以健侧手握住患侧手，由健侧手牵拉患侧手臂，达到最大可能限度后回推，拉推的动作都须带动患侧的肩关节才有效果。

（10）挎臂法。患者直立，双脚分开与肩同宽，健手叉腰，患肘屈曲90°，以肘部紧贴腰部，上臂紧靠胸廓，患侧握空拳，拳心向上，然后使患侧前臂向外摆出，停顿后还原。

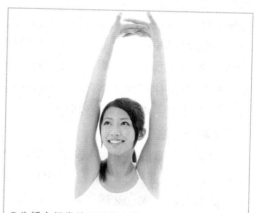

◎生活中经常练习双臂上举，可以起到疏通臂部经络的作用，能有效防治肩部经盘痹病。

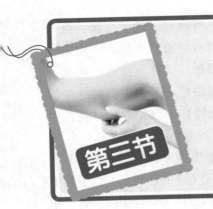

肘部解结松筋术

第三节

治疗肘部扭挫伤，点揉、拍打全用上

肘部扭伤多由间接外力所致，如跌倒或高处坠下，手掌着地，肘关节出现了过度的外展，或者伸直位，造成肘部的关节囊、侧副韧带、环状韧带和肌腱出现不同程度的损伤。肘部扭伤常损伤尺侧和桡侧副韧带，一般以桡侧常见。大部分的伤后局部都会充血、水肿，严重的关节内还会出血、渗出，影响肘关节活动。直接暴力打击则可造成肘关节挫伤，严重肘部扭挫伤后处置不当，则可使血肿扩大，容易进一步形成骨化性肌炎。

【具体方法】

如果是肘部扭挫伤刚刚发生，要用轻手法进行，先把肘关节在0°～140°的范围内被动屈伸数次，这样有利于一些关节错位。

假如患者关节伸直活动受限，可在拔伸牵引下，揉捏肘前肌肉，然后徐徐伸直肘关节，有时可闻及响声。如果是屈曲活动受限，则可以在拔伸牵引下，揉捻肘后肌肉，然后慢慢屈曲肘关节。

上述手法不宜反复做，更不能强力屈伸或揉按，否则易加重损伤，甚至会形成骨化性肌炎。

治疗的时候，患者取坐位，术者坐于患者对面，先用拇指点揉法，点揉肘桡三脉及肘部桡侧软组织。再用中指抠揉，抠揉肘尺三脉及肘部尺侧周围软组织，用合掌搓揉上肢肌肉，再用拇指点揉，点揉肘中脉。然后进行肘关节的屈伸活动。最后用拍打法拍打上肢四面。通过这些手法，可以疏通经络，活血化瘀，从而减轻肿胀，缓解疼痛，促进康复。

养生百宝箱

对于肘部扭挫伤的患者，早期须制动，患肢屈肘90°，用三角巾功能位悬吊于胸前，限制肘关节活动 2～3 周。待2周后肿痛减轻，可逐步练习肘关节的屈伸功能。锻炼的时候，应着重于自主锻炼，或辅以被动之理筋按摩，以使粘连逐步松解开来，促使关节功能恢复正常。

治疗肱骨内上髁炎，五法在手不用愁

肱骨下端两侧的隆起部位分别称为内上髁和外上髁，其中内上髁是前臂屈肌总腱的附着处，外上髁是前臂伸肌总腱的附着处。肱骨内上髁处发生的急性扭伤或慢性劳损性疾病，就是肱骨内上髁炎，又名肘内侧疼痛综合征。因为该病多发于学生、高尔夫球选手两类人群，因此也被称为"学生肘""高尔夫球肘"。

肱骨内上髁炎的表现是怎样的呢？这个病在早期的时候常表现为肘部内侧疼痛，或者是酸痛不适，重复损伤动作时疼痛加重，休息后则疼痛减轻。病情逐渐发展的话，则表现为肘关节内侧的持续性疼痛，活动受限，主要表现为不能充分伸展或过屈，上肢酸软，屈腕无力，小指、无名指可出现间歇性麻木感。有的患者可能还有轻微的肿胀及压痛等表现。

【具体方法】

（1）推滚活血法。采用仰卧的姿势，水平伸臂伸肘。操作的人站在患者的伤侧，坐在稍低的凳上，先用一个手的手掌自下而上推前臂腕屈肌几遍；然后，用手的小鱼际部往返滚腕屈肌3～5分钟，这样就可以达到活血之目的。

（2）推按回旋法。采取仰卧的姿势。操作的人用一只手的拇指按压在肘内侧疼痛部位，另一只手握住疼痛手臂的腕部，两手一起进行推按、屈伸和回旋肘关节，这样做就可以促进剥离关节内部的粘连，起到滑利关节的作用。

（3）旋臂推筋法。采取端坐的姿势。操作的人站在患者的伤侧，用一只手托住肘关节，另一只手握住腕部，然后使肘关节屈曲，进而前臂外旋，这时嘱咐患者尽量进行伸腕，然后迅速用力托肘，将肘关节屈伸过度，可听到肘内侧有撕布样的声响。而在肘关节屈伸的过程中，中指和无名进行推理、按压肌腱数遍，最后能达到舒筋活络的目的。

（4）按压腧穴。选取极泉、少海、手三里等手臂上的穴位，用中指推拨极泉穴，点揉少海或手三里穴，同时要求患者屈伸腕关节进行配合，可以通络活血，有镇痛的效果。

（5）弹拨法。操作的人与患者相对而坐，如果是右侧疼痛，操作者就用左手握患者患肢，右手在肘关节内侧痛点先用指揉法，左侧同理按摩，先放松周围软组织，然后用单侧拇指垂直屈肌附着点行分盘手法，这样可以松解周围粘连。

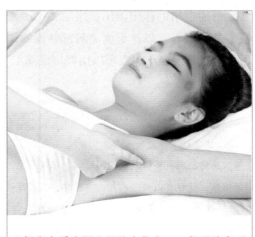

◎极泉穴手少阴心经的穴位之一，位于腋窝顶点，腋动脉搏动处。

解结松筋，治疗肱骨外上髁炎

肱骨外上髁炎是指以肘部外侧筋肉局部微热、压痛，做伸腕握物并前臂旋后活动时，肱骨外上髁部疼痛等为主要表现的慢性损伤性疾病，又名肘外侧疼痛综合征，俗称"网球肘"。和前面的高尔夫肘一样，这个病由于打网球的人易得，而叫作"网球肘"。它主要影响的是伸腕和前臂旋转的功能。

肱骨外上髁炎的主要表现为肘关节外侧的疼痛，起初为间断性，可能是在做某一动作时发生，休息后可以缓解。后来会慢慢变成持续性疼痛，或者是酸痛感，可能会放射到前臂、腕部或者是上臂。但是一般不会影响肘关节的屈伸功能，也没有局部发红的现象。

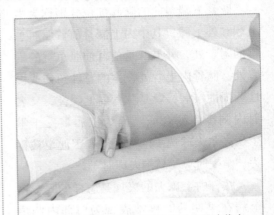

◎外关穴在前臂背侧，当阳池与肘尖的连线上，腕背横纹上2寸，尺骨与桡骨之间。

【具体方法】

（1）在肘外侧痛点部做揉捻的方法，让局部有发热的感觉，然后用指做按法点按曲池、外关等穴位，以达到行气活血、舒通经络的作用。用拨络法弹拨刺激桡侧腕伸肌等，以达到剥离局部粘连的作用，如果有明显压痛点可以用拇指拔筋。

（2）操作的人与患者面对面，让其他人协助拿住患者的上臂，然后右手拿患者右腕或左手拿患者左腕，另一手拿住肘部痛点，用屈肘摇法旋前以及旋后摇晃肘关节，大约5次后，在拔伸下使肘关节屈曲，在旋后位使肘关节突然伸直，以撕脱局部粘连。

（3）对手臂远离患侧的部位进行适度的拍打，保持整个手臂的血液运行畅通，催进疼痛缓解。

养生百宝箱

肱骨外上髁炎一般都是由于慢性劳损引起的疾病，其局部反应多有充血、水肿，或渗出、粘连等。为防止肘关节僵硬及周围软组织粘连，应当坚持每天主动进行握拳、屈肘、旋前、用力伸直出拳等锻炼，这样可以促进局部血液循环，使新陈代谢加快，有利于恢复健康，以及减少后遗症。

在治疗中，如果单是靠理疗及口服止疼药效果不好的话，也可以考虑其他治疗方法。对一些顽固性肱骨外上髁炎患者，可试试用小针刀疗法来松解炎症造成的粘连，从而达到治疗的作用。一些严重病例，局部骨质增生明显，也可以考虑通过手术的方式进行治疗。

尺骨鹰嘴滑囊炎，五大解结松筋法来治疗

尺骨鹰嘴部有两个滑囊，一个位于鹰嘴突与皮肤之间，另一个位于肱三头肌腱下与鹰嘴尖上端的骨面之间，在这两个囊之间有时是相通的，尺骨鹰嘴滑囊炎多发生在前者。本病的发生多是由于滑囊受到慢性刺激后，局部产生无菌性炎症，从而表现为局部的肿胀、疼痛，但肘关节一般没有活动受限。偶尔也会有有急性感染与损伤产生粘连，甚至造成纤维性的闭锁或者钙质的沉积，这样的话症状就比较明显，病情也比较重。在过去，煤矿工人工作条件差，长年累月爬巷道背煤，经常做匍匐动作，肘部经常与地面摩擦，并感受风寒，造成肘内侧的疼痛和活动障碍，因此，本病也被称为"矿工肘"。

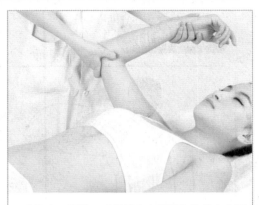

◎少海穴，屈肘，当肘横纹内侧端与肱骨内上髁连线的中点处。

【具体方法】

（1）按揉法或一指禅推法在患侧肘部至腕部操作5～8分钟。

（2）用拿法从上而下拿捏肱三头肌10～20次。

（3）用拇指按揉尺骨鹰嘴部及少海、曲池、手三里等穴，各约1分钟，同时配合患侧肘关节的被动屈伸活动。

（4）用擦法擦肘关节周围（肘关节伸直位），在肌肤涂抹按摩乳，肱三头肌和尺骨鹰嘴部位为重点，向前臂尺侧缘延伸，让肌肤深层感到有热量渗透最佳。

（5）可以采用自我保健的方法，采取坐姿，将患臂放在腹前，用另一个手掌在肘后部及肱三头肌部位做环形揉动约5分钟，然后做患侧肘关节主动屈伸及前臂的旋前或旋后活动，最后用健侧手掌在患侧肘部沿前臂上下擦动，以局部透热为度，适当的拍打远处的关节和肌肉。

养生百宝箱

一般来说，按摩疗法对尺骨鹰嘴滑囊炎的治疗效果较好。治疗后应当叮嘱患者避免肘后部着力，防止复发。

如果患者出现肘部红肿、疼痛、患肢无力、肘关节功能受限时，应考虑为继发感染。这时可暂缓推拿治疗，进行必要的检查如血象、拍X片等，服用清热解毒药物，或给予抗生素等，待感染控制后，再行推拿治疗。也可以在严密消毒后抽出液体，然后加压包扎。

对于经久不愈及纤维性闭锁或钙质沉积的患者，如果有较严重症状，可考虑手术治疗。

肘部病症经筋康复训练法（一）

强力伸肘

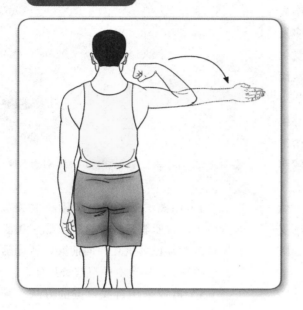

动作要领

患者将患肢前臂充分旋前，然后用力迅速伸直肘关节。如此反复练习多次可使肘关节外侧伸肌总腱附着处粘连拉开，从而缓解疼痛。

提　示

伸肘时要充分将手臂伸直，使肘关节完全伸展开来，以拉开肘部筋肉粘连。

前臂贴靠桌面

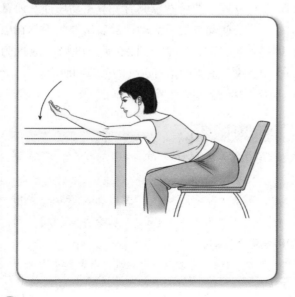

动作要领

取坐位，上臂完全平置在桌面上，将肩关节也放置在同一平面。然后伸直前臂，测量前臂与桌面间的角度。每次伸直练习都要使前臂不断向下靠拢桌面，直到前臂能够完全贴近桌面。

提　示

练习时要注意用健肢手部按压住患肢上臂，以避免患肢在伸展过程中移动，从而影响锻炼效果。

肘部病症经筋康复训练法（二）

旋转肘关节

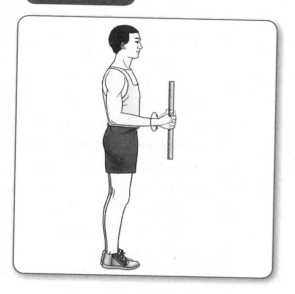

动作要领

将上臂贴紧身体一侧，以防止肩部旋转。肘关节屈曲呈90度，拇指对准自己鼻子，然后将前臂左右旋转。练习时可手握直尺，以计算旋转的幅度。

提　示

练习时，要将患肢上臂垂直紧贴身体一侧，防止肩部移动。

指腕部病症经筋康复训练法

旋转健身球

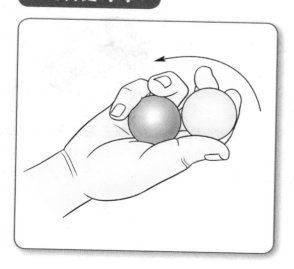

动作要领

患者手握两个健身球，在手掌和手指的配合活动下，使其不断在手中转动，以此方法来增进全部手指活动的协调能力。

提　示

为了达到锻炼效果，健身球的选用要大小合适，以手部能够握住为宜。

肘部经筋痹病康复锻炼

肘关节有屈伸和旋转两大功能。在肘关节发生损伤后，局部形成的血肿很容易发生纤维化或骨化，从而导致肘关节僵硬或骨化性肌炎。因此患者早期主动进行肘关节的锻炼，有利于加快局部血液循环，促进血肿吸收，防止脱位并发症的发生。

对肘部进行康复锻炼的主要目的有两个，一是使关节的活动度恢复至正常水平或者是生病前的水平，二是保持肌肉的力量和正常肌纤维的长度。因此，所做的任何康复锻炼都是以这两者为出发点的。锻炼的方式主要以屈伸及旋转肘关节为主，同时配合锻炼前臂及上臂的肌肉。

以下是一些简单的康复锻炼方法，大家可做参考。

（1）肘关节屈伸。握住患侧手腕，尽可能屈肘关节，保持最大角度5秒钟，然后尽可能伸直肘关节，重复动作，20次为一组，每次做1组，每天做3次。切记不能用大力进行屈伸。

（2）旋前与旋后。保持肘关节在适当的位置，握住患侧的手腕，使患侧手臂产生旋前与旋后的动作。一定要注意力量轻柔动作和缓，必须经过前臂的中立位。维持5秒钟，重复动作，20次为一组，每次做1组，每天做3次。

（3）背伸手腕。借助健侧手的帮助，尽可能让患侧手腕进行背伸运动，保持5秒钟，重复20次为1组，每次做1组，每天做2次。

（4）握拳动作。在康复初期进行徒手的空抓动作，当肌肉力量增加后，可进行抓球拍的握捏动作，要求是让手掌进行充分的伸与最大范围的握拳动作。

功能锻炼时应以屈肘锻炼为主，因伸肘功能容易恢复，前臂下垂的重力，提物的重量，都有利于伸肘功能的恢复功能锻炼，可配合理疗和轻手法按摩，但必须禁止肘关节的粗暴被动活动，以免增加新的损伤，加大血肿，产生骨化性肌炎。若有合并骨折或神经损伤者，要在充分考虑稳定性的基础上指导锻炼。

锻炼贵在坚持，持之以恒地进行康复训练，可以达到良好的康复效果，多数患者能恢复日常的生活和重返工作岗位。

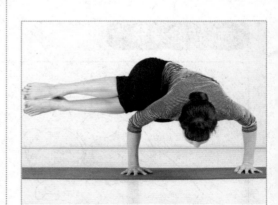

◎不管是哪种锻炼方法，只要能长期坚持下去，都能起防治肘部经筋痹的效果。

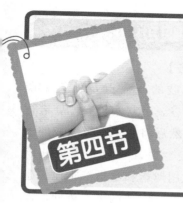

第四节 腕部解结松筋术

♥ 治疗肘部扭挫伤，点揉、拍打全用上

桡骨茎突狭窄性腱鞘炎也叫作拇长展肌、拇短伸肌狭窄性腱鞘炎。这个病好发于家庭妇女、哺乳期女性、包装工人等经常应用腕部工作的人身上。这是由于当拇指及腕部活动时，拇长展肌和拇短伸肌的肌腱会在共同的腱鞘中来回磨动，天长日久的不断劳损，使得肌腱局部变粗，腱鞘管壁变厚，同时发生损伤性炎症，造成纤维管的充血、水肿、管腔变窄，肌腱在管腔内滑动困难而产生相应的症状。

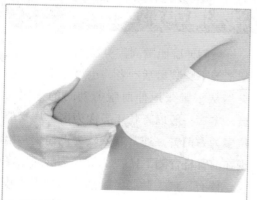

◎肘部疼痛，弥散性肿胀，偶见瘀斑。局部压痛，肘关节活动受限。

桡骨茎突狭窄性腱鞘炎的主要表现是腕桡侧疼痛，可向手及前臂放射，手指活动无力，在倒热水瓶等活动手腕时疼痛加重，严重的时候甚至无法用力拧毛巾，也无法刷牙，可伴有弹响和闭锁。有的时候，在手腕附近可见有小的隆起，并能摸到小的硬结，用力压的时候会有疼痛感。

【具体方法】

（1）医者用一手托住患者患手，另一手于腕部桡侧痛处及其周围做上下来回地按摩及揉捏，然后按压手三里、阳溪、合谷等穴，并弹拨肌腱4～5次。

（2）用左手固定患肢前臂，右手握住患手在轻度拔伸下将患手缓缓旋转及伸屈，最后用右手拇、示二指捏住患手拇指末节，向远心端突然拉伸，可引起弹响，起舒筋作用。

（3）结束前再按摩患处一次，理筋手法可每日或隔日1次。

💗 治疗腕管综合征，按摩穴位再顿筋

腕管综合征是正中神经在腕管内受压而引起的正中神经支配的手部感觉和手内在肌受累的临床综合征。它的主要表现为患者桡侧3个半手指出现麻木或者刺痛，一般会在夜间较重，有的会因为疼痛而影响睡眠，温度高时疼痛加重，活动或甩手后可减轻；寒冷季节患指发凉、颜色青紫、手指活动不灵敏、拇指外展肌力差；病情严重者患侧大小鱼际肌肉萎缩，甚至出现患指溃疡等神经营养障碍症状。

首先，一起来了解一下什么是腕管。腕管是一个骨性纤维管道，由腕骨和腕横韧带共同构成，其中有9条屈肌腱和正中神经通过。它缺乏伸展性，因此，腕管容积的减小（如骨折、炎症等）或腕管内容物的增多（如肿物等），都有可能造成正中神经受压，而导致腕管综合征的发生。

下面，一起来看看得了腕管综合征应该怎么办。

【具体方法】

选择在患肢的压痛点及外关、阳溪、鱼际、合谷、劳宫穴等穴位处进行轻微的揉摩，然后将患手在轻度拔伸下再施以顿筋法。另外可以一手握住腕上，另一只手用拇指和示指二指捏住患者患手拇指末节，向远端迅速拔伸，以发生弹响为佳，依次拔伸示指、中指和无名指，每日1次。

按揉大陵108次，其余经穴和经外奇穴每次选用3个，每穴按揉30次；推按各反射区108次；点按各反射点108次；掐按各全息穴108次。每天按摩，治疗以上述穴位为重点，采用按揉拿捏等手法，以腕关节为中心进行治疗。

按摩是涂抹一些药用的润滑乳膏，可以加强按摩的治疗效果，又可保护患者的皮肤。

💗 桡侧伸腕肌腱周围炎，腕指部都要舒筋

由于桡侧伸腕肌周围没有腱鞘，仅有一层疏松的腱膜覆盖，当手腕及拇指活动的时候，肌腱相互摩擦，因此，很容易使得肌腱及其周围损伤。如果经常活动，造成慢性损伤，或者是突然的外伤，都有可能使相互交叉而又摩擦的桡侧伸腕肌腱发生广泛的炎症，出现渗出、肿胀或者纤维变性，使得局部表现出来明显的肿胀和疼痛。

桡侧伸腕肌腱周围炎多见于木工、砖瓦工等手腕频繁活动者，也可见于一时性突然从事紧张地伸肘腕劳动时的文职人员。本病一般以青壮年男性为多，病变部位多为右前臂。通常起病较为迅速，常出现在前臂桡背侧下1/3处，表现为酸痛或疼痛，伴有压痛、肿胀，腕部活动受限，并有微细的摩擦感和捻发音。

【具体方法】

（1）如果是处于急性期一般不适宜理筋手法。肿痛消退后可用拇指指腹在患处按揉、推拿再提捏伸腕肌腱，最后做相对拔伸牵拉拇指并稍加旋转动作，以使其筋腱疏顺。

（2）先用滚法施于前臂桡侧伸腕肌群5分钟左右。然后用拿法拿前臂桡侧至腕部3分钟左右。用点法或按法点按手三里、偏历、温溜、下廉、合谷等穴，每穴约2分钟。或者可以用轻柔的拨法拨伸腕肌腱1～3分钟。

（3）每天按摩都要用擦法擦前臂桡侧伸肌群，以透热最佳。用搓法搓前臂，往返5次。最后配合抖法抖上肢，约半分钟。

（4）自我推拿则可以用指按揉法在腕关节背、掌、桡、尺侧等处按压，选择

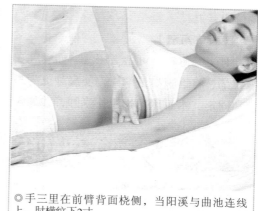

◎手三里在前臂背面桡侧，当阳溪与曲池连线上，肘横纹下2寸。

少海、尺泽、阳溪、列缺、合谷等穴位做重点按压；再用摇法摇腕关节，首先将患手手背朝上，在拔伸摇腕后，充分使腕关节掌屈片刻快速复回，再令其掌心朝上，再拔伸摇腕，伸直腕关节，再快速桡屈，反复操作约3分钟；用擦法擦患侧前臂桡侧，以透热为最佳。

治疗腱鞘囊肿，试试指压法

腱鞘囊肿是发生于关节附近，生长于关节囊、韧带或腱鞘内的囊性肿物，好发于青壮年，以女性多见。关于这个病的发病原因，目前尚不明确，大多认为它主要是由于反复的慢性劳损导致的，也有人认为它与关节囊、韧带、腱鞘组织发生退变有关。

腱鞘囊肿好发于什么部位呢？它最常见于腕背部，多见于腕舟骨、月骨关节的背侧，指总伸肌腱桡侧；其次为腕掌部附近的桡侧位置，桡侧腕屈肌腱与拇长展肌腱之间；掌指关节皮肤横纹

处，屈指肌腱腱鞘上，也是腱鞘囊肿的好发部位。在此处的腱鞘囊肿一般为绿豆大小，质地坚硬。

一般人得了腱鞘囊肿后，一般除了局部出现肿物外，并没有其他的不适。囊肿大多会呈现半球形，表面光滑，与皮肤不会粘连，几乎无活动性，按压还会有比较明显的弹性感。一部分的人可出现腕部力量减弱，握物时有挤压痛。囊肿的大小与症状的轻重无直接关系，囊肿小而张力大者疼痛就会比较明显，囊肿大而柔软者一般多无明显症状。此外，囊肿引起的症状与囊肿

的位置有关。

【具体方法】

对囊壁薄者,可做指压法。如囊肿在腕背部,将手腕尽量掌屈,使囊肿更为高突和固定。术者用拇指压住囊肿,并加大压力挤破之。此时囊肿内黏液冲破囊壁而出,散入皮下,囊肿即不明显。再用按摩手法散肿活血,局部用绷带加压包扎1~2天。部分患者仍可复发。

治疗两种手部软组织损伤,就用复位法

手部软组织损伤是指各种急性外伤或慢性劳损以及自己疾病病理等原因造成人体手部的皮肤、皮下浅深筋膜、肌肉、肌腱、腱鞘、韧带、关节囊、滑膜囊、椎间盘、周围神经血管等组织的病理损害,称为手部软组织损伤。临床表现疼痛、肿胀、畸形、功能障碍等。

手部软组织损伤主要是第1腕掌关节挫伤和指尖关节挫伤,主要对症施行复位法,患指很快便能恢复健康。

❶ 第1腕掌关节挫伤

第1腕掌关节挫伤多因打球等不慎重创拇指尖而造成腕掌关节受损的挫伤。主要表现为患处疼痛,关节周围肿胀,拇指内收、外展或对掌功能受限等症状。针对这种病症,医生主要施行以下复位法。

【具体方法】

将病人的患手五指张开,医生用一只手的四指从患者的拇指桡侧(或尺侧)握住患者的患指,然后,医生用拇指按压住患者的第1腕掌关节,握住患指的四指用力牵引患指,同时医生用拇指向下按压关节处,即第1掌骨底,可听到响声,这就说明患者鞍状关节完好。此时再将关节囊周围的软组织顺正。一段时间后,关节周围肿胀即可自行消失。

❷ 指尖关节挫伤

指尖关节挫伤多发生在第1、2指骨间的关节,即滑车关节,此关节周围有侧副韧带(十字韧带)及指背腱膜、滑液鞘等保护。主要表现为指关节肿胀、屈曲、伸直受限,多呈半屈曲状态(外末节指骨背侧的撕脱骨折除外)。针对此种病症,医师制订了以下复位法。

【具体方法】

患者伸出患指,医生用自己的一只手的拇指、示指二指捏住患者患指关节近端

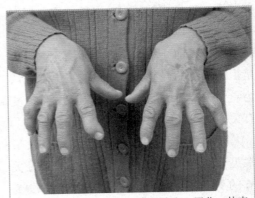

◎指尖关节挫伤多呈现为关节肿胀、屈曲、伸直受限,半屈曲状态。

的指骨桡尺两侧，并向近心端牵引，同时，医生用自己的另一只手的拇指、示指二指捏住患指关节远端指骨，无名指屈曲扶持于患指侧面，两只手做对抗牵引，同时内收、外展患指指尖关节远端，可听到响声，则表明患指关节已复位。此时，医生握远端指骨的拇指可触察患指指关节囊及侧副韧带，看是否剥离、损伤，如有，再顺手复位。过一段时间后，患者患指的关节囊肿胀症状自然消失。

在施行此复位疗法时要注意，如果患者患指关节肿胀明显或伴有侧副韧带剥离，则要选用热醋浸泡患指，每天1次，2～3次即可。

此外，如果病患的患指病史较长，且侧副韧带剥离过久而没有愈合，关节肿胀也迟迟不消解，患指功能受限较严重，此时可选用醋酸强的松龙或醋酸考地松10毫克，加0.5%普鲁卡因0.5毫升，对患指处进行射闭，1～2次即可收到明显疗效。

指腕部经筋痹病康复锻炼

别看手在人身上只是很小的一部分，但是手指是人体身上最灵活的部位。因此，手部发生的疾病往往会给人的生活质量带来很大影响。同时，此处的手术治疗也因为局部血管、神经丰富、功能复杂，而有很大难度，稍有差池，其带来的后果往往是很严重的。所以，人们平时就要做好手部的保护工作，没病的时候要注意预防，得病之后，则应该采取积极、正确的治疗方法，以免带来不必要的困扰。

对于手指和腕部的疼痛，或者功能障碍，有什么康复锻炼的方法吗？

（1）抓空增力。做这个动作的时候将5个手指尽量伸展张开，然后用力屈曲握拳，可以两手同时进行，也可以左右手交替进行。通过这个动作能促进前臂与手腕部的血液循环，消除手指或腕部的肿胀，并有助于恢复手指及腕部各个关节的功能，缓解疼痛麻木等不适的症状。

（2）拧拳反掌。将上肢向前平举，掌心向上，然后逐渐向前内侧旋转，使掌心向下，在旋转的过程中逐渐握拳，需要注意的是，在握拳过程中要有"拧"劲，如同拧毛巾一样，然后还原，恢复到掌心向上的位置，反复进行。这个动作有助于锻炼前臂及腕部的旋转功能。如果空手做此动作无法掌握要领的话，可以手中握一毛巾，做拧毛巾的动作。

（3）上翘下沟。先将双手手掌翘起成立掌的姿势，然后逐渐下垂成钩手，反复进行此动作。在做的过程中要注意动作缓慢而有力。此动作能帮助恢复腕关节背伸及掌屈的功能。

上面所说的这些锻炼方法，不但可以用于康复治疗，而且可以用来缓解疲劳，预防疾病的发生。不管是有没有疾病，平时都可以进行锻炼，不会对身体带来什么伤害。

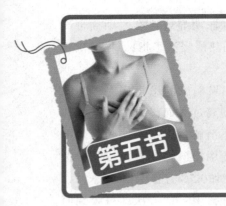

第五节

胸部解结松筋术

胸壁扭挫伤的治疗，常用两大方

胸壁扭挫伤一般是由于直接暴力撞击所导致的。胸壁挫伤后，局部出现血肿、水肿、渗出等创伤炎症反应。胸壁里面紧连着胸膜壁层，因此，发生胸壁挫伤后，还可能使胸膜壁层发生炎症反应，使患者呼吸时引起胸膜摩擦，而表现出来局部疼痛。

对于胸壁扭挫伤的诊断，一般有明显胸部外伤史。有的患者在受伤后数小时或1～2天后才出现症状，3～5天疼痛可达到高峰。胸胁部疼痛可牵涉肩背部，活动时加重，以后逐渐减轻。损伤局部明显肿胀、疼痛，严重者可有皮下瘀斑；如果胸壁扭挫伤还引起了肋椎关节错缝，那么患者还会有放射性肋间神经痛，吸气时因加重神经压迫，而使疼痛加重。

【具体方法】

（1）一般要采取端坐的姿势，其他人协助蹲在患者前方，用双手分别按住患者两胯腋部。操作者站在患者身后，双前臂由患者两腋下穿过，双手按在其胸前，并用一手持清洁毛巾准备堵患者口鼻。

将患者轻轻摇晃6～7次，用提法将患者提起，令患者深吸气，并用毛巾捂其口鼻，向健侧旋转，然后使患者向患侧屈旋，一手按在所伤之肋骨由后向前戳按。

（2）依旧要采用端坐的姿势，操作的人站在患者身后，先用拇指点揉法，点揉肩胛骨，再用四肢揉法，揉环跳穴。然后一手持患侧上肢使之举起，另一手用掌揉法，揉乳侧和督脉的位置。最后用掌推法，先由上向下顺推胸胁部，再由后向前沿着肋间隙横推胸胁部，使气血消散，疼痛缓解。

如果是胸骨或剑突部位的挫伤疼痛，再加用揉法，揉胸前侧胸壁和反复揉按剑突位置。一般1～2次即可痊愈。

手法治疗后，患者要注意功能锻炼。早期疼痛甚者，施理筋手法后可用胶布做适当外固定，2周后行功能锻炼。嘱患者尽量下地行走，可做扩胸、肢体伸展运动，加强深呼吸，鼓励患者咳嗽等。

此外，患者还应内服非甾体消炎镇痛

药如双氯芬酸（扶他林）等。中药早期治宜以祛瘀、活血、理气为主，可用复元活血汤加减。如受伤时间较久，则治宜以舒筋、活络、止痛为主，可用伸筋片，大、

小活络丸等。还应配合使用以祛瘀、消肿、止痛为主的外用药物，比如红药气雾剂等。

治疗肋软骨炎，提端法、拍打法必不可少

肋软骨炎是指发生在肋软骨部位的慢性非特异性炎症，一般好发于中青年，以女性居多。关于它的病因目前尚不明确，一般认为与病毒感染、劳损或外伤有关，如搬运重物、急剧扭转等上肢用力操作以及胸部挤压等，可使肋软骨造成损伤，上呼吸道感染也可能引起肋软骨炎。

肋软骨炎发病部位多为第2～4肋软骨，以第2、3肋软骨最常见，也可侵犯胸骨柄、锁骨内侧和前下诸肋软骨。临床表现为胸部钝痛或锐痛，深呼吸、咳嗽和上肢活动时疼痛加重，并逐渐在胸前出现肿块，查体可见胸肋关节面软骨肿大、压痛，皮肤表面光滑，无红、热现象。X光检查多无异常发现。

【具体方法】

（1）提端法

患者采用端坐的姿势，协助的人蹲在前方，用双手分别按住患者两腹股沟部。操作的人站在患者身后，双臂穿过患者两腋，抱住患者。将患者轻轻向上提起，环转摇晃，用提端法提起后，速撤双手，用两手掌戳按凸起处，同时医者胸压患者背部，令患者前屈。

（2）拍打法（以右侧为例）

患者坐在凳上。医者站在患侧，一手扶其肩部（拇指在后，余四指在前），另一手拿住腕部，将患侧上肢拉直与肩相平，环转摇晃6～7次。将伤臂高举过头，屈曲肘关节，伤肢手指触到右肩。

医者骑马蹲裆式站好。拿肩部之手的手背放在胸前疼痛处，轻轻拍打数次。嘱患者咳嗽一声，同时拿腕之手迅速将伤臂拉直，拍胸之手迅速翻掌拍打疼痛处。

养生百宝箱

肋软骨炎属于自限性疾病，可以自愈，一般只做对症治疗，比如说口服解热镇痛药，或者进行热敷、理疗等，疼痛剧烈者局部可采取封闭治疗，极少数病人长期保守治疗而疼痛不能缓解的，可考虑手术疗法，做肋软骨切除术。

对于肋软骨炎的预防，首先要避免感冒，平时注意保暖，防止受寒。身体出汗时不要立即脱衣，以免受风着凉。衣着要松软、干燥、避免潮湿。注意劳逸结合，不要过于劳累。劳动时，注意提高防护意识，搬抬重物姿势要正确，不要用力过猛，提防胸肋软骨、韧带的损伤。通过这些措施可以预防肋软骨炎的发生。

胸廓出口综合征，多多舒活胸、肩、臂肌腱

如果人们经常出现单侧颈肩部及上肢疼痛、酸困无力、刺痛或有烧灼感等症状，且臂丛下干神经受压时，症状多发生于手及手指的尺神经分布区，并渐渐出现感觉丧失、肌力减弱和骨间肌及小鱼际萎缩等症，间断发作手凉、出汗；而动脉受压时，上肢有套状感觉异常，肢体上举困难，稍一活动即感觉上肢发凉和肌肉无力，并可因神经的血液供应不足而产生缺血性神经痛；静脉受压时，则可出现患肢远端水肿、发绀，严重者可有锁骨下动脉或静脉的血栓形成，造成更为严重的肢体远端血液循环障碍症状。这就是典型的胸廓出口综合征的表现，多发于30岁以上的瘦弱女性。

胸廓出口综合征是指在左右第1肋骨所包围的胸廓出口处，臂丛和锁骨下动、静脉长期受压所引起的一系列症状的总称，包括颈肋综合征、前斜角肌综合征、过度外展综合征、胸小肌综合征和肋骨—锁骨压迫综合征等。

针对这种病症，人们可以采取以下的拉筋拍打法来松筋治疗，有利于解痉止痛、理顺筋脉、改善局部血液循环、减轻或消除胸廓出口处的神经血管受压状况。

【具体方法】

（1）医者一手扶托住患者头部，另一手以小鱼际揉颈椎两侧肌肉，往返行3～5分钟。点按风池、风府、天鼎、缺盆、肩井等穴。

（2）在前斜角肌、斜方肌、胸锁乳突肌、冈上肌和上臂施以滚法、弹拨及上臂搓法反复数分钟。

（3）端提摇转头部及用摇法环旋肩关节，适当牵抖上臂。

（4）施行上述方法每日1次，手法后用三角巾悬吊患肢。

手法治疗后，患者应在避免前面提及的损伤体位状态下，加强颈肩部肌肉的功能锻炼，以增强肌力，避免肩下垂，而恢复正常锁骨—肋骨间隙，减少或消除其对血管、神经的压迫。

此外，患者还应内服以疼痛为主的药物来舒经通络、温经止痛，并用蠲痹汤加减；针对以肢体发绀、发凉、无力、汗出为主属气血亏损、气滞血瘀的患者，治宜内服补气养血、活血行气的药物，比如用补阳还五汤、桂枝加葛根汤、桃红四物汤或当归四逆汤加减；西药可口服甾体或非甾体类消炎镇痛药物如双氯芬酸等。并同时用温经活血药熏洗及湿、热敷。

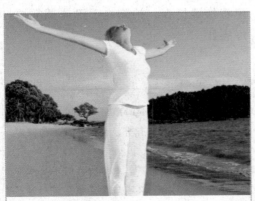

◎日常生活中经常锻炼胸部、肩部、臂部，可以有效防治胸廓类病症。

❤ 胸背部经筋痹病康复锻炼

通过一些适当的运动，可以对胸背部的疼痛起到辅助治疗的作用，同时还可以预防胸背部肌肉骨骼疾病的复发，也有一定的预防保健作用。

❶ 哑铃操

第一部分：取仰卧位，使腰背部紧贴台阶凳，这样可以保护下背部，使其在运动中不会受伤。两手各握一哑铃，双手放在头的两侧，然后手握哑铃向胸部两侧伸出，高于身体。注意手腕要直，与手成一直线。肘部要刚好低于台阶凳。然后垂直向上伸出哑铃，两臂完全伸展，同手腕、两肘与两肩成一直线。数2下，举起哑铃时呼气，举起后数1下，坚持；然后数4下，放下哑铃回原位，吸气。这个动作重复2组10次。

第二部分：平躺在台阶凳上，使头、背和臀部都在凳子上。大腿拉向胸部，双脚踝交叉。双手握住1个哑铃向上伸直，然后缓缓向后落下直至脑后，落下时吸气，举起时呼气。请你一定要控制好速度，如果太快就无法锻炼到胸前的肌肉。重复此动作3组10次。

❷ 双手挤球

坐在地上，双腿交叉。双手中间夹1个球（也可以徒手做，即双手紧握），注意保持前臂与地面平行。双手挤压球，感觉胸部用力，请保持1~2秒，然后松开。重复此动作2组20次。这个动作既可以锻炼胸部，也可以锻炼肩膀和手臂，对于上半身是一个很好的锻炼方法。

❸ 俯卧撑

这个动作相信大家都知道应该怎么做。如果上肢力量不够的话，可以面向墙站立，做推墙动作。如果是比较强壮的人，也可以在做俯卧撑的时候采取头低脚高的位置，即用东西垫高脚部，这样可以起到更好的锻炼作用，但是相对来说也对上肢力量有着更高的要求。

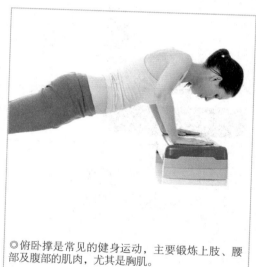

◎俯卧撑是常见的健身运动，主要锻炼上肢、腰部及腹部的肌肉，尤其是胸肌。

❹ 肩上操背

将一手搭至对侧肩上，另一手握住该手肘，然后向上托，使该手尽量增加伸向背后的幅度，这时用手指拿捏上背部皮肤及肌肉；然后以同样的方法拿捏对侧上背部皮肤及肌肉。

胸背部病症经筋康复训练法（一）

抱头挺胸

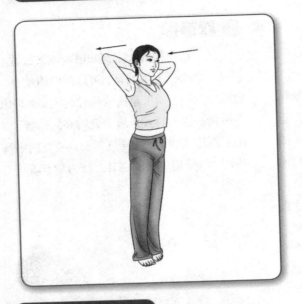

动作要领

立位，上身挺直，抬头挺胸。双手手指在脑后对插，掌心贴靠后脑，然后肘部尽量向后伸展，以达到扩展胸部的目的。

提　示

做该动作时，上身要挺直，挺胸抬头。

抱头旋身

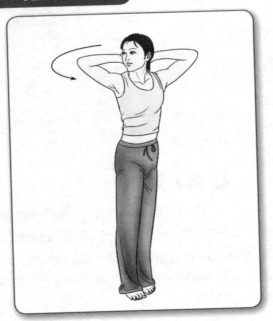

动作要领

保持抱头挺胸的动作不动，然后将躯干和抱头的双臂一起左右交替旋转，以锻炼胸部肌肉。

提　示

如果抱头困难，可双臂平举左右旋转。

胸背部病症经筋康复训练法（二）

单杠吊悬

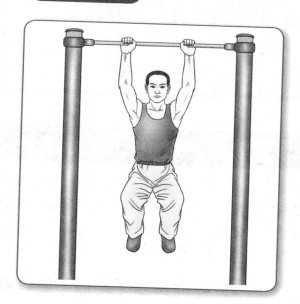

动作要领

双手握住单杠，屈曲双膝使双脚离地，以悬吊脊椎，使胸胁牵张。

提　示

单杠的高度要合适，要以伸手能够到为宜。

双臂后旋

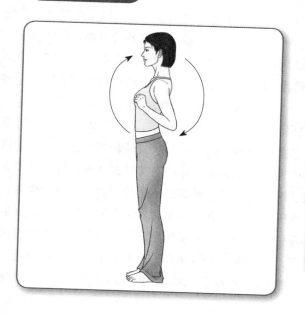

动作要领

前臂屈曲，双手握拳放于腰部。双拳以两侧的腰部为圆心进行旋转。先向前，再向上然后经过腋下，向后旋转至上前方。反复来回，使肩胸前挺。

提　示

做该动作时，双臂要同步向前或向后旋转，以达到扩胸的目的。

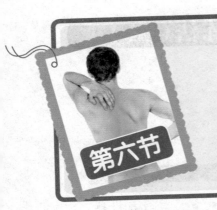

第六节

腰背部解结松筋术

💙 腰椎间盘突出症，就选坐、卧两式复位法

腰椎间盘突出症是纤维环破裂后髓核突出压迫神经根造成以腰腿痛为主要表现的疾病。中医学典籍中无腰椎间盘突出症之名，根据该病的临床表现，可归于"腰痛""腰腿痛""痹症"等范畴。

腰椎间盘突出多是由于人们不良的生活习惯和工作习惯所致，不良的坐姿、站姿以及长期弯腰或重体力劳动皆可引发该症。而突出的椎间盘压迫到神经，就有了发麻、发胀、四肢无力、疼痛的症状。解除突出对神经的压迫是治疗的根本。采用何种治疗方案取决于此病的不同病理阶段和临床表现。

专家针对腰椎间盘突出症提出了独特的疗法——脊柱（定点）旋转复位法。专家认为："经以脊柱（定点）旋转复位法为主的综合治疗后使两椎体和关节突关节恢复原位或代偿位，去除了对神经根的压迫，消除了无菌性炎症，恢复了原来脊柱力的平衡，这就保证了患处的脊柱稳定，临床症状、体征即可减轻以至消失。纤维

环及椎间韧带则还需经过一段时间方能修复。"下面，我们就来介绍腰椎间盘突出症的两种复位法。

【具体方法】

❶ 坐姿脊柱（定点）旋转复位法

患者端坐，两脚分开，与肩齐宽。医生在患者身后正坐，用双手拇指触诊法检查偏歪的棘突。双手拇指顺着脊柱棘突，自上而下，直到骶椎，用"八"字形动作逐椎按序摸一遍；接着再将两手拇指分别压于相邻两个棘间隙，上下交替摸一遍，以察觉棘突的方向、高低和棘间隙的宽窄。如果用这种方法摸不清楚棘突偏歪的状况，则可让患者身体前屈或后伸，以增大或缩小棘间隙，则较为容易比较和摸清。

在摸清患者棘突歪偏情况之后，医生就可施行复位手法。如果患者棘突向右偏歪，则医生应右手自患者右腋下伸向前，掌部压于颈后，患者稍低头，但要臀部坐

正不要移动。医生助手则面对患者站立，用两腿夹住患者左大腿，双手压住患者左大腿根部，维持患者正坐姿势。与此同时，医生左手拇指扣住偏向右侧的棘突，然后右手压患者颈部使其身体前屈约60°（可略小），接着使其向右侧弯，尽量大于15°，在最大侧弯位时医生以右上肢牵引患者躯干向后内侧旋转，同时左手拇指顺向向左上顶推棘突，立即可察觉指下椎骨轻微错动，多能听到一声响。然后，医生用双手拇指从上至下将棘上韧带理顺，同时松动腰肌。最后，医生用一只手的拇指从上至下顺次按压棘突，检查偏歪棘突是否已经拨正，上下棘间隙是否已经等宽。如果是，则此套复位法完成。

如果患者棘突向左偏歪，则与上述方法相同操作，但方向与其相反。

❷ 俯卧位脊柱（定点）旋转复位法

如果遇到患者是急性的较大髓核突出，使患者疼痛异常、站立不能、卧床不安，则应采取俯卧位脊柱（定点）旋转复位法，还应趁患者躁动不安的时候抽空复位。

让患者俯卧，两腿稍微分开，医生用双手拇指触诊其腰部，以摸清棘突偏歪情况。如果患者棘突向右偏歪，医生应站在患者右侧，将左臂丛患者右大腿下面伸进，将其右腿抱起，使膝、髋过伸，以患椎为支点旋转大腿，右手拇指借大腿摇转牵引之

力，将偏向右侧的棘突拨正。如棘突向左偏歪，则方向与上述方法相反即可。接下来的治疗手法与坐姿复位法相同。

需要注意的是，这种针对腰椎间盘突出症的手法复位看似简单易行，其实要熟练掌握需要一定时间的反复练习，才能准确摸清棘突歪偏情况，进而使用手法将其准确复位。

此外，在施行旋转复位法之后注意卧床休息，因为患者在经手法复位之后，患椎及椎间盘的异常位置虽然得到了纠正，但还不稳固，受损的组织需要一个修复的过程，因此要保证足够的卧床休息，以避免病症复发。在卧床休息时，患者需要注意以下几点：

（1）卧床的姿势并不受限制，以患者觉得舒适为佳。

（2）一般来说，患者在手法复位后宜静卧3~5天，然后再改为一般卧床，恢复较好者可在室内轻微活动，直到急性症状基本缓解为止，才可下床正常走动。

（3）患者症状得到缓解，可下地行走之后，至少1周内避免腰椎过屈运动，可在床上有计划地进行仰卧位拱桥式背伸肌功能锻炼及腰腿活动锻炼。

【具体方法】

仰卧位拱桥式背伸拉肌功能锻炼，主要分为3个阶段：五点支重背伸肌锻炼；三点支重背伸肌锻炼；拱桥式背伸肌锻炼。

过于劳累出现腰背痛，两大手法快速治疗

腰背痛是比较常见的一种症状，长时间的劳累就会出现腰背痛，但是持续的腰背痛一般说明是存在病理性的改变，这其中就包括：急、慢性损伤，急性损伤如脊柱骨折，韧带、肌肉、关节囊的撕裂，急性椎间盘突出等。慢性损伤如韧带炎、肌肉劳损、脊柱骨关节的增生和退变、脊柱滑脱等。另一个原因为炎性的病变，可能有细菌性炎症和非细菌性炎症两种。但是很多老年人都是因为存在了脊柱的退行性改变，可能是椎间盘退变、小关节退变性骨关节炎、继发性椎管狭窄症、老年性骨质疏松症、假性滑聪及脊柱不稳定等。

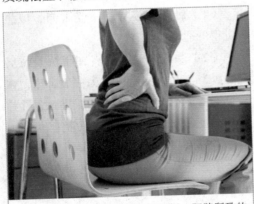

◎长期伏案工作或弯腰工作，妊娠、肥胖所致的大腹便便，很容易引起腰背疼痛。

为了防止这些原因对我们的腰背部产生伤害，就要适当进行一些有效的运动。

【具体方法】

❶ 屈膝团滚法

屈膝抱腿使身体形成圆团状，能牵伸腰背部的肌肉达到舒展状态。在床上滚动时让腰背部的肌肉和床面接触，发生机械的按摩作用，使肌纤维拉长、血管扩张、血液循环加快，运送到腰背部的养料和氧气增多，腰背部肌肉的抵抗力增强，牵伸开挛缩的肌肉和韧带，防止了瘢痕粘连和肌肉萎缩，维持了正常的腰背部功能，腰背痛的症状逐渐减轻或消失。

❷ 拍打法

采取俯卧的姿势，操作的人选择膈俞、环跳、委中等穴位，进行适当的拍打，力量由轻至重，然后拍打足三里、阳陵泉、昆仑穴，这时的姿势可以适当地调整，最后在整个腰背部沿着脊柱两侧，进行推按，力量也要由轻至重的逐渐增加，使所有按摩的穴位和部位都感到温热，或者有酸胀的感觉。

养生百宝箱

长时间保持同一坐姿或站姿之后，应放松腰部，或伸展腰肢。适度变换颈部的姿势，最好每工作1小时休息几分钟。严重肥胖的人，应该恰当减肥以减少腰部的负担。不宜选用过软的床垫，较硬的床垫对腰部有帮助。同时，尽量不要俯卧，对腰部不利。提重物时，尽量贴近身边。弯腰或扭腰时要尽量小心，或是避免尽量弯腰或扭腰。长期身心劳累也是腰背痛的诱因，因此在工作之余尽量放松自己也能很好地预防。

第三腰椎横突综合征，四大手法轻松缓解

人体的脊柱有4个生理弯曲，第3腰椎位于腰椎生理前凸的顶点。腰椎对上半身的活动有着重要的意义，而第3腰椎又是腰椎活动的中心。骶棘肌、腰方肌及腰大肌都附着于第3腰椎横突上，因此，在腰部活动时，该横突所受到的牵引力最大。此外，第3腰椎横突在腰椎横突中为最长，因此受到损伤的机会也较多。临床上，第3腰椎横突综合征是慢性腰痛中的最常见的疾病之一。

医学认为，劳损或较大的牵拉暴力会导致附着在第3腰椎横突上的肌肉、筋膜撕裂损伤，并由此形成血肿、结缔组织纤维化、粘连变性及痉挛，使软组织的胶原纤维化及钙盐的沉着，进而形成钙化、骨化，也就是说出现了骨质增生的现象，第3腰椎横突末端附近的神经、血管受到刺激或压迫，从而产生一系列临床症状。患者会表现出来腰部的慢性疼痛，通常以一侧为主，在早晨起来疼痛会比较明显，或长期固定某一位置后稍加腰部活动则疼痛减轻。此外，还会有腰部的功能活动受限，第3腰椎横突末端有明显的压痛，并且可以摸到软组织硬块。如果腰部剧烈活动的话，往往会使腰部疼痛明显加重。如果有上述症状，再加上腰部的X片，一般就可以明确诊断了。

【具体方法】

（1）放松手法：患者采取俯卧位，尽量将双腿伸直。操作的人以推、揉、按、拍等手法在脊柱两侧的竖脊肌，直至

骶骨、臀及大腿后侧进行按摩，并按揉腰腿部的膀胱经腧穴，主要以患侧为主。达到理顺腰、臀、腿部的肌肉，解除局部的痉挛，缓解疼痛的目的。

（2）双指封腰法：用拇指及中指分别挤压、弹拨第3腰椎横突尖端两侧，以剥离粘连，消肿止痛。应当注意的是手法应由浅入深，由轻到重。

（3）肘揉环跳法：采取侧卧的姿势，保持患侧在上，患肢大腿屈曲，而另外一条腿尽量伸直。操作时用肘尖压揉环跳及臀部条索状结节。

（4）扳法：一般需要扳腿使腰部反复后伸，或斜扳腰部，或采用晃腰手法使腰部肌肉进一步放松。多为辅助的手段。

通过揉、捻、滚、散、弹拨等手法治疗，可以解除腰部肌肉痉挛，松解粘连，能够通络消肿，从而改善腰部肌肉、筋膜及神经的血液供应，收到缓解疼痛的效果。

对于第3腰椎横突综合征的患者，平时要尽量避免或减少腰部的旋转活动，局部注意保暖，以免感受风寒。

患者应配合进行适当的功能锻炼。例如，身体直立，双脚分开，与肩同宽，两手叉腰，两手拇指向后置于第3腰椎横突处，揉按局部，然后旋转、后伸和前屈腰部，这样有利于舒通筋脉、放松腰部肌肉、解除粘连、促进炎症消除。需要注意的是，不可过度或过久的腰部活动，否则的话会加重损伤。

腰腹部病症经筋康复训练法（一）

托天摇体

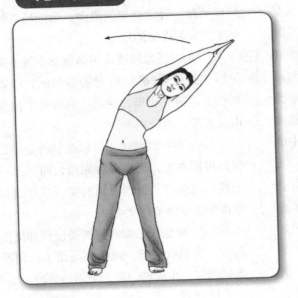

动作要领

站立位，两下肢分开，上肢上举，挺胸抬头。然后有节律地横向摇摆躯干，并与横向摇动的上肢相互配合，以带动腹部肌肉横向晃动。

提 示

做该动作时腰部要用力向左右摆动以带动上肢摇摆。

吐气吸腹

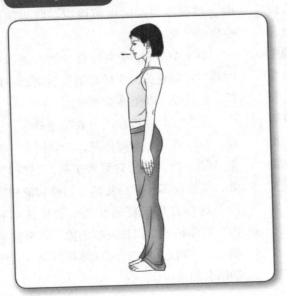

动作要领

站立位，两足微分开。慢慢吐气，同时将腹壁收缩，直至吐气和收腹至最大限度，停留片刻之后再慢慢吸气，同时将腹壁膨出，直至吸气和膨腹至最大限度并停留片刻。

提 示

吸气和呼气时要有意识地收缩腹部，而不是收缩胸腔。

腰腹部病症经筋康复训练法（二）

合掌划圈

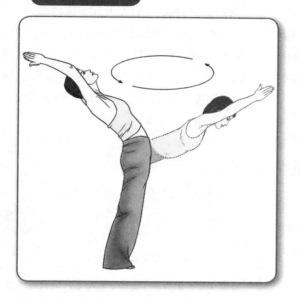

动作要领

站立位，双足双膝平行靠拢，手臂伸直上举，合掌之后配合腰部的旋转在空中画圈。

提 示

做该动作时要注意保持身体平衡，上肢外伸要适度。

俯卧伸腰

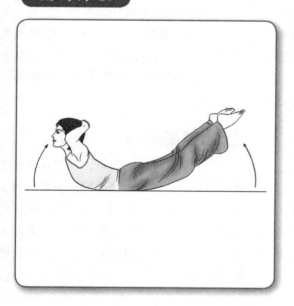

动作要领

取俯卧位，以腹部为支点，双上肢及胸部一起后仰离床，使背肌收缩。坚持片刻之后再恢复俯卧位。如此反复进行。

提 示

伸腰时上肢和下肢要同时离地，以更好地锻炼背部肌肉。

腰椎椎管狭窄症，试试三种解结松筋术

腰椎椎管狭窄症，也叫作腰椎椎管狭窄综合征。凡是使腰椎椎管、神经根根管及椎间孔隧道的变形或狭窄，进而引起马尾神经或神经根受压，出现腰腿痛、间歇性跛行等临床症状的，都属于本病。这个病以中、老年人较为多见，男性患者较女性患者多见，体力劳动者多见。

腰椎椎管狭窄症根据其发病原因，可以分为原发性和继发性两种。所谓的原发性的多为先天性所致，继发性的多为后天性所致。其中，退行性变是本病发病的主要原因。腰痛一般仅为下腰及骶部痛，多于站立或行走过久时发生，若躺下、蹲下或骑自行车时疼痛多可自行消失。局部有明显酸、胀、痛感，无固定压痛点。

【具体方法】

适用于轻度椎管狭窄的患者，根据其腰痛及腿痛情况，可选用点穴舒筋、腰部三扳法、抖腰法等手法，但手法应和缓，且不可用大力进行推按，以免加重损伤，对于脊椎滑脱患者最好禁止使用手法治疗。

手法治疗腰椎椎管狭窄症可以舒筋活络、疏散瘀血、松解粘连，使症状得以缓解或消失。

❶ 掌按揉法

一般会采取俯卧的姿势，操作者站在患者的一侧，在腰骶部采用掌根按、揉法，沿督脉、膀胱经向下，经臀部、大腿后部、腘窝部直至小腿后部上下往返3次；然后点按腰阳关、肾俞、大肠俞、次髎、环跳、承扶、殷门、委中、承山等穴位。弹拨骶部两侧的竖背肌及揉拿腰腿部。

或者是采取仰卧位的姿势，用掌揉法自大腿前、小腿外侧直至足背上下往返2或3次，再点按髀关、伏兔、血海、风市、阳陵泉、足三里、绝骨、解溪等穴，拿捏委中、昆仑穴。

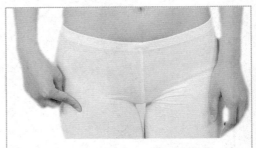

◎髀关在大腿前面，髂前上棘与髌底外侧端的连线上，屈股时，平会阴，居缝匠肌外侧凹陷处。

❷ 腰部按抖法

一个协助的人握住患者腋下，另一个人需要握住患者两踝部，两人做对抗的牵引。操作者两手交叠在一起置于患者第4、5腰椎外行按压抖动。一般要抖动20~30次。

❸ 直腿屈腰法

患者采取仰卧的姿势，操作者面对患者两足底部，然后以两手握住患者的两手或前臂，用力将患者拉向自己，再放松回到原位。一拉一松，迅速操作，重复10次。最后屈伸和搓动患者下肢，适当放松腿部的肌肉。

💙 治疗臀上皮神经损伤，复位法见效好

臀上皮神经为第1～3腰神经后支之外侧支，在股骨大转子与第3腰椎间连线交于髂嵴处平行穿出深筋膜，分布于臀部皮肤，一般不易摸到。臀上皮神经损伤是指该神经在其越过髂嵴及穿出臀部深筋膜处受嵌压产生的疼痛，又称"臀上皮神经嵌压综合征"。简单点儿说，就是臀上皮神经容易在劳动中因久弯腰、躯干左右旋转时受到损伤，造成严重的腰臀部疼痛，产生一系列症状，即可诊为臀上皮神经损伤。此症多见于中老人较肥胖者，女性居多，属于中医学"筋出槽"的范畴。

一般来说，臀上皮神经损伤的临床症状有：

（1）一侧腰臀部疼痛，主要呈刺痛、酸痛或撕裂样疼痛，可向患者患处一侧的下肢放射，但串痛多不过膝盖，就是说疼痛不会蔓延至膝盖以下的小腿及脚部位。

（2）患者弯腰困难，甚至连起、坐

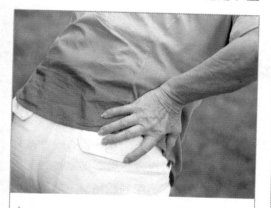

◎臀上皮神经容易在劳动中因久弯腰、躯干左右旋转时受到损伤，产生一系列腰臀部疼痛。

都吃力。尤其是由端坐位改为立位时，患者因腰部使不上力，往往站不起来，需要他人搀扶，自己双手撑膝才能勉强站立。

（3）医生用双拇指触诊法检查患者患处时，在髂嵴中点直下3～4厘米处的软组织内可触摸到一滚动、隆起的绳索样的物体，而且触压该处时患者感到胀、麻、疼痛难忍。再仔细触摸，可在该物体附近软组织内找到该物原位的沟迹或压痕。而且，该患处周围组织松软、钝厚，并显示局部肿胀。慢性患者也可触到一绳索样物，但较粗厚，活动幅度大，压痛及胀、麻感较轻，而且多不易触清原位的沟、痕。

专家认为，针对臀上皮神经损伤的病症，应根据患者的病史和其发病的临床特点，来推断其病变部位，再施行相应的手法进行复位。专家针对臀上皮神经损伤症的复位手法具体表现为：

医生在摸到患者体内异常滚动和隆起的物体后，应接着摸清原位的沟、痕，再用一只手的拇指将神经向上牵引，另一只手的拇指按压那块滚动和隆起的物体，使其归复原位，再顺神经走向按压，并松揉周围软组织。如果触摸到滚动和隆起的物体和周围组织已经平复，则完成该套复位手法。

要注意的是，因为慢性患者的滚动和隆起的物体较粗大，而且原位沟、痕不够明显，复位往往较困难，因此需要医生手法娴熟。

此外，对于一些慢性患者和局部组织

反应较重的急性患者，还应该给予一定的药物辅助治疗，具体操作为：

在患者患处一侧髂嵴中点下找到该滚动和隆起物体，并做好标志，对患处皮肤进行常规消毒后，用6.5号枕头按标记点向髂骨面垂直刺入，针尖触到髂骨后，稍微后退一些，注射针筒内一般的药量。接着改换枕头方向，将其斜刺，做周围浸润注射。

注射的药物处方有3种，可任选一种，均以2～3天为1疗程。这3种药物处方

具体为：

（1）2%普鲁卡因4毫升加醋酸强的松龙12.5毫克，每5天局部注射1次。

（2）0.5%普鲁卡因6毫升加维生素B$_{12}$200微克，每3天局部注射1次。

（3）2%普鲁卡因2毫升加10%葡萄糖液8毫升，每3天局部注射1次。

此外，需注意的是，患者在被施行该复位法治疗后，3日内腰部不宜做过大的活动，最好卧床休息。

养生百宝箱

大量的临床观察发现臀上皮神经通过骨纤维管道、筋膜裂隙时受到卡压，尤其是脂肪病的压迫为本病产生的主要原因。推拿可缓解疼痛，解除肌肉痉挛，疗效较好，尤以急性期为佳，手法刺激不宜过强。下面介绍几个治疗臀上皮神经损伤常用的按摩穴位：

取穴：八髎、秩边、环跳、委中及髂嵴附近压痛点。

手法：主要采取按揉法、擦法、拨法。

（1）用按揉法在患侧髂嵴附近及臀部操作5～10分钟。

（2）用拨法拨髂嵴处条索样硬结10～20次。

（3）用拇指按揉八髎、秩边、环跳、委中，每穴约1分钟。

（4）用擦法擦患侧臀部（压痛点为中心），以透热为度。

功效：舒筋通络，松解粘连，理筋整复。

腰部经筋痹病康复锻炼

腰部在人身上有着重要的"承上启下"的功能，是一个很重要的枢纽，如果腰部出现疼痛或者其他不适，往往会使人浑身都不舒服。随着社会的进步，科技的发达，长期坐着工作的人群越来越多，随之而出现的腰部疾病也越来越多。因此，大家应该学会一些简单的锻炼方法，有助于腰部疾患的康复。

【具体方法】

（1）按摩腰眼。采用坐姿或者站立均可，两手掌对搓发热后立即紧按腰部。双手掌用力向下推摩到骶尾部，然后再向上推回到背部，重复20次。

（2）风摆荷叶。两脚分开站立，比

肩稍宽即可，两手叉腰，拇指在前，其余四指在后。腰部按顺时针方向做回旋动作，重复 12～24 次，然后再逆时针方向转动。在转动的过程中，两腿始终伸直，双手轻托腰部，回旋的圈子可逐渐增大，重复12～24 次。

（3）转腰推掌。两脚自然分开站立，两臂下垂。先向右转体，左手成立掌向正前方推出，右掌变拳抽回至腰际抱肘，眼看右后方；然后再向左转体，右手变立掌向正前方推出，左掌变拳抽回至腰际抱肘，眼看左后方，重复20次。推掌的动作要缓慢，手腕自然用力，动作不要僵硬，保持头颈与腰部同时转动，两腿不动。

（4）回旋插掌。两脚分开站立，比肩稍宽，两臂下垂。先以右掌向右搂回腰际抱肘，左掌向正右方伸出，身体向右转，成右弓步；然后，左掌向左方平行搂回腰际抱肘，右掌向正左方伸出，身体向左转，成左弓步。在做的过程中，要眼看插出之手掌，手向外插出的动作可稍快，重复20次。

（5）展翅飞翔。两脚开立站立，比肩稍宽，两手下垂。上身下俯，两膝稍屈，右手向右上方撩起，头自然转向右上，眼看右手，左手虚按右膝；上身仍下俯，两膝仍稍屈，左手向左上方撩起，头自然转向左上，眼看左手，右手下放虚按左膝。头部左转或右转时吸气，转回正面时呼气，转动时用力要轻。手臂撩起时动作要缓慢，手按膝时

不要用力。重复20次。

（6）曲体伸展。采取俯卧的姿势，头转向一侧。两腿交替向后做过伸动作，然后两腿同时做过伸动作，然后两腿不动，上身躯体向后背伸，上身与两腿同时背伸，再恢复原样。重复 20 次。

（7）仰卧撑。采用仰卧的姿势，以两手叉腰作支撑点，两腿屈膝成 90°，脚掌放在床上。以头后枕部及两肘支撑上半身，两脚支撑下半身，成半拱桥形，挺起躯干。当挺起躯干架桥时，膝部稍向两边分开，重复20次。

（8）蹲起动作。两脚自然开立，距离与肩同宽，两手抱肘。脚尖着地，脚跟轻提，随后下蹲，尽可能臀部下触脚跟，两手放开成掌，两臂伸直平举，起立恢复预备姿势。下蹲程度根据患者的可能，不应勉强，必要时可扶住桌椅进行，重复12～24 次。

（9）踢腿动作。先两脚自然正立，双手叉腰，拇指在后。右小腿向后提起，大腿保持原位，然后右脚向前踢出，足部尽量跖屈；右腿还原再向后踢，以脚跟触及臀部为度；右下肢抬起屈膝，右脚向里横踢，似踢毽子一样；右下肢抬起屈膝，右脚向外横踢。练完后换左下肢作同样动作，每个动作重复 12～24 次。

通过上述康复锻炼，对腰部疾病有防止复发和预防作用，可以作为常规治疗方法之外的一种巩固和提高疗效、防止复发的手段，并能矫正工作和生活中的腰部不良姿势，降低腰部疾患的发病率。

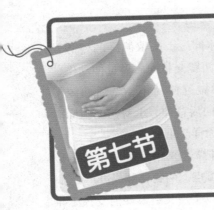

骶髋部解结松筋术

第七节

♥ 坐骨神经痛，多多按摩臀腿部肾经

相信大家对坐骨神经痛这个病名并不陌生，但是要说出来这个病是怎么回事，都有些什么症状，就不是每个人都知道了。

坐骨神经痛是指坐骨神经通路及其分布区域内的疼痛，包括臀部、大腿后侧、小腿后外侧和脚的外侧面。坐骨神经是人体内最长的1根神经，左右各有一根，其功能包括支配肌肉运动和传导感觉两大类。腰部的长期劳损或突然扭伤，可使腰椎间盘向侧后方突出，压迫坐骨神经根，引起充血、水肿以至粘连等病理变化。表现为突出的一侧腰部疼痛，经臀部向大腿后方放射，直到小腿和足部，有时还有麻木，咳嗽、大便时症状加重，这种症状就是坐骨神经痛。它如同发热一样，只是一种症状。腰椎间盘突出症或腰椎管狭窄症等疾病才是引起坐骨神经痛的真正原因，正如引起发热的原因是上呼吸道感染、肺炎或脑膜炎等一样。那么，得了坐骨神经痛的话，应该怎么用拉筋拍打的方法来治疗呢？

【具体方法】

治疗方法一

（1）首先采取站立或者端坐的姿势，用患侧拇指的指尖按压环跳、承扶、阿是等穴，每穴按压10秒钟，以局部感到酸胀为度。

（2）然后恢复体位如前，用患侧拇指的指腹对梨状肌处进行弹拨6~10次，以局部感到酸痛为度。

（3）恢复体位如前，用患侧拇指的指腹在环跳穴处进行由轻而重，再由重而轻地按揉1~3分钟，以局部感到酸胀、发热、舒适为度。

（4）最后用患侧手掌的掌根在患处进行按揉2~3分钟，以局部感到发热、舒适为度。

治疗方法二

（1）患者俯卧，先在腰、臀部做推、揉、滚等动作，反复多遍。然后肘尖用力点按臀部环跳穴约30秒钟。

（2）擦摩、揉捏患侧大腿、小腿后

群肌，用掌根揉小腿外侧部，反复几遍。

（3）用手指点、按、揉承山、承筋、委中、风市等穴各30秒钟。

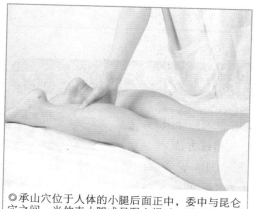

◎承山穴位于人体的小腿后面正中，委中与昆仑穴之间，当伸直小腿或足跟上提时，腓肠肌肌腹下出现的尖角凹陷处即是。

（4）双手拍打臀部、大腿和小腿，反复来回做几次；然后双手五指并拢，并指端自下而上啄击患腿后部及外侧部，反复几遍。

治疗方法三

（1）采取健侧卧姿。用患侧的手擦、揉患侧腰、臀部，再按揉患侧肾俞穴，然后换患侧卧姿，擦、揉健康一侧腰臀部及按揉肾俞穴。

（2）采取健侧卧姿，用手擦、捏、揉、拍、啄患侧大腿和小腿后外侧，反复做几遍。

总之，引起坐骨神经痛的原因颇多，如腰部软组织损伤时，在痛点用拇指做按揉，若有硬强或索条状物，要施拔筋法，即用指、掌、肘等深压于治疗部位上，做直线往返的拨动。但是必须注意拨动方向一定要与肌纤维、韧带、神经

走行方向相垂直，这样才能促进血液循环、放松肌肉。

臀部梨状肌损伤时，在疾病初期用掌根按法，用手掌根部为着力点，按压于所要按摩的部位上，使局部产生酸痛感，后期用拔筋法和揉法。

骶髂关节扭伤时可用侧扳法，即对患者先施予腰臀部一般按摩后，患者向右侧躺，左腿屈曲，右腿伸直。按摩者与患者对立，左手按于患者左肩前，右手按于左臀部并固定臀部不动。然后令患者上身慢慢向左后方转动，当转至最大限度时，按摩者双手需略施巧力，使患者的左臂与左肩做相反方向的轻轻扳动，这时常会听到一声轻响。接着，患者向左侧躺，再做侧扳法1次，方法同前。

腰椎间盘髓核突出症的患者，应尽快就医，平时应睡木板床休息，注意腰部保暖，并可采用按摩方法治疗。在腰、臀部做擦、推、揉、滚、拍等一般手法，以消除肌肉紧张或痉挛后，可施行晃背法和侧扳法。晃背法的具体做法是：患者直立，按摩者背对着患者，用双手肘勾住患者双肘，臀部则顶住患者腰部，把患者背起离地3次，再左右摇晃3次，然后慢慢放下。但要注意的是，对于年老体弱、孕妇、患有心血管疾病及有脊椎骨折患者，禁止按摩。

因遭受风寒、湿气侵袭者，下肢肌肉有痉挛、疼痛时，除可对腰腿部施治一般按摩外，还可用拇指重压风市穴，用手掌重拍下肢大肌群，最后于风市、阳陵泉穴做捏法，以皮肤出现红紫色为佳。

治疗梨状肌综合征，常用两大妙方

梨状肌综合征是指由梨状肌损伤引起，以骶髂关节区疼痛，坐骨切迹和梨状肌痛较重，放射到大腿后外侧，引起行走困难、跛行为主要表现的综合征，又称梨状肌损伤或梨状孔狭窄综合征。本病是由于梨状肌发生损伤、痉挛、变性等导致梨状肌下孔狭窄，使通过该孔的坐骨神经和其他骶丛神经及臀部血管遭到牵拉、压迫或刺激，从而表现为臀部及下肢的疼痛。

大多数梨状肌综合征患者有过度旋转、外展大腿的病史，有些患者有夜间受凉的病史。疼痛多发生于一侧臀腿部，呈"刀割样"或"烧灼样"，排便或咳嗽等引起腹内压增高时可使疼痛加剧。偶有会阴部不适、小腿外侧麻木。

拉筋拍打的手法治疗可以明显改善症状、缓解疼痛，是梨状肌综合征的主要治疗方法。

【具体方法】

采用手法治疗时，首先要选准部位。患者可取俯卧位，双下肢后伸，使腰臀部肌肉放松，术者自髂后上棘到股骨大粗隆做一连线，连线中点直下2厘米处即为坐骨神经出梨状肌下孔之部位，其两侧即为梨状肌。手法治疗围绕此部位进行，常用

的手法有以下几种：

治疗方法一

（1）患者取俯卧位，操作的人先两手重叠，按摩其臀部、腰部痛点，可用擦法、揉法等，使局部有温暖舒适感。然后以指代针点按痛点阿是穴，以及痛点周围及下肢诸穴，如大肠俞、秩边、阳陵泉等穴，以局部有沉胀酸痛感为度，亦可用肘压法按压痛部。

（2）操作的人可使用拨络法，用双手拇指推拨梨状肌，推拨的方向应与肌纤维走行方向相垂直，以剥离其粘连。一般10～20次即可。对较肥胖的患者，力度不够时可用肘尖部深压弹拨。

（3）可按照髋关节后侧部筋伤手法施用摇拔、屈按等手法，以及伸膝蹬脚等活动臀部肌群，以解除其痉挛。

（4）最后用捋顺法、拍打法做结束手法。

治疗方法二

患者俯卧推拿治疗硬板床上，暴露臀部，术者于患者左侧或右侧，两手重叠，用手掌根，按压梨状肌，反复揉按3分钟。以右侧下肢为例，右侧患肢置于左腿上部，呈交叉形，术者右手将病员

右下肢用力向左方推，使左腿最大限度内收；前臂肘关节屈曲，用肘尖部按揉环跳穴约3分钟；体位同上，患肢交叉到健肢上，用拇指指腹在梨状肌部位垂直揉按，在指尖触及梨状肌肌腹后，沿外上方至内上方，来回拨动，并沿全部肌腹拨动1遍，再往压痛部位弹拨3遍；指压命门、环跳、阳陵泉等穴位。术者双手交叉用力揉按臀部痛点，患者可有发热舒适感。

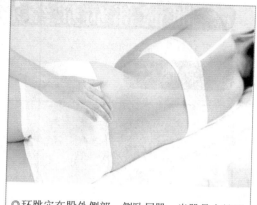

◎环跳穴在股外侧部，侧卧屈股，当股骨大转子最凸点与骶骨裂孔的连线的外1/3与中1/3交点处。

治疗弹响髋，多种手法齐上阵

弹响髋又称为髂胫束摩擦综合征，是指髋关节在主动伸屈活动和行走时，出现听得见或感觉得到的响声。这是因为髂胫束因某些原因导致肥厚或紧张，或大转子过于突出，或有滑囊炎，可以造成髋关节活动时两者相互摩擦产生弹响。还有一种弹响髋是因为髋关节先天性脱位或关节囊松弛，造成髋关节过伸外旋时出现弹响。针对这种病症，人们可以通过拉伸一下髂胫束，或者推拿一类的理疗缓解症状。

弹响髋分为关节内型和关节周围型两种。关节外弹响较常见，是因为髂胫束的后缘或臀大肌肌腱部的前缘增厚，在髋关节作屈曲、内收、内旋活动时，增厚的组织在大粗隆部前后滑动而发出弹响，同时可见到和摸到一条粗而紧的纤维带在大粗隆上滑过。被动运动时无此现象，多见于青壮年，常为双侧性。这种弹响往往是自发出现，可以发展到走一步响一声的严重程度。但一般无疼痛，如出现疼痛，则常是并发大粗隆部滑囊炎的结果。

弹响髋的诊断不难，检查时令患者做患侧髋关节的伸屈，内收或内旋活动，在大转子部听到弹响，同时摸到或看到索状物在大粗隆上滑移，就可确诊。但需与关节内弹响相鉴别。弹响髋不伴疼痛时，一般不需治疗。

另外需要注意的是弹响髋病人常有髋内翻，由于股骨颈干角变小，使得臀中肌和臀小肌力臂变短，外展功能受影响，这会增加髂胫束上部的张力，引起弹响和功能障碍。

【具体方法】

先点按环跳、殷门、阴市等穴，再于臀部施以捋顺法，对股骨大转子部位增厚部分用分筋手法、捻法。

在手法治疗的同时，要注意内服舒筋丸，外用海桐皮汤熏洗，以舒筋活血。

骶髋部病症经筋康复训练法（一）

转腰

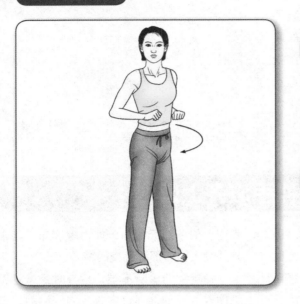

动作要领

站立位，双腿分开，在能够忍受的范围内尽量做转腰运动，范围由小至大，速度随每个人情况决定。此动作可使骨盆、腰部统一协调，舒展关节。

提示

做该动作时要腰部用力，向四周旋转。

髋关节背伸

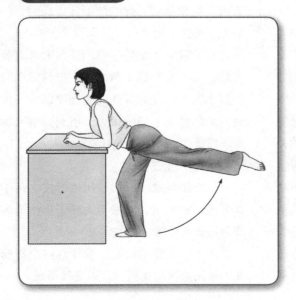

动作要领

俯卧在床边或桌子边，两腿在桌边屈曲站立，将一侧下肢做后伸提举动作，与俯卧躯干成一直线，然后再同法交替做另侧下肢后伸。

提示

俯卧的床或者桌子的高度要适宜，要和下肢的高度相当。

骶髋部病症经筋康复训练法（二）

单侧抱膝

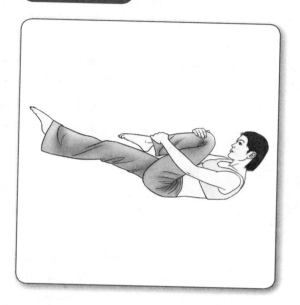

动作要领

仰卧，将一侧下肢屈曲，两手抱膝至腹部，另侧下肢尽量伸直。这样左右两下肢交替操作。

提　示

下肢屈曲的角度可以随着锻炼程度加大，以充分活动髋部筋肉。

下肢外展

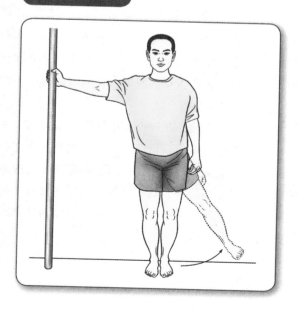

动作要领

站立位，一侧下肢固定不动，另一侧下肢向外做外展动作，如此两侧下肢交替轮流操作。

提　示

如果患者伤痛严重的话，可以取仰卧位，双腿伸直并拢，将患侧下肢向外侧伸展。

治疗骶尾部挫伤及尾骨疼痛，牢记三个步骤

当人们不小心从高处坠落、滑倒或坐空致臀部着地，容易造成骶尾部的软组织挫伤或尾骨骨膜损伤，主要为尾骨周围韧带损伤。受伤后立即感到骶尾部疼痛，坐凳时疼痛加剧，由坐位站起时疼痛明显。患者常采取半侧臀部坐位，行走时疼痛不会加剧。针对这种症状，可寻找专业的中医师进行以下手法治疗。

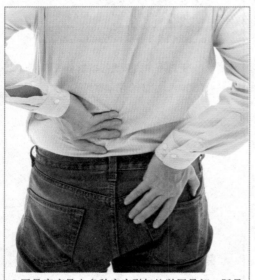

◎尾骨疼痛是由多种疾病引起的以尾骨部、骶骨下部及其相邻肌肉或其他软组织疼痛为主要表现的疾病。

【具体方法】

患者取侧卧位，髋、膝关节屈曲。医者左手戴手套，示指伸入患者肛门，按摩尾骨两侧，以缓解两侧肌肉痉挛，改善局部血液循环。按摩手法宜轻柔，逐步加重按摩力量。

骶尾部挫伤可能引发的较长时间的尾骨疼痛症状，也可能因人们长期坐着工作，压迫尾骨过久，造成尾部韧带劳损或关节退行性改变，炎症水肿压迫尾骨附近的神经，导致疼痛。严重者大便时疼痛，便秘时尤为明显，卧床休息时可缓解。为减轻疼痛，患者喜用枕头或海绵当坐垫。针对这种病症，人们可以采取以下手法治疗。

【具体方法】

（1）患者取俯卧位，骨盆部垫以高枕。医者两拇指在骶尾关节两侧自上而下施以点按法、揉捻法、捋顺法。

（2）然后由一助手拿住患者双踝部，另一助手扶住患者双腋下，做对抗牵引；医者一手抱患者双大腿，协同拉踝之助手向后上方牵引并抬举患者双下肢，另一手用大鱼际按压尾骶关节处，并向上推、摩。

（3）最后让患者仰卧，双下肢屈膝、屈髋。医者一手扶其膝，一手以大鱼际放在其尾骶关节处，让助手拿住双踝，帮助患者将双下肢伸直，同时医者在下之手向上做托按法。

注意，在施行完上述手法治疗后，人们还应内服以行气活血、祛瘀止痛为主的药物，比如用桃红四物汤加减，或内服三七伤药片、跌打丸等；还要注意可做提肛练习；并用伤科洗方煎水熏洗臀尾部或进行坐浴。

第六章

循经拍打几分钟，
全身上下都轻松

● 中医认为，通过对身体进行一定的拍打，可达到一定的疏通经络、活跃气血、消除疲劳、解痉镇痛、增进健康、防治疾病的目的。正如《黄帝内经》记载："血气不和，百病乃变化而生。"《医宗金鉴》进一步解释："气血郁滞，为肿为痛，宜用拍按之法，按其经络以通郁闭之气……其患可愈。"人们只要每天循经拍打几分钟，自然全身上下都轻松。

第一节

拍打养生，疏通经络气血旺

💛 经络拍打本是养生功，大病小病都防治

经络拍打养生法是一种强身健体的养生方式，它是从古代流传的"拍击功""排打功""摇身掌"及按摩法等演化而来的。拍打法主要通过手指、掌、拳等拍击人体经络、穴位或患处，以达到祛病防病和健康身心的效果，其轻者为"拍"，重者为"打"。

拍打养生主要拍打人体的十四经脉，即人体十二经脉加奇经八脉中的任脉和督脉，合称十四经脉。十四经脉是人体经络中最主要的部分，经脉是人体气血的通道，通则不痛，痛则不通。《黄帝内经》说："经脉者，人之所以生，病之所以成，人之所以治，病之所以起。"所以经脉决定着生命是否存在，决定着疾病是否发生，也决定着疾病的治疗效果。经脉不通是万病的起源，而要治愈疾病则必须从疏通经脉开始。

中医认为，通过对身体进行一定的拍打，可达到一定的疏通经络、活跃气血、消除疲劳、解痉镇痛、增进健康、防治疾病的目的。正如《黄帝内经》记载："血气不和，百病乃变化而生。"《医宗金鉴》进一步解释："气血郁滞，为肿为痛，宜用拍按之法，按其经络以通郁闭之气……其患可愈。"因此，中医认为，人之所以生病，是因为经络阻滞、气血虚弱、外邪入侵所致，通过辨证施治，对症拍打相关经络、穴位，可使经络通畅，气血旺盛，从而能够防治疾病，起到"诸脉皆通，通则疾除"的效果。拍打法还具有方法独特、简便易行、安全可靠、适用面广、效果显著等特点。

人们在拍打经络的同时，也拍打了十二经筋。因为十二经筋是十二经脉之气结聚于经内关节的体系，是其外周的连属部分，循行走向均从四肢末端走向头身，行于体表，不入内脏，结聚于关节骨骼部。所以，它能约束骨骼，利于关节屈伸，提高了人体运动功能。正如《素问·痿论》所说："宗筋主束骨而利机关也。"

此外，使用拍打养生时还能拍打十二皮部，它是十二经脉的功能反应于体表的部位，也是经脉之气散布之所在。十二皮部的分布区域就是十二经脉在体表的分布范围。《素问·皮部论》记载："欲知皮部，以经脉为纪考，诸经皆然。"意思是说，由于十二皮部居于人体最外层又与经脉气血相通，故是机体的卫外屏障。起着保卫机体抵御外邪和反应机体病症的作用。人总要承受外感六淫（风、寒、暑、湿、燥、火）的侵袭。经过拍打，体表十二皮部对机体的保护作用提高了。所以，人机体的抗病能力提高了。

而从西医的角度来说，拍打法主要是通过刺激人体毛细血管的波动，来达到减轻心脏负担、降低血压的功效。有研究表示，肌肉每平方毫米的横切面上约有4000根毛细血管，在安静状态下仅开放很少一部分，开放30～270根，运动时毛细血管大量开放，其开放数量可达安静时的20～50倍，这样肌肉可获得比平时多得多的氧气和养料；毛细血管是依照一定周期来开闭它的口径的，它们的搏动如同给人体以几百万微小的心脏一样，这些外围"小心脏"，对生命的重要性并不亚于心脏。运动时，全身毛细血管的大量开放会减轻心脏负担，降低血压。因此，经络理论认为，经络保健是最好的运动锻炼。

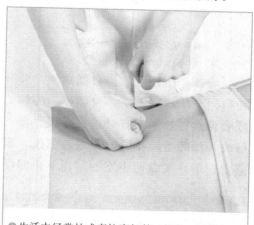

◎生活中经常拍或者按摩打某一部位，可以起到舒筋通络、活血、降血压的作用。

经络拍打的要领

拍打是从按摩推拿疗法中产生的一种独特的治疗方法，所以拍打与推拿疗法在操作上有许多相似的特点。拍打和推拿一样强调持久、有力、均匀、柔和，从而达到渗透，这是手法的基本要领。所谓"持久"，是指手法能按要求持续运用一定的时间，手不感到疲劳、酸痛；所谓"有力"，是指手法必须具有一定的力量，这种力量应该根据个人体质、病症、部位等不同情况而增减，也就是说，这种力量是一种能产生良好治疗和保健作用的力，而不是有害的蛮力；所谓"均匀"，是指动作要有节奏，速度不要时快时慢，压力不要时轻时重；所谓"柔和"，是指手法轻而不浮，重而不滞，柔中有刚，拍打表皮无痛苦，而身体内部快然无比。这样就可以达到手法较高境界"渗透"。

拍打还有自己独特的手法要求。首先，在拍打时要求全身心整体放松。从头到脚自然松弛，做到体松、肩松、臂

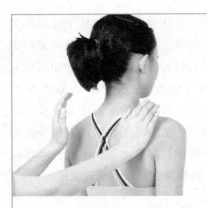

◎拍打时一定要注意力度，频率及拍打部位的反应等，这样才能起到保健治疗的效果。

松、腕松、指松。两脚自然踏地，分开与肩同宽（或略宽），身体微微前倾，呼吸自然，如果拍打时感到呼吸急促，可改为深呼吸。拍打时放松各部位，要感觉到手是柔软而中空的，而不是僵硬和实心的。第二，要求拍打的线路清晰，有规律，或者从上往下，或者从左往右，或者按经络循行路线等，这样意念就会随着拍打而跟随，如果东一下西一下，就会感到零乱，无所适从。第三，拍打时手法要有弹性，有让性，要顺着肌肉的弹性来操作，切忌生硬地击打。第四，拍打的频率要合适，快慢要根据每人的体质和拍打的部位来确定，如背部心脏附近的拍打，就不能太快或太慢，不然会影响正常节律，从而感到难受。第五，拍打节奏要有艺术性。拍打时会发出清脆的响声，就像打击乐演奏一样，节奏明快的话，不仅悦耳动听，还可以使身心放松，精神得到安慰快乐。

♥ 擦胸捶背就能提高免疫力

现代科学研究发现，要获得较强的免疫力，除了用一些药物调节外，擦胸是调节胸腺素、提高免疫力的一条重要途径。经常擦胸能使"休眠"的胸腺细胞处于活跃状态，增加胸腺素分泌，作用于各脏器组织，提高免疫功能，对防治疾病以及推迟衰老极为有益。擦胸的方法很简便，取坐位或仰卧位均可。将双手擦热后，用右手掌按在右乳上方，手指斜向下，适度用力推擦至左下腹；然后再用左手掌从左乳上方，斜推擦至右下腹，如此左右交叉进行。一上一下为1次，共推擦36次。还可兼做擦背动作，用双手反叉于背后，沿着腰背部（脊柱两旁）用力上下来回擦背。一上一下为1次，共擦36次。擦背有助于激活背部免疫细胞，促进气血流通，调适五脏功能。擦胸摩背通常每天起床和晚上睡前各做1次。可在中饭1小时后加做1次。

实践证明，坚持擦胸锻炼，可改善脏腑血液循环，促进胃肠和肺肾的代谢，提高免疫功能，对冠心病、高血压、肺心病、糖尿病、肾炎、腰痛症及各种胃肠道疾病有良好的辅助疗效，如患有肿瘤、出血症时应停止锻炼。

捶背是一种比较适合于中老年人的养生保健方法。捶背可以刺激背部组织与穴位，再通过神经系统和经络传导，促进局部乃至全身的血液循环，增强内分泌与神经系统的功能，提高机体免疫功能和抗病能力。

捶背通常有拍法和击法两种，均沿脊柱两侧进行。前者用虚掌拍打，后者用虚拳叩击，手法均宜轻不宜重，力求动作协调，节奏均匀，着力富有弹性。如此自上而下或自下而上轻拍轻叩，既可自我操作，也可请别人帮忙，每分钟60～100下，每日1～2次，每次捶背时间以30分钟为限。

长期坚持捶背至少有3个方面的好处：一是改善局部营养状态。通过捶背可促进局部血液循环，加速背部组织的新陈代谢，减少皮肤细胞的老化，有利于皮肤的清洁与健康；二是舒筋活血，健身防病。尤其对于从事重体力劳动的中老年人来说，经过一天的劳作，难免会出现腰酸背疼，肌肉紧张，此时如接

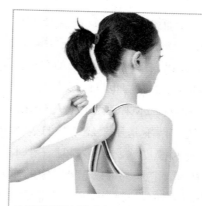

◎捶背可以刺激背部组织与穴位，增强内分泌与神经系统的功能，提高机体免疫力和抗病能力。

受轻柔的捶背，不仅有利于肌肉放松，消除疲劳，还能防止慢性病及腰肌劳损的发生；三是宁心安神，振奋精神。人过度疲劳时，就会出现心烦意乱、坐卧不宁的现象，捶背带来的良性刺激会使心绪逐渐安定下来，从而感到全身舒适和精神倍增。

动手做个"一拍灵"，立即开始拍打养生

日常生活中人们直接用手拍打身体就行，但中医上专业的拍打疗法往往需要较为专业的拍打工具，来对施治部位施行拍打，使治疗部位潮红充血、血脉舒通，从而达到治疗疾病目的。

一般来说，拍打用具多以幼细的柳枝条一握，用纱布捆绑成为拍打工具。拍打工具的长短为60～70厘米，粗细以适合手握为度。施行拍打时，以右手执握工具的一端，以工具的另一端，对准施治部位，施行拍打，要善于运用腕力

的灵活性，施予治疗部位的适宜量度，进行拍打。

经络拍打时，用自己的手掌拍打最简便，因为自己手掌的灵活性、宽度、柔韧度都最适合自己，而且还可以充分刺激手掌面的穴位，如劳宫穴（手掌心，握拳屈指的中指尖处）、鱼际穴（手拇指本节第1掌指关节后凹陷处）、中冲穴（手中指指尖中央）等，可增强保健效果。

但是，手掌拍打，对老年人会感觉吃

力一些，尤其腰骶部、肩背部会难于拍到，即使拍到，也用不上力，就会影响拍打的效果。所以，平常市面上卖的用来拍打身体的各种小器具，也可以用来代替手掌。这些小器具，本来是为了给人们用来拍打穴位的，倒不是用于经络拍打，例如，带手柄的橡皮球、硬塑料球、小木槌、小竹槌等，它们都可以起到一定的作用，但由于拍打时的接触面积小，需要打得比较准确，效果才会好。也正因为接触面积小，加上过轻，拍打的力度就不好掌握，力量过大，或者有时还会打着骨头，就感觉疼痛，力量过小，加上打不准，效果就差。这些小器具，实际上就成为"哪儿疼痛，打向哪儿"的小玩意儿了，并没

有真正对穴位拍打起良效，更不用说用来拍打经络。

因此，我们主张大家自己动手，做个"一拍灵"，其实就是专门用来拍打经络的拍子，它的好处有：接触面积类似手掌，有一定的重量，拍面柔韧性好，拍打起来感觉很舒服。

另外，"一拍灵"还可以用于运动或劳动后，对全身各部位肌肉群的大面积拍打放松。因为用手掌拍打好处多，进行经络拍打时，大家可以把两者相互配合起来，以手掌拍打为主，拍打不到的部位，就可以改用"一拍灵"。

【具体方法】

（1）用一块木板，锯成一个带长柄的椭圆形状，再找一块要小于五合板的椭圆形面积的磁铁或其他固态物体，重100～200克，放于五合板的椭圆形部位中。

（2）用胶带或医用胶布固定，然后在五合板两侧，垫上塑料泡沫，在椭圆形部位要垫得厚一些。

（3）再用胶带或医用胶布从头到尾密密缠绕一遍。

（4）做一个布外套将它套起来，"一拍灵"就做好了。

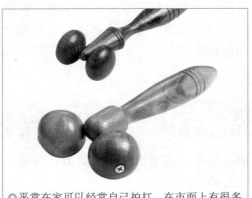

◎平常在家可以经常自己拍打，在市面上有很多可以自我拍打的小工具。如小木槌等。

拍打疗法具体操作解析

在使用拍打疗法时，人们需要注意以下几个方面：

（1）用实心掌展拍，拍打时要让身体微微感觉疼痛才见效。

（2）手掌每次拍打皮肤时可加上从手掌向体内注入清气之意念，手掌离开皮肤时，可加上手掌抓出浊气的意念和动作。

（3）要学会两只手掌握拍弹打法，以便劳累时可替换，尤其是自我拍打时，有些部位只能用某只手才拍打到位，所以学会双手均能拍打是必要的。

（4）大面积拍打时整个手掌、手指部分全部用上，比如拍打膝盖正面。如被拍打部位面积不大，如拍打膝盖反面的窝，可以手指部分为主拍，拍时腕关节可灵活抖动。

（5）每次拍打时，开始手法宜轻，然后力量渐渐加重，到拍打快结束时，才可于某些重点脉位上进行重拍。拍打按用力轻重，可分为3种：

①轻拍法。拍打时用力较轻，多用于年老体弱、儿童及初次接受治疗的患者，或用于肌肉较薄（如关节处）的地方和有重要脏器的地方。

②中拍法。用中等力量拍打，拍打时微有痛感为度。适用于一般人和大部分部位。

③重拍法。用力较重，不仅用腕力，而且要用前臂的力量进行拍打，拍打时有痛感，但应以能忍受为度。此法多用于体质壮实之人，或体质较好而病情顽固的复诊病员，或拍打肌肉丰厚的骶、臀部等部位时用。

拍打养生的十大手法

在中医的历代典籍上，不乏拍打疗法治病的例子，比如唐代孙思邈《千金要方·养性》、明代高濂《遵生八笺·延年却病笺》、明代江瓘《名医类案》、清代陈士铎《石室秘录·摩治法》等书中均有记载。明代李梴《医学入门》中曾介绍杭州马湘擅长用竹杖击打法治病。清代吴谦《医宗金鉴·正骨心法要旨》中也记有用"振挺"（短木棒）治疗伤科疾病的方法。

拍击疗法的常用手法：

（1）拍法：用手掌拍打。手指自然并拢，掌指关节微屈成"虚掌"状，平稳而有节奏地进行拍打。

（2）打法：用相并的四指拍打。示指、中指、无名指和小指四指相并，用掌侧面或背侧面进行拍打。

（3）捶法：用空拳敲击。手握空拳，腕伸直，用空拳的小指侧敲击肢体。

（4）击法：用掌根或拳背击打。手指自然松开，手掌略为背屈，用掌根部进行叩击。或手握空拳，腕稍屈，用拳背进行敲击。

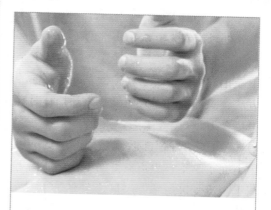

◎捶法手法要均匀，宜轻不宜重，力求动作协调、节奏均匀和着力富有弹性。

（5）劈法：用手掌的尺侧部捶击。腕指伸直，用手掌尺侧的小鱼际肌部进行捶击。

（6）支法：五指合拢，用指端部进行敲击。

（7）捣法：单指叩击。手指屈曲，用单指的指端或屈曲的近端指关节背侧突起部（一般为中指或示指）进行叩击。

（8）弹法：用手指弹击。拇指与食指（或中指）对合如环状，用拇指将示指（或中指）的指甲部按住，然后用力使示指（或

中指）从拇指后方滑出，进行弹击。

（9）棒击法：用特制软棒敲击。将细桑枝12根（直径约5毫米，长约40厘米）去皮阴干，每根用桑皮纸卷紧，并用线绕扎，然后把12根桑枝一起用线扎紧，再用桑皮纸卷紧，并用线扎好，外面裹以布套，封口予以缝合，要软硬适中（有一定弹性）、粗细合用（用手握之合适，一般直径为4.5～5厘米）。

（10）药鞭法：用细桑枝、柳枝去皮后，蘸取药酒进行拍打。

❤ 从上往下拍打后，针对症状重点拍打

中医认为，拍打养生的顺序一般是从上往下拍打，下面，我们就来介绍一套完整的拍打养生动作：

【具体方法】

（1）起势，双脚自然站立，与肩同宽，膝盖微屈，双手下垂，送胯放松，闭目养神，以下每节拍打时皆如是开始，以调息身心。

（2）先拍头部前额到百会穴直至头后颈处风府穴，其次拍头部两侧，从头部前额两侧拍打至头后风池穴，采用从上至下顺拍方法，也可采用按揉、摩擦头部的方法，头部拍打因人而异，头部拍打时宜口目合闭。

（3）拍打颈部后侧、颈部两侧。可由上而下顺拍，也可由上而下，然后由下而上，反复进行拍打。最后左右手掌轮流拍打大椎。

（4）拍打背部。先拍背部两侧，用掌

背或掌心拍打肩背部至臀部，可顺拍亦可上下反复拍打；再用掌背或掌心拍背部中央即督脉，由背部正中身柱、神道穴（或以手背能尽量拍到处为好）拍打至长强穴或骶骨处，可顺拍亦可上下反复拍打。

（5）拍打两侧胳肢窝及两肋内侧。先拍打两侧胳肢窝，手臂抬起高举，用另一手掌拍打，拍打两胁时，由腋下拍打至侧胯部，再由侧胯部拍打至腋下，可顺拍亦可上下反复拍打；心脏、肺、乳腺患者尤其要多拍此处；两胁中间有"胸腺"穴位，拍打按摩可起到安抚心脏的作用。

（6）拍打胸腹部。手掌先轻拍胸腹部两侧，由两侧锁骨处拍打至两大腿根部，可顺拍亦可上下反复拍打；再拍胸部中央即任脉（宜轻拍），从颈下天突穴拍打至腹下曲骨穴，可顺拍亦可上下反复拍打；胸腹有心肺、任脉、足阳明胃经、足少阴肾经、足太阴脾经、足厥阴肝经等经络。

（7）拍打肩部和手臂。先拍打肩部四周，然后拍打手臂，左臂内侧，沿着左肩部、手臂、肘部、手腕、手心，再翻转手臂，拍打左臂外侧，沿着手背、手腕、手臂、肘部，回到肩部。总之，双臂的内外侧前部、内外侧后部以及内外侧中部，进行轮流拍打，手臂拍打，经络循行是先阴经后阳经。手上有6条经络，心包经、肺经、心经、大肠经、小肠经、三焦经。

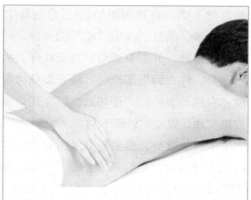

◎腰眼位于背部第3腰椎棘突左右各开3～4寸的凹陷处。

（8）拍打尾椎骨、臀部和腿部。先用掌背拍打尾椎骨，再用掌背拍打臀部，然后用掌心拍打双腿，沿着腿部、膝盖外侧、脚踝部；之后再拍打双腿内侧，从脚踝部拍起，双腿内侧，膝盖内侧，以及膝盖后的窝。总之，两腿的外内侧前部、两腿的后内侧后部以及两腿的外内侧中部，进行轮流拍打，腿部拍打，经络循行是先阳经后阴经。臀部腿上有膀胱经、肝、胆、脾、胃、肾经6条经络。

（9）摩擦腰肾、脘腹部。双手叉腰，拇指在前，四指在后，先摩擦腰肾，摩擦到尾闾部位（长强穴）。再回头重搓，然后仍以双手叉腰，但拇指在后，四指在前，再摩擦脘腹部，也可从腰部带脉处向下斜推搓至下腹曲骨处，经常摩擦腰肾可补肾壮腰和加固元气，还可以防治腰酸，摩擦脘腹可促进消化、防止积食和便秘。

（10）拍打命门、肾俞穴。以双手掌心或双拳拳眼轮流拍打或敲打命门；肾俞穴拍打由双手掌心轮流拍打左右肾俞穴，或双手半握拳，以拳背轮流拍打。

（11）双拳按摩腰眼或瞬间强肾法。双手轻握拳，用拳眼或拳背紧贴腰部旋

转按揉腰眼，而瞬间强肾法则是，双手握拳，拳心虚空，贴在肾俞位置，利用膝关节的上下抖动进行反复摩擦，双拳不动，双脚随着身体抖动轻微起踮，感觉到腰部轻微发热为止。这种运动被誉为中医里的金匮肾气丸，有温补肾阳的功效，是最有效的补肾方法。对肾虚、慢性腰脊劳损、腰椎间盘突出的病人非常实用。对过度疲劳、精神不好、睡眠不足的人效果良好。不仅能缓解疲劳，还能在短时间内补足肾气。

瞬间强肾法也可在最后全身上下抖动时，结合运动，因为其方法原理都一样，抖动时或两臂下垂，或双手握拳贴在肾俞位置，交叉轮流进行亦可。

（12）全身上下抖动放松。身体站立、自然、放松，两臂下垂，两腿略宽于肩，身体随两腿一直一曲有节奏地上下颤抖，速度根据个人身体状况而定，幅度要感觉到胸肌震颤起来为标准，脚跟挨地离地均可；时间可长可短。

（13）"哈"气，身体站立，双手放

松自然下垂，双脚脚跟抬起(尽量抬高)，两肩耸紧，吸气，发出"哈"的一声，同时脚跟落地。并要有弹动，急吸快呼，放松全身。注意脚跟落地时，膝盖要稍微弯曲，自然劲会内收，用巧劲，以免用蛮劲脚跟着地，震动对后脑不利。

（14）收势，最后将双掌由背后经体侧向上经头顶，尔后双掌心朝下，缓缓按于腹前，稍停，意想全身气血归向丹田，双手自然回归体侧缓缓收势结束。

当然，这并不是严格规定了人们拍打的位置，人们可以随意拍打全身任何部位，哪里有病灶就拍哪里，浑身无处不是穴。比如各类痛症可拍打病灶处，痒症患者除拍打患处，还可拍血海、风市、曲池等穴位；各类妇科病（如子宫肌瘤、卵巢囊肿、痛经等）、男科病（如前列腺类疾

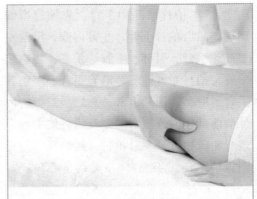

◎风市穴位于人体的大腿外侧部的中线上，当腘横纹上7寸。或直立垂手时，中指尖处。

病、阳痿、早泄等）、肾虚、更年期综合征、高血压、糖尿病、心脏病、肾病、肝病患者，可沿大腿内侧一直拍到大腿根部，并可重点拍打大腿根，再拍小腹、腰腹部。减肥者可拍打腰腹等肥处，有奇效，如果配合拉筋疗效更佳。

养生百宝箱

拍打的顺序是从上往下，从左到右，从外到里，一下挨一下，紧锣密鼓地进行拍打，不要有遗漏，如有遗漏，不要回拍补打。拍打时用实心掌，拍打时感觉疼说明拍对了。通常拍打几次后再拍打不易出痧，但无论出痧与否，只要拍打就会疏通经络，起到保健、治疗功效。手掌每次拍打皮肤时可加上从手掌向体内注入清气之意念，手掌离开皮肤时，可加上手掌抓出浊气的意念。拍打前，手腕最好做一些准备活动，如手腕抖动、手腕转动以及握空拳等。

拍打上肢内侧时，全部从上往下拍打，拍打上肢外侧时，全部从下往上拍打；但拍打下肢外侧时，全部从上往下拍打；拍打下肢内侧时，全部从下往上拍打，与上肢拍打顺序正好相反。拍打由各人根据自己情况，拍打次数自定。

肩背部拍打：两脚开立，略宽于肩。两臂自然松垂于两侧。以腰为轴带动两臂先向左侧腰抡臂，右臂屈肘以手掌拍打左肩背部肩井、大椎等穴位；左臂屈肘以手背拍打腰背部脾俞、胃俞、肾俞、命门、大肠俞一直到骶骨等，然后向右侧转腰抡臂，方法同左。如此不断地扭身、摆臂，两手交替由上而下、由下而上进行拍打，拍打次数自定。然后再以手掌背拍打督脉，总之，背部拍打过程中动作要协调、连贯，要有节奏。

拍打部位面积不大，如拍打膝盖反面的窝，可以手指部分为主拍，拍时腕关节可灵活抖动。拍打力度越大越好（注意循序渐进），开始稍痛，随后疼痛会逐步降低。

拍打的时间和频率，因人而异

拍打养生法尽管较为随意，但要想获得更好的效果，不同的人适合不同的拍打时间和频率。下面我们就来介绍一些拍打时间和频率的注意事项：

（1）一天的任何时候都可以拍打。

（2）身体健康者，单纯保健，每次可拍打头、肩、胳肢窝、肘、膝等处1～5分钟，每天1～2次，多次不限。

（3）亚健康者，某些部位功能不佳，除拍打以上保健部位外，可在病灶处加长拍打时间，一般每处拍5～30分钟，每天1～2次，更多次不限。

（4）自感不适，或有明显病灶者，除拍打保健部位外，可重点拍打病灶处半小时以上，比如膝盖痛、肩周炎、颈椎病、头痛、失眠患者，可重点拍双膝、双肘，拍打次数不限，但每天起码1～2次。

（5）大病患者，如肩不能举、腿不能走，或被医院诊断为牛皮癣、心脏病、高血压、糖尿病、癌症等患者，建议从头到脚拍，拍双肘、双膝及其相应病灶部位可拍打1小时以上，上不封顶，每天1～3次，待病情缓解后再酌情减少拍打时间。

（6）通常拍打几次后再拍打不易出痧，但这时仍应定期拍打，权当吃药打针或服用营养品。因为无论出痧与否，只要拍打就会疏通经络，起到保健、治疗功效。

（7）拍打时间和频率如同拉筋，没有绝对标准，因人而异，这正是中医的美妙之处。无论有病没病，出痧与否，都可每天拍打。一次拍打不能完成也可分几次拍打。拍打不同于吃药，没副作用。如果患者出现严重疲劳反应，可休息几天后接着拍。

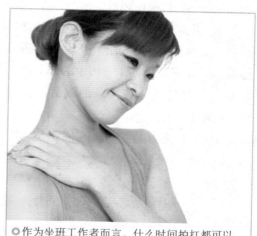

◎作为坐班工作者而言，什么时间拍打都可以，感觉坐着不舒服的时候，可以进行部位拍打。

拍打与刮痧、拔罐的区别

拍打和刮痧、拔罐虽然都是疏通经络的保健方法，但它们也存在不同之处。

刮痧治疗时出现的痧象即为痧疹征象，是指治疗后病变部位的皮肤出现潮红、紫红或紫黑色斑，以及小点状紫红色的疹子。痧象的位置、颜色和形态可反映疾病的性质，对疾病的诊断、治疗、病程及预后有一定的临床意义。

拔火罐是一种充血疗法，利用热力排出罐内空气，形成负压，使罐紧吸在施治部位，造成充血现象，从而产生治疗作用，中国人称它为瘀血疗法。

以上两种方法与拍打相比主要区别在以下几个方面：

（1）主动心理与被动心理：拍打和刮痧、拔罐等保健方式相比，拍打是人们主动治疗，因此更能调动人的心理治疗力量。从西医的角度看，主动拍打产生的刺激令中枢神经和全身细胞都处于高度兴奋状态，产生大量修复、免疫激素，导致人体自愈功能全面加强。而被动治疗的刮痧和拔罐的治疗效果则相对差一些。

（2）得气与否：人们在使用手掌拍打自己的身体时，手掌会产生一种发胀的感觉，其实就是得气（气功中的气）的一种表现，促进了体内气血的流通，而刮痧、拔罐都无此气感。

（3）穿透力的强弱：人们在使用手掌拍打身体时，其作用力垂直向内，随拍打层层深入体内，拍打的穿透力较强，可调出更深层部位的邪气，所以被道家称为"调伤"。而刮痧的大部分用力是横向的，作用面较浅；拔罐力量虽然垂直，但处于静态，不像拍打处于动态发掘，层层深入，因此二者的穿透力不如拍打强，也就不如拍打见效快。

（4）一功两得：拍打疗法主要是用人们自己的手掌去拍打自己的身体，因此在拍打时不仅刺激了被拍打的身体的经络穴位，也刺激了手部的全息穴位和两手上的各6条经络，相当于对身体进行了一次"地毯式轰炸"，而被拍打处则相当于被"定点轰炸"，两者相得益彰，令手足十二条经络交互刺激，在体内形成了一种气场的内循环，更利于排毒治疗。而刮痧、拔罐则只是让患者单方受益的保健方法。

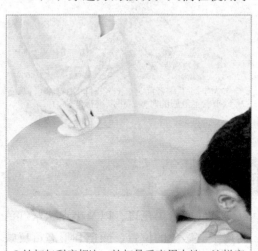

◎拍打与刮痧相比，拍打是垂直用力地，这样穿透力能更好地排出邪气，而刮痧的用力是横向的，作用面就会比较浅，没有拍打效果好。

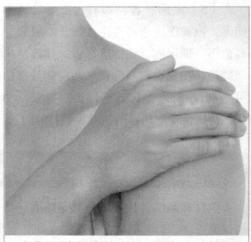

◎当感觉到肩部不适的时候，用另一只去拍打，这样不但可以起缓解不适部位，也能起到锻炼另一边整只手臂的作用。

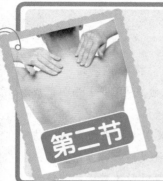

经络保健操，
看似复杂的简单拍打法

第二节

❤ 经络保健操，集多种手法于一身

生活中的几种筋缩场景，你知道吗

经络保健操具有非常好的医学保健效果。从中医经络学的角度分析，练操时通过掐、揉、疏、刮、拍打等手法，刺激穴位或经络通道，进而疏通了全身经络，调节了阴阳气血的平衡，使人精力充沛，达到"气血冲和，百病不生"，扶正祛邪的效果。且因为这种拍打方式简单易学，副作用小，成为一种日益盛行的大众保健方法。

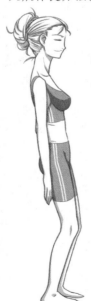

1.起势送髋腰

【具体方法】

（1）站立，双脚自然分开，与肩同宽，挺胸收腹，将髋部微微向前挺，膝关节弯曲，让会阴中点正好正对两脚心（涌泉穴）连线的中点。

（2）舌尖微抵上腭，颈部肌肉放松，面带微笑，使面部肌肉处于松弛的状态，双手自然下垂。

（3）闭眼，保持以上姿势1~2分钟，平静而缓缓地呼吸。

【功效】

减缓腰背肌肉紧张，放松脊柱，使头面部、躯干经络更加通达，并有助于调整放松心态。

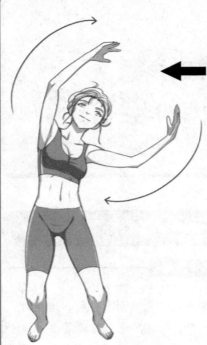

2.马步运球

【具体方法】

（1）在起势的基础上，将右腿横跨一步，根据自身耐受力，膝关节弯曲成90°～135°，成"马步"姿势。

（2）双臂向前伸直，双掌十指略微弯曲，仿佛抱球的姿势，开始呈顺时针或逆时针方向转圈，颈部要随着轻微转动，眼睛要时时随着手的姿势移动，这样才能达到形神意三者合一的理想状态。

（3）将上述动作重复30次。

【功效】

锻炼腰、髋、肩、背部的关节和肌肉，让全身在柔缓的画圆运动中疏通全身经络，有解乏的效果。

3.甩手跷脚

【具体方法】

（1）保持起势的站姿，双手举过头顶，同时深呼吸。

（2）以自然的姿势，将上举的双手从胸前沿胸、腰侧往下、后甩。

（3）同时，双脚跷起，呼气。

（4）将以上动作重复50~100次。

【功效】

锻炼上肢的肌肉和关节，并配合深呼吸来调息，使气血活动增强，疏通经络的效果更好，此方法尤其适合高血压、糖尿病和轻度冠心病人练习。

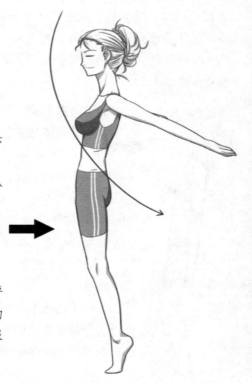

🫀 堵堵开开：常做耳部保健，改善体内脏腑状况

【具体方法】

（1）将双掌心相向，压住双耳郭，并按摩耳郭20～30次。

（2）压紧双耳郭，将双手示指与中指交叉，迅速发力，弹击后脑勺10次，可听到后脑勺"砰砰"作响。

（3）双掌交替进行按压、松开的动作20次，最后一次按压的力度应大一些，按压的时间应长一些，完成最后一次按压后，可听见"嗡"的一声。

【功效】

中医认为，耳郭上分布着众多的耳穴，这些耳穴与人体的五脏六腑和四肢百骸各有连接，是机体各种生理或病理变化的一处重要窗口。因此，通过按摩或敲打

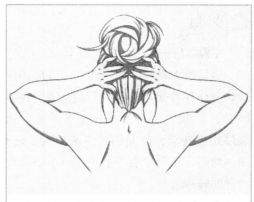

◎生活中经常做耳部保健能够有效改善体内脏腑的健康状况。

耳郭上的耳穴，能起到改善机体脏腑功能的效果。长期练习，更可治疗因肾亏引起的耳鸣、头痛、头晕、眩晕、失眠、记忆力衰退等症状。

🫀 叩齿吞咽：时时可做的护齿健脾胃妙法

【具体方法】

（1）叩齿：轻轻用上下牙齿相互叩击100次。

（2）吞咽：用舌头搅动蓄积于口中的唾液，并徐徐吞下，也就是养生中常见的"漱醴泉"。

【功效】

常做叩齿运动，可有效改善牙根的血液循环，并能使牙齿坚固。而通过"漱醴泉"的吞咽动作，促进口中唾液分泌，并将唾液中许多帮助消化的酶类活性物质带入消化道，从而起到维护脾胃功能的作用。

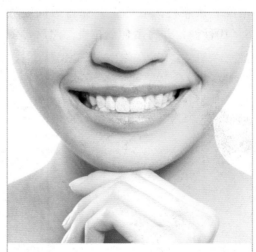

◎日常生活中经常练习叩齿吞咽能有效改善牙龈痛，吞咽的唾液也能起到保健肠胃的作用。

转遍上下：让气血贯穿上下，通达全身

① 转眼

【具体方法】

尽量睁大眼睛，平视前方，维持10秒钟，身体保持起势的姿势不动，开始转动眼睛，依照"左→上→右→下→左"的顺序缓慢转动，转动幅度渐渐增大，转3圈。然后，依照"右→上→左→下→右"的方向转3圈。

【功效】

活动眼部肌肉，加快气血流通，有效缓解眼睛疲劳，有明目的效果。

② 转颈

【具体方法】

身体保持起势的姿势，双手自然下垂，依照"左→后→右→前→左"的顺序，缓慢转动颈部10圈，渐渐增大转动幅度。接着将头后仰，并保持后仰姿势5~10秒钟，并将手伸后拉直。然后，依

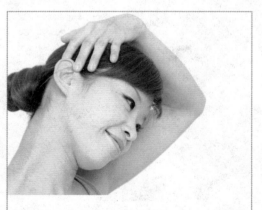

◎在颈部感觉到不适的时候，也可以用左右手轻劲掰头部来进行颈部锻炼。

照"右→后→左→前→右"的顺序，将上述动作重复一遍。

【功效】

有效促进颈部肌肉活动，加快颈部气血流通，并起到了缓慢牵引颈肌的作用，从而有效缓解颈肌疲劳，对防治颈椎病有一定的帮助。但要注意的是，如果你是常因颈椎压迫而导致头晕、眩晕现象的颈椎病患者，则宜小幅度转颈，如果转颈过程中出现不舒服的情况，则应立即停止转颈。

③ 转肩

【具体方法】

保持起势的姿势，双手掌心向内，自然地贴住大腿外侧，并在大腿外侧上下滑动，同时，依照"上→前→下→后→上"的顺序，缓慢做耸肩和转肩的旋转动作10圈。接着，双手贴住大腿内侧不动，同时用力挺胸、向前抬头，并保持这个姿势10秒。然后，依照"上→后→下→前→上"的顺序，重复上述动作1次。

【功效】

充分活动和牵引肩颈部肌肉，使肩颈部经络畅通，起到防治颈椎病和肩周炎的功效。

④ 转腰

【具体方法】

保持起势的姿势，双腿分开，与肩同宽，先依照顺时针方向转动腰部20圈，再按

照逆时针的方向转动腰部20圈。要注意的是，在转腰时，人们将双手握拳，以手背面抵住腰部，用指掌关节顶住腰骶部的脊柱两侧，利用转腰时腰部产生的旋转力，既按摩了双拳指掌关节，也按摩了腰部肌肉。每一个方向转腰结束后，要保持双拳抵腰的姿势10秒钟，以增强腰肌的力量。

【功效】

充分活动和牵拉腰骶部肌肉韧带，通过对腰骶部的经络同时进行按摩，更有利于经络畅通，对腰肌劳损等慢性腰腿痛的防治产生积极的作用。

❺ 转胯

【具体方法】

保持起势的姿势，双腿分开，与肩同宽，膝关节微微弯曲，两手叉髋，先后按顺、逆时针或逆、顺时针的方向转动胯部，各20圈。但要注意的是，在将胯部向左旋转时，同时要做提肛的动作，而腰部以上的身体要保持正直，基本上只是胯部在旋转。每个方向的转胯结束后，要保持胯部前挺的姿势10秒钟。

【功效】

充分活动牵拉会阴部和髋部肌肉韧带，能有效防治泌尿生殖系统疾病。

❻ 转膝踝

【具体方法】

保持起势的姿势，双腿分开，与肩同宽，膝关节微微弯曲，两掌轻轻按住两侧膝盖上，先后同时向里、外或同方向转动膝踝关节，每一个方向转20圈。结束时，将膝关节打直，同时用双掌稍用力按压膝关节，保持这个姿势10秒钟。

【功效】

充分活动膝踝关节和牵拉下肢后群肌肉，起到疏通下肢经络、提高膝踝关节灵活性的作用，可作为防治关节疼痛的辅助练习。

掐掐揉揉：疏通头部经络，防治头晕头痛

【具体方法】

（1）将双手五指尖平放在双眉尖至太阳穴一线，轻轻掐揉印堂穴（两眉连线的中点）、攒竹穴（在眉毛内侧端、眼眶边缘处）、丝竹空穴（眉梢处凹陷中）、太阳穴（眉外梢与外眼角之间向后约1寸处凹陷中）等穴位20～30次。

（2）在上述动作的基础上，将两手五指的位置逐渐平行向上，沿额部→顶部→枕部的方向一点儿点儿推进，每换一个部位，都需要同时用两手五指尖轻轻掐揉20～30次。此外，还要兼顾到加力掐揉上星穴（前发际正中直上1寸）、头维穴（额角发际之上0.5寸）、百会穴（两耳尖直上、头顶正中），推进到枕部后，用双手拇指加力掐揉风池穴（项后、大筋两侧的凹陷中、紧挨着露骨下缘处）20～30次。

【功效】

有效疏通头部经络，有效防治一般的头痛、头晕、眩晕、失眠、记忆力衰退等症状。

梳梳刮刮：简单的梳理头发动作，蕴藏多种保健功效

【具体方法】

双手五指微微张开，从前向后梳理头发100次。但要注意的是，在梳理时要指掌并用，连梳带刮，有意让指力经印堂穴、上星穴、头维穴、百会穴、风池穴等穴位，尤其是梳理到头顶往后下方向时，要改用双掌小鱼际沿耳后，稍微用力一直刮向颈根部，其中刮到的穴位包括翳风穴（耳垂后方）、下颌角与乳突指间凹陷中、翳明穴（在翳风穴后1寸）、风池穴等。

【功效】

通过对头颈部的梳梳刮刮，使头颈部产生发热的感觉，头颈部气血畅通，进而使得头颈部交汇的多条经络贯通，增加了对头颈部的供血量，起到了护发、提神、醒脑、明目的功效，也可缓解因一些慢性病引起的头痛症状。

推推搓搓：揉通前部经络，养益五官，强健各系统

① 推搓面部

【具体方法】

（1）用双手中指指腹推搓面部，先沿眉毛上缘向外推压至太阳穴，重复20～30次。

（2）按照印堂、发际、眼圈、鼻翼、两侧、印堂的顺序，推搓面部皮肤。

（3）在推搓时，要稍用力按压印堂穴、睛明穴（目内眦0.1寸处）、四白穴（眼球正中线直下、框下孔凹陷中）、迎香穴（鼻翼旁0.5寸，鼻唇沟中）、地仓穴（嘴角旁0.4寸）等穴。

（4）在用中指推搓的同时，大拇指则始终随同沿着脸部外侧，也就是沿着耳前下关穴（耳前发际部凹陷处，闭口时摸到凹陷，张口时隆起）、耳门穴（耳屏上切迹前）、听宫穴（耳屏前，张口呈凹陷处）、听会穴（耳屏间切迹前）到颊车穴（下颌角前上方一横指凹陷中，咬牙时此处会隆起）等穴，沿此线来回推搓20～30次。

【功效】

有效舒活面部气血、调节五官功能、增强上呼吸道的抗病能力。

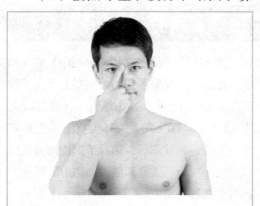

◎印堂穴是经外奇穴之一，位于人体的面部，两眉头连线中点。

❷ 推搓胸腹部

【具体方法】

保持起势的姿势，用双掌沿着胸腹正中线，稍微用力，自上而下不断向左右画圈，双掌向上时吸气，双掌向下时呼气。实际上就是对胸腹部穴位进行自我按摩。

常用的胸腹部穴位有：大包穴、乳中穴、乳根穴、章门穴、期门穴、膻中穴、上脘穴、中脘穴、神阙穴、气海穴、关元穴、中极穴、天枢穴等。

【功效】

有效促进体内血液循环，刺激体内气血运行，改善心血管系统、呼吸系统、消化系统和泌尿生殖系统的功能。

♥ 拉拉扯扯：补肾、护颈肩的三大方法

❶ 提耳

【具体方法】

将一侧手臂绕过头顶，捏住对侧耳朵，慢慢往上提拉耳郭，在持续用劲的同时，突然松手，如此为1次。按以上方向做30次。然后换一只手捏提另一侧耳郭，同样进行30次。

【功效】

有效刺激耳郭的柔韧性，而且，此法中捏提的耳郭部位正好是耳轮的"三角窝"，它对应人体的生殖功能。因此，利用此法是刺激了三角窝耳轮内外侧缘的中点，能有效防治女性月经不调、男性遗精等症。

❷ 横拉颈部

【具体方法】

将右手往后握住颈部，头向左转，让右手手指间抵住左下颌，同时将头慢慢向右移动，右手则要拉紧颈部肌肤，连续20次后，换左手，重复以上姿势20次。

【功效】

通过横拉颈部肌肤，可明显改善颈部肌肉的气血运行，有效防治颈椎病以及颈椎病颈部气血不通引发的筋膜炎、筋膜结节等症。

❸ 背后握手

【具体方法】

双手在身后相握，并尽量向后拉伸，同时要挺胸收腹，头向后仰，保持这个姿势5~10秒，休息几秒，再继续重复以上姿势。

此外，人们也可采用"拉手筋"的姿势，就是一手从肩部往下，一手从背部往上，两手要抓在一起（勾住手指头也行），保持这个姿势5~10秒，休息几秒，再继续重复以上姿势。

【功效】

有效舒活肩背部气血，并疏通肩背部经络，有效防治颈椎病、肩周炎、腰背肌劳损、肩背筋膜炎等症。

🖤 弯弯压压：有效拉伸腰背、下肢经筋，使身形健美

包头压肘肩

【具体方法】

将双掌按住对侧肘关节，并将双臂举过头顶，分别向左或向右弯压，各20次。同时也做一些腰部侧弯动作。

【功效】

增强肩关节的灵活性和腰部的柔韧性，有效防治肩周炎和腰痛等症。

弯腰触地

【具体方法】

刚开始练习时，可双脚分开，与肩同宽，慢慢弯下腰来，双手垂直向下，手指触到地面，同时注意膝关节不能弯曲，并要将脸部尽量靠近下肢。保持这个姿势10秒钟，直起腰来，休息几秒，再重复以上动作。整个动作持续1~2分钟为佳。当练习的时间长了，人们就要加大难度，尽力争取将整个手

掌都贴在地面上。

【功效】

有效拉伸全身经筋，尤其是腰背部和下肢的筋，还具有消减小腹部赘肉、美化小腿曲线的作用。

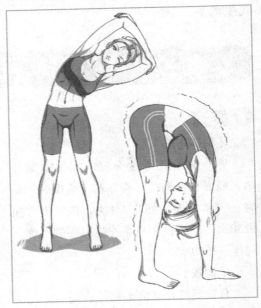

🖤 放放收收：增加胸腹腔压力，改善脏腑气血运行

【具体方法】

（1）将起势的姿势改为"马步"姿势，屈肘，双手半握拳，拳心向上，置于身体两侧，深吸气末，右拳变化为掌式，深呼一口气，再屏气暗暗发力于手掌上，将手掌缓缓向前伸直。

（2）打直手臂后，再深吸一口气，屏气暗暗发力于手掌，并将手掌缓缓往回

收，逐渐将手势变为半握拳，将手收回到下垂于大腿两侧时，手掌打开。

（3）换一只手重复以上动作。两边交替进行，各10~20次。

【功效】

此法通过深吸气和屏气发力，有效增加胸腹腔压力，改善脏腑气血运行，还能增强心肺功能，提高热耗，有强身健体的效果。

蹲起推墙：增强下肢的力量，有利气血的畅通

【具体方法】

（1）保持起势的姿势，双臂交叉，掌心向上，放于胸前。

（2）慢慢深吸气，同时保持屈肘的姿势，缓缓将双臂向左右两侧平推开，注意掌心朝外。

（3）接着缓缓放气，同时双手慢慢放下，自然垂落于两边大腿外侧，双腿慢慢站直。最后再深呼吸1次。

（4）将以上动作重复10～20次。

此外，人们还可进行练习"蹲墙功"，也有同样的效果。

【功效】

保持和增强下肢的力量，促进下肢的气血流通，有效预防心肺疾病、下肢疾病等。

拍打周身：上下左右前后都拍打，疏通全身经脉

❶ 拍打上肢

【具体方法】

用手掌沿三阴经和三阳经的走向，上下拍打20～30次，然后左右交换。对于合谷穴、内关穴、外关穴、曲池穴等要穴，可稍加拍打力度。

【功效】

舒活上肢气血，调和体内阴阳。

❷ 拍打肩膀和肩关节周围

【具体方法】

用手掌拍打手臂外侧、三角肌正中的肩髎穴和肩关节周围的腧穴，左右交替拍打，各拍打20～30次。

【功效】

舒活肩部气血，有效防治肩周炎。

❸ 拍打肺俞穴、大椎穴

【具体方法】

用手掌拍打背上第3胸椎旁开1.5寸处的肺俞穴，以及背上第7颈椎棘突下的大椎穴，左右手交替拍打，各拍打20～30次。

【功效】

有效舒活上背部气血，使气机畅通，增加上呼吸道抗病能力，有一定的防治肺部疾病和感冒的功效。

❹ 拍打天宗穴

【具体方法】

用手掌拍打肩胛骨后面中部凹陷中的天宗穴，稍有力度，左右手交替，各拍打20～30次。

【功效】

只要找准了穴位拍打，再加上一定的力度，往往会使受拍者的整个肩背部及上肢产生串麻的感觉，有效防治肩背痛。

❺ 拍打肩井穴、秉风穴

【具体方法】

用手掌拍打在肩部上面正中点的肩井

穴，以及天宗穴直上、肩胛骨冈窝中的秉风穴，左右手交替，各拍打20～30次。

【功效】

舒活肩背部气血，有效防治肩背和肩颈疼痛症状。

⑥ 拍打气海穴、命门穴

【具体方法】

用一只手掌拍打腹部正中，另一只手掌拍打腰部正中，两只手掌呈相对的姿势，同时发力拍，拍打30～40次。此法不仅要拍打气海穴、命门穴，还应该兼顾拍打腹部的神阙穴、关元穴、中极穴、天枢穴，以及腰部的阳关穴。此外，每次拍打的一瞬间要注意呼气，以便预防内脏震伤，还能增强舒筋活络的效果。

【功效】

有效舒活腰腹部气血，舒经活络，还能调节消化系统、泌尿生殖系统和内分泌系统的功能。

⑦ 拍打脊柱与脊柱两侧

【具体方法】

用手背相互交替来拍打脊柱与脊柱两侧部位，从骶部开始，依次逐渐向上拍打，直至手背不能再往上为止，然后依次慢慢往下拍打，直到回到骶部。一上一下来回拍打为1次，宜拍打10～20次，每天练习1～3次该手法。同时配合扭动腰身来带动双臂。此外，拍打时，双臂要尽量抢开，才能形成较大的爆发力。

【功效】

有效舒活背部气血，对肩周炎、腰肌劳损、腰腿疼痛及颈椎病有较好的防治效果。

⑧ 拍打臀部和大小腿外侧

【具体方法】

将两手握拳，用拳的掌侧面对臀部及大小腿进行较有力度的拍打。拍打时，两侧同时进行，由拍打环跳穴开始，从上而下，再从下而上依次从小腿外侧面的前、中、后位置循环拍打，循环拍打1遍即可。

【功效】

人体的大小腿外侧面主要分布着足三阳经脉：足阳明胃经、足少阳胆经、足太阳膀胱经，此法就是拍打这3条经络，对腰腿痛等下肢疾病有较好的防治效果。

⑨ 拍打大小腿内侧

【具体方法】

双手握拳，用拳的小鱼际部分来拍打，拍打时，两侧同时进行，以拍打箕门穴开始，从上而下，再从下而上依次沿着小腿内

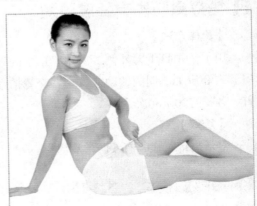

◎箕门穴位于人体的大腿内侧，当血海穴与冲门穴连线上，血海穴上6寸。

侧的前、中、后位置循环拍打，循环拍打1遍即可。此外，在拍打时，还可重点拍打血海穴、阴陵泉穴、三阴交穴、蠡沟穴。

【功效】

人体的大小腿的内侧面分布着足三阴经脉：足太阴脾经、足厥阴肝经、足少阴肾经，通过拍打这3条经脉，可以起到健脾、补肝肾的功效，有效防治腰腿痛等下肢疾病。

⑩ 拍打前胸

【具体方法】

用右掌拍打左侧前胸，用左掌拍打右侧前胸，注意拍打前要深吸一口气，拍打节奏要稍快，并从上往下拍打。而且，在拍打时要发出"啊"的声音来深呼气。

【功效】

舒活胸部气血，有效预防心肺疾病。

♥ 晃晃抖抖：让身体在颤动中放松

【具体方法】

（1）将两腿分开，与肩同宽，双膝微微弯曲，两臂自然下垂，呈屈肘姿势，手指略弯曲，手指间自然分开。

（2）闭眼，全身前后左右晃动或抖动2~3分钟，晃动或抖动的顺序随意，但要尽量使所有肢体的关节，颈、肩、肘、腕、腰、髋、膝、踝关节都要活动到。此外，晃动和抖动的幅度可由小变大，从慢变快；再由大变小，由快变慢。

【功效】

有效调动人体全身气血，促进气血流通。

♥ 闭目养神：静下来，让气血归于平顺

【具体方法】

（1）两臂左右分开，掌心向上，深吸气，同时两臂上举至头顶。

（2）掌心向下，两臂呈环抱状下压，同时呼气，待两臂伸直后，双掌自然交叉重叠，置于下腹部正中，也可以双臂自然下垂放在身体两侧。

（3）保持起势的姿势，闭目静立，做轻缓的腹式呼吸，注意力尽量集中在手掌与腹部的一起一伏之中，想着"丹田"，而不去想其他事情。

【功效】

可以使整个身体处于一种异常松弛和舒适的状态，气血归于平顺，阴阳归于调和，神清而气定，慢慢进入一种练功后的忘我状态，独自在冥冥之中陶醉。2~3分钟后，或者自然睁开眼睛后，经络保健操即告结束，你的精神头也就养足了。这最后两式配合起来单练，每天1~3次，每次5~10分钟，对许多存在心理问题或神经—精神功能紊乱病症的人，均会产生很好的调节作用。

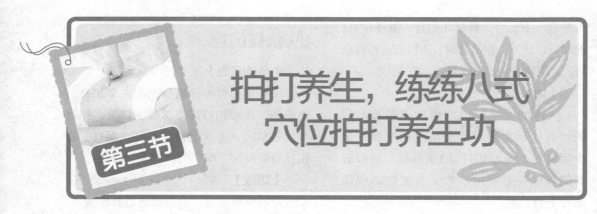

第三节 拍打养生，练练八式穴位拍打养生功

❤ 舒经活络，不妨练习八式穴位拍打功

八式拍打功主要是通过拍打全身上下的穴位，来起到舒活全身气血、经络的功效。下面，我们就来介绍八式穴位拍打功的歌诀。

八式穴位拍打功，双手相搓开劳宫。

一拍天枢脐边找，健脾养胃功效奇。

二拍气海脐下寻，益肾延年不老功。

三拍神阙脐正中，生死命门少人修。

四拍中府乳上找，调理气血应手取。

五拍膻中两乳间，开胸顺气解郁遏。

六拍百会头当顶，六阳魁首须仔细。

七拍肩井手交叉，肩臂疼痛即时疗。

八拍尾椎使拳法，祭起龙骨长精神。

背后起颠百病消，八式拍打至此终。

❤ 八式穴位拍打养生功预备式

【具体方法】

（1）自然站立，双足分开与肩同宽，脚尖朝前或微内扣，双膝微弯，膝不过足，涵胸拔背，头顶项竖，呼吸自然，气沉丹田，精神贯注，目视前方；双臂合抱于小腹前，掌心相对，虚腋圆臂，松肩坠肘；下缩谷道，上搭鹊桥，吐唯细细，纳唯绵绵；肩井涌泉应相对，百会会阴成一线。

（2）待上式静站10分钟左右，然后将双手轻轻上举，当举至与乳同高时，双掌相合，掌心相对，掌指朝前；双掌相互交错，连贯相搓10次，至双掌发烧时，即可做以下拍打功法。每次拍打前都必须将双掌搓至极热，后不再述。

【动作要领】

起势谓混元桩，它与太极、八卦等混元桩功法功理基本相同。医家谓肩井穴（大椎与肩峰连线中点）为井口，而脚底之涌泉（蜷足前端凹窝）为泉水，故井口必须与泉水相对；百会穴（两耳尖连线中点）与会阴穴（前后阴之间）天地阴阳相对，自然会使三田合一，三线贯通，使周天运转自如。

一拍天枢脐边找，健脾养胃功效奇

【具体方法】

（1）由预备式始，当双掌搓至极热时，双掌心劳宫穴对准脐旁两侧的天枢穴，先用左掌拍打，再用右掌拍打，左右交替，双掌同时拍打，力度适中，共拍打7次。

（2）拍打结束后，双掌掌心相贴搓至极热，双掌劳宫穴紧贴两侧天枢穴，先顺时针揉摩7次，再逆时针揉摩7次。

【动作要领】

（1）天枢穴位于脐旁开2寸处，左右各1，属足阳明胃经，为大肠募穴，能分利水谷，降浊导滞，和营调经；天枢又为

胃之枢纽，导痰行滞，引胃气下行，调理以治气，故其主治各种肠道疾病、妇科疾病和泌尿系统疾病。故拍打按摩均可起到健脾养胃的目的。

（2）拍打时，两手同时进行，速度快慢适中，自然用力。不可妄用拙劲，以免自伤。

（3）若治疗腹部疼痛，可配点按足三里穴；若腹泻、痢疾等，可配关元、气海两穴，其效甚捷；若妇科疾病可配三阴交；泌尿系统疾病可配阴陵泉、三阴交等穴，可速收防病治病之功效。

二拍气海脐下寻，益肾延年不老功

【具体方法】

（1）紧接上式，双手掌心相贴搓至极热，先用左掌劳宫穴对准气海穴拍打，再用右掌劳宫穴对准气海穴拍打，左右手相互交替各拍打7次结束。

（2）拍打完毕后，双手掌心相互搓至极热，用左掌劳宫穴紧贴气海穴，右掌内劳宫对准左掌外劳宫，双掌紧贴，然后顺时针揉按7次，逆时针揉按7次；若是妇女，则右掌在下，左掌在上，揉按方法相同。

【动作要领】

（1）气海穴在脐下1.5寸处，属任脉经穴，乃生气之海，元气之所居，是全身强壮穴之一，能补元气，回生气，振肾阳以散诸阴，温下元四肢，主治妇科下阴之

疾病。故经常拍打按摩，可起到强壮性功能，提高身体素质之功效。

（2）拍打时，用力要适中，速度要均匀；揉按时，力度应适中，不可强用蛮力。

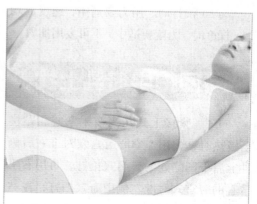

◎气海穴；取穴时，可采用仰卧的姿势，位于体前正中线，脐下1寸半。

219

（3）气海穴，临床上以治气病效果最好，常与关元穴相配伍或交替运用。如治妇女月经不调，可配伍三阴交，以及血海、归来、关元等穴；阳痿病可配伍三阴交、中极、归来等，或针灸，或按摩，均可起到较好的疗效。

三拍神阙脐当中，生死命门少人修

【具体方法】

（1）紧接上式，当双掌搓至极热时，先用左掌劳宫穴对准神阙穴拍打，再用右掌劳宫穴对准神阙穴拍打，左右手相互交替各拍打7次。

（2）拍打结束后，双掌搓至极热，如上式，男左掌在下，女右掌在下，顺时针、逆时针各揉摩7次。

【动作要领】

（1）神阙穴位于脐窝正中央，属任脉经穴，为生命之根蒂，后天之气舍，为心肾肺三脏的交通门户，能调节全身的精气血，故医家称其为元神之门户，而功家则以脐调转呼吸，即内呼吸，又称"胎息"。故经常拍打揉摩，有温阳固脱、健脾养胃、回阳急救之功。

（2）拍打时，用力要适中，速度要均匀；揉摩时，力度要适中，不可妄用拙力。

（3）神阙穴主治肠道疾病、中风脱症及产后血晕等危重急症。此穴一般禁针宜灸，有隔盐灸、隔姜灸等法。配伍关元穴可治缩阳症；与天枢、关元、建里配伍可治疗腹泻、痢疾等肠胃疾病；配伍关元、气海、百会、内关等穴可治疗中风脱症。

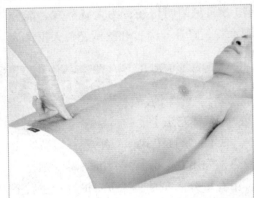

◎神阙穴，即肚脐，又名脐中，是人体任脉上的要穴。它位于命门穴平行对应的肚脐中。

四拍中府乳上找，调理气血应手取

（1）紧接上式，当双手掌心相贴搓至极热时，先用左掌心劳宫穴对准右肩侧乳上肩下凹陷处的云门穴拍打，再用右手掌心的劳宫穴对准左侧中府穴拍打，左右手交替拍打各7次。

（2）拍打结束后，双手掌心相贴搓至极热，先用左掌劳宫穴紧贴右中府穴揉摩，再用右掌劳宫穴紧贴左中府穴揉摩，左右手顺时针、逆时针各揉摩7次。

【动作要领】

（1）中府穴位于乳上3肋，距任脉6寸处，属于太阴肺经穴位，系肺之募穴，手足太阴之会，穴在胸膺，能清宣上焦，疏调肺气。肺主一身之气，肺气若为寒邪外来，或为内热上升，失其宣降则咳嗽喘息，胸满胀痛。故可治疗咳嗽、气喘、胸痛、肩臂痛等症。

（2）拍打时，用力要适中，速度要均匀；揉摩时，力度适中，不可妄用拙力。拍打此穴，可直接震动手太阴肺经穴，通经活络效果奇特。

（3）在临床医学上，中府穴亦常同云门穴，交替使用。如配少冲可治胸痛；配大椎可治肺炎；配内关可治手发凉；配内关、列缺、肺俞，可治肺气郁遏引起的胸满咳嗽；配肩髃、曲池、手三里、合谷

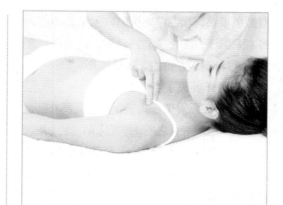

◎中府穴胸前壁的外上方，云门穴下1寸，前正中线旁开6寸，平第1肋间隙处。

等穴，可治疗肩臂痛等症。

五拍膻中两乳间，开胸顺气解郁遏

【具体方法】

（1）紧接上式，将双手搓至极热，先用左手劳宫穴对准两乳间的膻中穴拍打，再用右手劳宫穴对准膻中穴拍打，左右手轮换各拍打7次。

（2）拍打结束后，复将两手掌心相对搓至极热，然后用右掌抱左掌，内外劳宫穴相对，左掌内劳宫穴紧贴膻中穴，顺时针、逆时针各揉摩7次。

【动作要领】

（1）膻中穴位于两乳连线中点，属任脉经穴，是八会穴之一，是人体宗气汇聚的部位，是心胞之募穴，有调理气血之能，又能降逆气，清肺化痰，宽胸利肺，可治一切气病。故兼治呼吸系统、气滞乳少等杂症。

（2）拍打时，用力要适中，速度要均匀；揉摩时，力度适中，不可妄用拙力。

（3）在临床医学上，膻中配伍少泽、乳根，可治乳少；配伍天井，或内关、三阴交，可治心痛(包括心绞痛)。

六拍百会头当顶，六阳魁首须仔细

【具体方法】

（1）紧接上式，将双手掌心相贴搓至极热，先用左掌内劳宫穴对准头顶的百会穴拍打，再用右掌内劳宫穴对准百会穴拍打，左右手轮换拍打百会穴，左右各7次。

（2）拍打结束后，复将左右手掌心相

对搓至极热，用左掌内劳宫穴紧贴百会穴，将右掌覆于左手背上，内外劳宫穴相对，先顺时针揉摩7次，再逆时针揉摩7次。

【动作要领】

（1）百会穴位于头顶正中，属督脉穴。百会穴为三阳五合之所，即足太阳、足少阳、手少阳、督脉、足厥阴经俱会通于此而入脑内。四周各穴罗列有序，大有百脉朝宗之势。息肝风，潜肝阳，举阳气下陷，清阳明燥热，散风热于上，可治中风、心脑血管疾病与神经系统疾病，且有下病上治之特效。

（2）拍打时，用力要适中，速度要均匀；揉摩时，力度要适中，应轻柔和顺，不可妄用拙力。

（3）在临床医学上，百会配伍长强、承山，可治脱肛；配伍合谷、太冲，可治头顶痛；配伍风池、上星、合谷、太冲，可治疗肝热上冲引起的头晕目眩症；

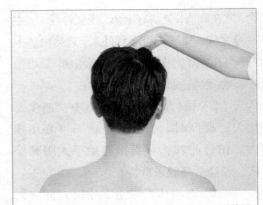

◎百会穴位于人体的头部，头顶正中心，可以通过两耳角直上连线中点，来简易取此穴。

配伍关元、气海、三阴交，可治妇科子宫脱垂症。

（4）百会穴是炼神还虚的一大要穴，以百会为练门的功夫已为上乘功，唯在练好命功的基础上循序渐进，切勿急功贪进而贻害自身。

七拍肩井手交叉，肩臂疼痛即时疗

【具体方法】

（1）紧接上式，将两手掌心相对搓至极热，双臂在胸前交叉，尽力用右掌内劳宫穴拍打左肩井穴，用左掌内劳宫穴拍打右肩井穴，左右手各拍7次。

（2）拍打结束后，复将双手掌心相贴搓至极热，先用右掌揉摩左肩井穴，顺时针、逆时针各7次；再用左掌揉摩右肩井穴，顺时针、逆时针各7次。

【动作要领】

（1）肩井穴位于肩上凹陷中，属足少阳胆经穴，手足少阳、足阳明、阳维之

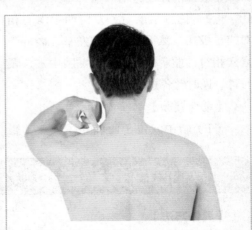

◎肩井穴的主治疾病为：肩酸痛、头酸痛、头重脚轻、眼睛疲劳、耳鸣、高血压、落枕等。

会，连入五脏。故其对高血压、脑出血、头项疼痛、乳腺炎、子宫出血、甲状腺功能亢进均有较好疗效。而功家修习时，往往与涌泉相对应，以顺应人体经脉运行机理，调节气血循环，打好筑基功，从而为进一步修习上乘功法打好基础。

（2）拍打时，用力要适中，速度要均匀；揉摩时，力度要适中，应轻和柔缓，不急不躁，不可妄用拙力。

（3）临床医学上，肩井穴常用于治疗手臂痛疾病。《玉龙歌》曰："急痛两臂气攻胸，肩井分明穴可攻。"《玉龙赋》云："肩井除臂痛如拿。"家师传曰："治牙痛针肩井二分，其效甚著。"在实践中，由于肩井穴禁灸亦不可深针，恐晕针或成气胸，故多以拍打揉摩为主。

八拍尾椎使拳法，祭起龙骨长精神

【具体方法】

（1）紧接上式，双手握拳，先用左右拳背轮流捶打尾椎各7次，再用左右拳心轮流捶打尾椎7次，先左拳后右拳，交替进行。

（2）拍打结束后，将两掌心相对搓至极热，用左掌内劳宫穴紧贴尾椎，右掌覆于左掌上，内外劳宫穴相对，然后先顺时针，后逆时针各揉摩7次。

【动作要领】

（1）尾椎本身无穴位，不属任何经脉，但属全身龙骨之起始，可谓牵一发而动全身，加之其周围穴道罗列密布，故拍打尾椎不但能起到极好的保健作用，而且可震动其附近穴位(如长强穴、腰奇穴等)，从而起到通经活络，强健机体的作用。

（2）在拍打尾椎时，用力一定要适中，不可妄用拙力，以免自伤；揉摩时，动作应轻缓柔和，可用掌，亦可用指，劲力适中。

背后起颠百病消，八式拍打至此终

做完前面八式之后，这套八式穴位拍打功也就进入了收功阶段。

【具体方法】

紧接上式，将两手掌心相对搓至极热，用左右掌心劳宫穴正对左右腰眼紧贴，然后脚跟抬起（尽量抬高），落地时要有弹动；脚跟抬起时吸气，落地时呼气，急吸快呼，共做7次；然后将双掌由背后经体侧向上经头顶，尔后双掌心朝下，缓缓按于腹前，稍停，双手自然回归体侧缓缓收势。

研练本套功法时，最好能除去衣衫在室内演练；夏日在空气新鲜宁静的野外习练，其效果更佳。

八式穴位拍打，别忘了劳宫穴

尽管在此套功法中并未有拍打劳宫穴的一节，但在本套功法中多次提到劳宫穴，这是为什么呢？

劳宫穴，最初称"五里"，后又名"掌中"，最后因"手任劳作，穴在掌心"而定名为劳宫穴。劳宫穴有内外之分，属手厥阴心包经穴，为心包经之"荥穴"。配五行属火，火为木子。所以，取劳宫穴治疗可清心热，泻肝火。故由肝阳上亢、化生风和上挠心所造成的中风，或心神志病症均可治疗。劳宫穴治疗风火牙痛疗效甚佳。劳宫穴不但有调血润燥，安神和胃，通经祛湿，息风凉血之功效，而且又是炼气、运气、发放外气等重要穴位之一，常人均可意守。同样日常经常按压手心劳宫穴，还有强壮心脏的作用。其方法是：用两手拇指互相按压，亦可将两手顶于桌角上按劳宫穴，时间自由掌握，长期坚持可使心火下降.促进睡眠法：中医认为失眠多是心肾不交，水火不济所致。平均每晚临睡前半小时，先擦热双手掌，右掌按摩左涌泉，左掌按摩右涌泉各36次，可促进睡眠，使心火下降，肾水上升，则水火既济，心肾相交。而八式穴位拍打功，其所拍打的穴位均是人体内重要穴位，劳宫穴如此重要，自然也不能忽略，以便人们通过拍打刺激这些穴位，起到强身健体、防病治病功效，而且还能对武术技击及气功研练方面大有裨益。

人们在练习此拍打功法时一定要参考标准的人体穴位图，找到准确位置，再参考功法说明进行拍打。还应注意拍打时用力应循序渐进，切不可急于求成，妄用拙力，否则极易伤身。此外，对于初学此功者，最好身边有专业人员进行指导训练，以免误伤自己，同时达到事半功倍的效果。

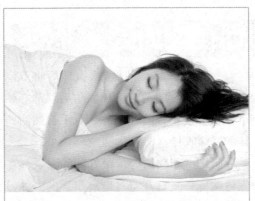

◎如果日常生活中经常失眠，那么在睡觉前可以用手按摩点压劳宫穴，可以起到催眠的作用。

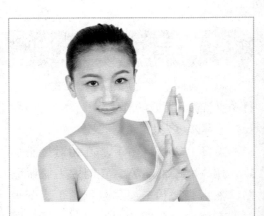

◎劳宫穴在手掌心,当第2、3掌骨之间偏于第3掌骨,握拳屈指时中指尖处。

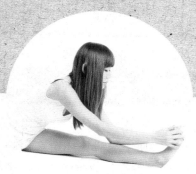

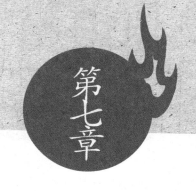

第七章

认清穴位，
精准拍打更健康

●拍打养生是通过拍打振动人体的经脉及其经脉上的穴位来达到舒活气血的功效的，相较而言，点穴是更为精准、有效的拍打方法。而我们周身的数百个穴位，每个穴位都是人体一处大药，可谓百药齐全。只要我们能认识并好好开发利用我们身体的每一处大药，一定能够达到防治疾病、强身健体、延年益寿的目的。

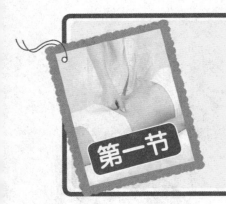

循经来点穴，精准拍打更健康

第一节

人体百药齐全，每处穴位都是大药

说到穴位，它的学名叫腧穴，代表着人体脏腑经络气血输注出入的特殊部位。"腧"就是传输的意思；"穴"说明这个部位存在着空隙，所以一般都用"穴位"来称呼。实际上穴位就是每条经络上最突出的地方，穴位对经络的重要就如同经络对于人体的重要。它位于经脉之上，而经脉又和脏腑相连，穴位、经脉和脏腑之间就形成了立体的联系。穴位就成了这个相互联系的体系中最直接的因素，通过穴位可发现身体存在的问题，更可以利用它们来治疗疾病，保持身体的健康。

在远古时代，我们的祖先当身体出现不舒服的时候会怎么办呢？那时没有医生、医院、先进的设备，更没有灵丹妙药，但是我们的祖先发现在病痛的局部按按揉揉，或者用小石头刺刺、小木棍扎扎，就能减轻或者消除病痛。其实这种"以痛为腧"的取穴方式，就是腧穴的原型。后来通过实践活动，古代人对腧穴有了进一步的认识，知道了按压

哪个位置能起到什么样的治疗作用，为了便于记忆，便于交流，还给它们起了名字。在公元前1世纪的时候，有名字的穴位大概有160个。

随着对穴位主治功能认识的不断积累，古代医家发现这些穴位不是孤立的，这些穴位位于"经络"——能量的通路上，通过经络与脏腑相通。历代医家不断整理，到了清代，有名的穴位一共有361个，包括52个单穴，309个双穴。这361个穴位位于十二经和任督二脉之上，有固定的名称和固定的位置。这也是我们现代人常说的"经穴"，或者"十四经穴"。

在这361处经穴中，有108个要害穴。要害穴中有72个穴一般采用按摩手法点、按、揉等不至于伤害人体，其余36个穴是致命穴，就是我们俗称的"死穴"。严格地说这36个致命穴，平常按摩不会有任何不良影响。所谓"致命"必须为超乎正常的意外重力，造成了极大的打击。死穴又分为软麻、昏眩、轻和重4穴，每类都有9

个穴，一共是36个致命穴。有些文学作品中甚至说，在生死搏斗中为杀手使用，还有歌诀作了描述："百会倒在地，尾闾不还乡；章门被击中，十人九人亡；太阳和哑门，必然见阎王；断脊无接骨，膝下急亡身。"

还有一些穴位，也有自己的名字，有固定的位置，但是却不属于十四经，它们属于另外一个系统，那就是"经外奇穴"，简称"奇穴"，其中也包括许多近代发现并获得认可的新穴。比如说四缝、八风、十宣、定喘等。常用的奇穴有40个左右。

其实还有一类穴位，没有固定的名字，也没有固定的位置，这就是"阿是穴"。相传在古时有中医为病人治病，但一直不得其法。有一次无意中按到病者某处，病者的痛症得到舒缓。医者于是在该处周围摸索，病者呼喊："啊，是这里，是这里了。"医者加以针灸，果然使疾病好转。于是把这一个特别的穴位命名为"阿是穴"，其实就是病痛局部的压痛点或者敏感点，这种叫法最早见于唐代。

可以看出，人们对腧穴的认识是不断发展的，关于究竟有多少穴位这个问题，也是在不同时代有着不同的答案。

开发我们的穴位大药

按照中医基础理论，人体穴位主要有四大作用：首先它是经络之气输注于体表的部位；其次它还是疾病反映于体表的部位，当人体生理功能失调的时候，穴位局部可能会发生一些变化，比如说颜色的变红或者变暗，或者局部摸起来有硬结或者条索状的东西等；再者我们可以借助这些变化来推断身体到底是什么部位出了问题，从而协助诊断；最后，当人体出现疾病的时候，这些穴位还是针灸、推拿、气功等疗法的刺激部位，当然我们也可以用这些穴位来预防疾病的发生。

穴位有那么多，我们怎么能记住每一个穴位都有什么作用啊？其实方法很简单，我们只要掌握住其中的规律就可以了。第一条，穴位在什么部位，就可以治什么部位的病。比如说膝关节附近的膝眼、梁丘、阳陵泉等都能治疗膝关节的疼痛。第二条，穴位在哪条经脉上，就可以治疗这条经脉经过部位的疾病。比如说手阳明大肠经的合谷穴不仅可以治疗手部局部的病症，还可以治疗大肠经经过的脖子和头面部的疾病，如

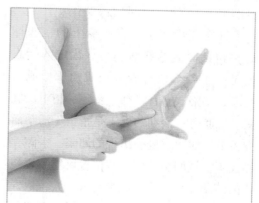

◎合谷穴位于手背虎口处，于第一掌骨与第二掌骨间陷中。

牙疼等。第三条，穴位除了可以治疗所在经脉的疾病以外，还可以治疗相表里的经脉的疾病。比如说手太阴肺经的列缺穴，不仅可以治疗与肺相关的咳嗽、胸闷，还能治疗和肺经相表里的手阳明大肠经的头疼、脖子僵硬等。第四条，就是有些特殊穴位的特殊作用，比如说大椎穴可以退热、至阴穴可以矫正胎位等，这些可能就需要稍微记忆一下了。

穴位的治疗作用和用药不太一样，每一个穴位对身体都有双向良性调节作用。这就是说，在按摩或者针灸穴位的时候，我们的身体会根据自身或虚或实的情况，来采取或补或泻的调节方法。比如说内关穴调节心率，不管心率是快还是慢，我们

都可以取这个穴位。每一处穴位都是一处大药，能够放松肌肉、解除疲劳、激发人的经络之气、通经活络，从而达到调整人体功能、平衡阴阳、调节脏腑、防病祛病、强身健体的目的。

现代生命科学预测人类的寿命是125～175岁，而目前我们的平均寿命才78岁，这说明我们的身体还存在着巨大的潜能，许多大药都还没有被我们好好利用。我们周身的数百个穴位，每个穴位都是人体一处大药，可谓百药齐全。只要我们能认识并好好开发利用我们身体的每一处大药，一定能够达到防治疾病、强身健体、延年益寿的目的。

💛 量穴位，用身体的尺子就够了——穴位的定位方法

相信很多人都有这样的困惑：穴位的位置都是固定的，但是为什么我就取不准呢？下面就告诉大家定位的方法。其实很简单，这个尺子就在我们自己的身上，随身携带，不用担心用的时候没有尺子。

首先我们要了解自己身上的一些标志，包括固定的和活动的。固定的标志就是身上各部位有骨节和肌肉所形成的突起、凹陷、五官轮廓、发际、指甲、乳头、肚脐等；活动的标志是指由于活动而在关节、肌肉、皮肤出现的凹陷、空隙、皱纹等。我们想找到这些位置可能需要特殊的活动姿势，比如说听宫这个穴位取穴时就需要张口，这样耳屏前就会出现凹陷，也就是听宫的位置。

再者就是以身体突起的骨节为标志，不同骨节之间的距离都是固定的，不管男女老少，高矮胖瘦，对于同一个人来说，都可以用这个为标准来量自己的尺寸。这也就是中医常说的"骨度分寸"。常用的骨度分寸如下：

（1）头部：前发际至后发际12寸；如前后发际不明，从眉心量至大椎穴18寸；眉心至前发际3寸；大椎至后发际3寸；前额两发角之间为9寸；耳后两乳突之间为9寸。

（2）胸腹部：两乳头之间8寸；胸骨上窝至胸剑联合中点9寸；胸剑联合至脐中8寸；脐中至趾骨联合上缘5寸；腋窝顶点至第11肋游离端为12寸。

（3）背腰部：两肩胛内缘之间为6寸；两肩峰缘之间为16寸。

（4）上肢部：腋前纹头至肘横纹 9寸；肘横纹至腕横纹 12寸。

（5）下肢部：耻骨联合上缘至股骨内上髁上缘18寸；胫骨内侧髁下缘至内踝尖13寸；股骨大转子至横纹19寸；臀横纹至横纹为14寸；横纹至外踝尖16寸。

还有一个方法就是用自己的手做尺子来量自身的尺寸，这叫"手指同身寸"。我国古人很早就有"布手知尺，布指知寸"的说法。常用的有以下3种：

（1）中指同身寸：将中指弯曲，指尖触及拇指，以中指节侧面两横纹尽处为1寸。

（2）拇指同身寸：是以拇指指关节的横度作为1寸。

（3）横指同身寸：又名"一夫法"，是将示指、中指、无名指和小指并拢，以中指中节横纹处为准，四指的宽度为3寸。

注意：

（1）拇指、中指屈曲成环形，中指第二指节两端纹头之间为1寸。

（2）大拇指指间关节宽度，为1寸。

（3）示指到小拇指，4指距离，为3寸。

最后还有一种取穴方法，那就是简便取穴法。比如说立正姿势，双手下垂，这时中指指端所指的位置就是风市穴。这种方法很适合初学者。不过，并不是所有的穴位都有简便的取穴方法，而且这种方法只是一种辅助的方法，在使用的时候我们还需要结合前面提到的几种方法。

虽说每个人的高矮胖瘦各不同，但自己的身体，只有自己最了解，所以这些方法都是用自己的身体为标准来量身体取穴位。同时，还有一点要提醒大家注意，那就是这些方法在应用的时候要灵活使用，还要互相结合，否则可能会长短失度。比如说条口穴在外踝尖上8寸，这时我们如果用手指一寸一寸地量，很容易出现偏差，但是换一个角度想想，外踝尖和横纹之间是16寸，我们只要找到中点就可以了，这样问题就简单了。再举一个例子，比如说足三里，在犊鼻下3寸，犊鼻很容易就找到了，这个3寸我们直接用"一夫法"一量，很容易。但是如果还是按横纹和外踝尖16寸，取3/16找来足三里的话，那可能很难找准确了。

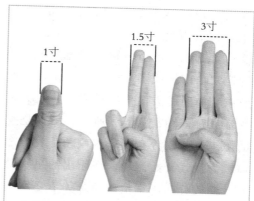

◎合谷穴位于手背虎口处，于第一掌骨与第二掌骨间陷中。

十大神奇特定穴位，防治疾病有特效

在十四经穴中，有一部分腧穴被称之为"特定穴"，它们除具有经穴的共同主治特点外，还有其特殊的性能和治疗作用。根据其不同的分布特点、含义和治疗作用，将特定穴分为"五输穴""原穴""络穴""郄穴""下合穴""背俞穴""募穴""八会穴""八脉交会穴"和"交会穴"等10类。特定穴其实是最常用的经穴，掌握特定穴的有关知识，对发生疾病时选穴具有很重要的指导意义。

① 五输穴

十二经脉中的每一经脉分布在肘、膝关节以下的5个特定腧穴，即"井、荥、输、经、合"穴，称"五输穴"。

古代医家认为，经脉之中的气血流注运行就好像自然界的水流一样，由小到大、由浅入深，注于江河，汇于海洋。古人以此为依据，将"井、荥、输、经、合"5个名称分别冠之于5个特定穴，即组成了五输穴。五输穴从四肢末端向肘膝方向依次排列。井穴分布在指或趾末端，为经气所出，就像是水的源头；荥穴分布于掌指或跖趾关节之前，为经气开始流动，像刚出的泉水微流；输穴分布于掌指或跖趾关节之后，其经气渐盛，喻水流由小到大，由浅渐深；经穴多位于前臂、胫部，其经气盛大流行如水流宽大，通畅无阻；合穴多位于肘膝关节附近，其经气充盛且入合

于脏腑，喻江河之水汇合入湖海。《灵枢·九针十二原》指出"所出为井，所溜为荥，所注为输，所行为经，所入为合"，是对五输穴经气流注特点的概括。五输穴与五行相配，故又有"五行输"之称。

五输穴是十二经脉之气出入的地方，具有治疗十二经脉、五脏六腑病变的作用。简单来说，井穴可以用来急救，荥穴可以治疗热病，输穴可以治疗肢体关节的酸楚疼痛和五脏病变，经穴可能治疗气喘咳嗽以及经络病，合穴可以治疗六腑病变。

② 原穴、络穴

什么是原穴呢？原穴是脏腑原气（即元气）经过和留止于四肢的穴位。脏腑的原气源于肾间动气，是人体生命活动的原动力，通过三焦运行于五脏六腑，通达头身四肢，是十二经脉维持正常生理功能的

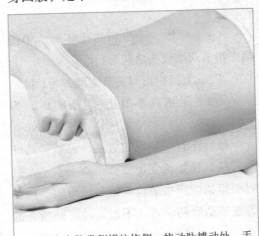

◎太渊穴在腕掌侧横纹桡侧，桡动脉搏动处。手太阴肺经的输穴、原穴，八会穴之脉会。

根本。十二经脉在腕、踝关节附近各有1个原穴，合为12原穴，分别是：肺经——太渊穴，大肠经——合谷穴，胃经——冲阳穴，脾经——太白穴，心经——神门穴，小肠经——腕骨穴，膀胱经——京骨穴，肾经——太溪穴，心包经——大陵穴，三焦经——阳池穴，胆经——丘墟穴，肝经——太冲穴。

当脏腑发生病变时，会在原穴表现出来。根据原穴部位出现的异常变化，可以推测、判断脏腑功能的盛衰、气血盈亏的变化。"五脏有疾，当取之十二原"。在临床上，原穴有祛邪和扶正补虚的功能。取用原穴能激发原气，调动体内正气以抗御病邪，临床主要用来调整脏腑经络的虚实来治疗五脏病变。在具体应用的时候，还可以与其他穴位相配伍。

那又什么是络穴呢？十五络脉从经脉分出处各有一腧穴，称之为络穴，又称"十五络穴"。"络"，有联络、散布之意。十二经脉各有一络脉分出，故各有一络穴。十二经脉的络穴位于四肢肘膝关节以下；任脉络穴鸠尾位于上腹部；督脉络穴长强位于尾骶部；脾之大络大包穴位于胸肋部。络穴可以用来治疗络脉上的病、表里两经的病，慢性病。

原穴和络穴既可单独应用，也能配合使用，中医称之为"原络配穴"。

❸ 郄穴

"郄"有孔隙之意。郄穴是指经脉之气深深藏聚的部位的腧穴。十二经脉和奇经八脉中的阴跷、阳跷、阴维、阳维脉各有1个郄穴，共有16个，分别是肺经孔最，心包经郄门，心经阴郄，大肠经温溜，三焦经会宗，小肠经养老，脾经地机，肝经中都，肾经水泉，胃经梁丘，胆经外丘，膀胱经金门，阴维脉筑宾，阳维脉阳交，阴跷脉交信，阳跷脉跗阳。除胃经的梁丘之外，其余的都分布于四肢肘膝关节以下。

根据古代文献记载，阴经郄穴多用于治疗出血，阳经的郄穴多用于治疗急性疼痛。比如说我们前臂上的孔最穴就是手太阴肺经的郄穴，而肺与大肠相表里，所以孔最就有了这个作用。现在社会中，无论大人还是孩子，工作还是学习，经常会长时间保持坐着的姿势，患上痔疮的概率也越来越大，经常按摩孔最穴，就可以让你和家人脱离痔疮的困扰，安心工作。传说孔子就是因为读书久坐而患上了痔疮，之后用按压孔最穴的方法缓解了疼痛，最终治愈此病。再比如说，夏天很多人过于贪凉饮冷，然后出现胃部疼痛，这时我们就可以用手指按摩膝盖附近的梁丘穴，有很

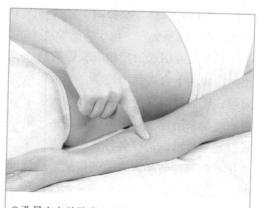

◎孔最穴在前臂掌面桡侧，尺泽穴与太渊穴连线上，腕横纹上7寸处。

好的止疼作用。

❹ 俞穴、募穴

脏腑之气输注于背腰部的腧穴，称为"俞穴"，又称为"背俞穴"。"俞"，有转输、输注之意。俞穴一共有12个，都位于背腰部足太阳膀胱经第一侧线上，大体依脏腑位置的高低而上下排列，并分别冠以脏腑之名。

脏腑之气汇聚于胸腹部的腧穴，称为"募穴"，又称为"腹募穴"。"募"，有聚集、汇合之意。募穴也有12个，都位于胸腹部有关经脉上，其位置与其相关脏腑所处部位相近。

俞穴和募穴既可以单独使用，也可以配合使用。一般而言，脏病和虚证多取俞穴，腑病和实证多用募穴。

❺ 下合穴

六腑之气下合于足三阳经的腧穴，称为"下合穴"，又称"六腑下合穴"。下合穴共有6个，其中胃、胆、膀胱的下合穴位于本经，大肠、小肠的下合穴同位于胃经，三焦的下合穴，位于膀胱经。

下合穴可用于治疗相应脏腑的病症。比如，胆的下合穴是阳陵泉，如果胆出现问题，比如说胆囊炎、胆结石等病就可以用阳陵泉来治疗。胃的下合穴是足三里，所以足三里可以治疗各种胃炎、胃溃疡、消化不良等这些和胃有关的疾病。膀胱的下合穴是委中，委中可以用来治疗尿频、尿急、尿痛、尿血、尿潴留、遗尿等各种和膀胱有关的问题。大肠的下合穴是上巨

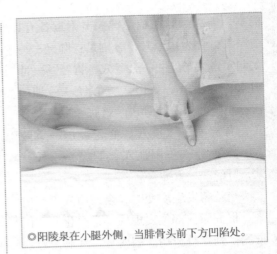

◎阳陵泉在小腿外侧，当腓骨头前下方凹陷处。

虚，和大肠有关的便秘、腹泻、痔疮、便血等都可以用上巨虚来治疗。三焦的下合穴是委阳穴，这个穴位可以用来治疗水肿、肾炎、膀胱炎等和三焦有关的疾病。小肠的下合穴是下巨虚，因此，下巨虚可以用来治疗和小肠相关的疾病，比如说急慢性肠炎、消化不良等。

❻ 八会穴

八会穴是指脏、腑、气、血、筋、脉、骨、髓等精气聚会的8个腧穴。具体来讲，脏会章门，腑会中脘，气会膻中，血会膈俞，筋会阳陵泉，脉会太渊，骨会大杼，髓会绝骨。八会穴分散在躯干部和四肢部，其中脏、腑、气、血、骨之会穴位于躯干部；筋、脉、髓之会穴位于四肢部。

这8个穴位虽然分别属于不同的经脉，但对各自相对应的脏腑、组织的病症具有特殊的治疗作用。比如说我们背部的膈俞穴，这个穴位在第七胸椎棘突下，旁开3寸的位置，这个穴位是血会，也就是

血汇聚的地方，当身体任何地方出现有出血、血亏或者血瘀等情况，都可以用这个穴位来治疗。再比如说任脉上的中脘穴是腑会，所以中脘不仅仅可以治疗和任脉相关的疾病，还可以用来治疗和六腑相关的疾病，尤其是经常用它来治疗胃的各种病症，常常会有很好的效果。

❼ 八脉交会穴

十二经脉与奇经八脉相通的8个腧穴，称为"八脉交会穴"，又称"交经八穴"。八脉交会穴均位于腕踝部的上下。

八脉交会穴具有治疗奇经病症的作用，比如说后背部脊柱的疼痛、僵硬，这属于督脉的病症，我们就可以用通于督脉的后溪穴来治疗，而后溪穴本身是属于手太阳小肠经的穴位。公孙穴通冲脉，内关穴通阴维脉，这两个穴位配合使用，可以用来治疗心、胸、胃的疾病；后溪通督脉，申脉通阳跷脉，这两个穴位一起配合可以治疗眼内角、颈项、耳朵以及肩部的疾病；足临泣通带脉，外关通阳维脉，这两个穴位配合可以治疗眼内角、耳后、脸颊、颈肩部的相关疾病；列缺通任脉，照海通阴跷脉，这两个穴位配合起来，可以

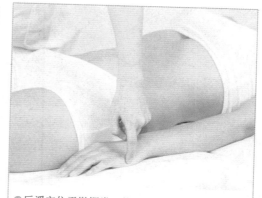

◎后溪穴位于微握拳，第5指掌关节后尺侧的远侧掌横纹头赤白肉际。

治疗肺、咽喉、胸膈的疾病。

❽ 交会穴

两经或数经相交会的腧穴，称为"交会穴"。交会穴多分布于头面、躯干部。这样的穴位有很多，它们既可以治疗本经的病症，也可以治疗相交会的经脉的病症。比如说三阴交，它既是足太阴脾经的腧穴，又是足三阴交的交会穴，所以，既可以用它来治疗脾经病症，也可以治疗足厥阴肝经、足少阴肾经的病症。由于这样的穴位实在是太多了，在这里我们就不一一介绍了。

♥ 让穴位的魔力尽情挥洒——点穴

在中医学上，点穴被广泛应用于各种疾病的临床治疗中，这种医、武结合的治疗方法，既不同于推拿按摩，又不同于针灸疗法，但它又与这二者有着不可分割的内在联系，精妙之极，对疾病的治疗具有

精准、见效快、疼痛感轻的效果。

那么，点穴法到底是怎样治疗疾病的呢？中医学认为，点穴法将手法和经穴相合，通过气血营卫的循环，促进五脏精气的反应，使先天的支配能力和后天的供给

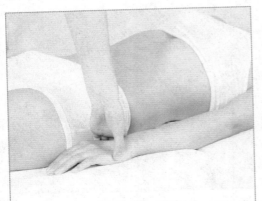

◎日常点穴可以消除病症、舒筋活络，使气血达到最佳的状态，恢复强壮的健康身体。

气血过程达到生理正常，从而消除疾病症状，恢复健康。虽然点穴只刺激经穴，但这种外力的刺激可以传导到脏腑、开导闭塞、舒筋活络，使气血畅通、消肿止痛、开窍提神，从而达到平衡的目的。

具体来说，点穴主要通过对以下几个方面的影响来发挥疗养身体和治疗疾病的功效：

① 对经穴的影响

点穴的疗效是建立在经穴的基础上，也就是说，医者必须根据人体经穴的分布和循环关系来进行点穴，而不能在人体上随意点击。因为经络是人体气血营卫运行的通路，五脏六腑、四肢百骸、皮肉筋脉等的生理功能必须依靠经络的密切联系。经穴又是背、卫、气、血运行通路中的交会点，如大椎穴就是手三阴、足三阴及督脉的交会点；关元穴，是足三阴与任脉的交会点。经络和穴位组成一个气血循环的系统，疏通全身，使脏腑、骨肉关节等组成一个有机的整体。如果经络不通，就不

能发挥它的联络和传导作用，那么脏腑器官的功能就不能协调，气血就得不到营卫。而气血是奉养机体最宝贵的物质，全身的皮肉筋脉、肢体、骨骼都需要它的滋润和保护。点穴能调整经络之间的表里变化及阴经和阳经之间的寒热差别，调节人体的生理功能，使人体周身的气血流畅、阴阳调和、脏腑生机旺盛，从而消除疾病，达到健身的目的。

② 对脏腑的影响

点穴对脏腑也是有影响的，人体是由气、血、筋、脉、骨、髓、腑、脏等组成，而每个组成部分都相互依赖着，具有不可分割的阴阳关系，气和血、筋和脉、骨和髓、脏和腑都是相互作用的。气为血之帅，气行则血行，气止则血止；筋为脉之使，筋动则脉急，筋静则脉缓；骨为髓之含，骨坚则髓实，骨软则髓虚；腑为脏之表，腑壮则脏盛，腑弱则脏衰。可见它们都是属表里阴阳的。在这个当中起主导作用的为五脏六腑。五脏六腑配合着木、火、土、金、水，起着互相生克、制约、互相维持其平衡的作用。此外，点穴还能影响气、血、筋、脉、骨、髓等各方面的正常生理关系。

也就是说，无论人体哪一部分发生病变，都与脏腑的生克制约有着密切的关系。十二经脉统属脏腑，而脏腑与经穴又有着密切关系。在人的体表进行点穴，就能够对脏腑起到一定的影响。它直接地调节五脏六腑之间的有余或不足，使之互相生克、制约，恢复到平衡的状态。经穴是

营、卫、气、血在人体循环的必经之点。人体一旦发生病变，与病变有关的经脉区内的经穴就发生一定的反应变化，如麻木、疼痛、红肿等，这些现象直接妨碍了营、卫、气、血的正常循行。使用点穴法，就能消除经穴及其范围内的这些反应现象，起到调节营、卫、气、血的作用，达到治疗疾病的目的。

点穴常见的八大手法

一般来说，点穴法主要分为点（打）、闭、拿、弹、拨、提、压、掐等8种手法，并与按摩相互配合，往往有更好的疗效。

❶ 点法

以一指(如示指)或两指(示指与中指)相并，按照时辰朝一个穴位用力击下，此为点法。也有用鸡心槌、凤眼槌、肘部尖等手法点取某一穴位，按时辰用力击下。当然这种用力不是用死力，而是量力。

❷ 闭法

用掌的后半部，按时辰取一穴位，突然发出寸劲拍下，然后紧紧贴住所拍之穴位，好像要把那个穴位闭住，此为闭法。

❸ 拿法

用拇指和示指或拇指和中指，按时辰扣按在相对称的两个穴位上，以对合之力拿之，此为拿法。

❹ 弹法

一般取经筋和神经的走行部位的关键处，以拇指和中示指将该部位的筋头捏拿着，突然向上一提，再向下一丢，如弹弓弦一般，此为弹法。在以弹法施治时，被治者一般会出现酸、麻、胀的触电传导感觉。

❺ 拨法

以左手的拇指和中指、示指，将经筋和神经的走行部位一端拿稳后，固定不动，右手的拇指、示指、中指沿着经筋行走的部位突然提起丢下，或向相反的方向直推向另一端头，此为拨法。

❻ 提法

根据各个不同的部位，如腰背部，用双手的拇指、示指、中指，将肌肉和肌腱提起向上并依次走动为提法。

❼ 压法

用拇指的指面，或四指并拢，按时辰接触在某一穴位上，突然用力按下，此为压法。也可以用双手掌重叠进行此法。

❽ 掐法

以两手对称的姿势，按时辰掐住某一穴位，停留片刻，此法为掐法。

治病先"开门"，学学气功点穴开门法

气功点穴法有起始、扩大、发展、融化、使通之意。对于气血闭塞一类的疾病，医者必须在影响人体整体功能的部位，首先开其门，然后守之，以使其气血畅通，打开壅塞之门户，使疾病消失。它不仅具有开通的作用，而且常用于在一般点穴、按摩治病之前。

气功点穴的最大特点，就是治病要先"开门"，若门不开，好比捉贼一样，人进不了门贼就捉不到，这是从根本上治病的方法。打开了门，医者的内气才能从病人身体关窍的通道上发放进去，起到治病的作用。气功点穴一法，前面讲过，是在熟知人体经络、经穴的基础上，医者根据不同的病变采用点穴手法，不用针药，而仅仅运用医者的两手去点开有关部位的门户，然后以强烈的意念将自己的内丹之气提出，并直达到双手掌指，再对准病灶处，经一定的时间，就可以达到治疗的奇效。

此法可以疏通气血，通经活络，增强人体的免疫能力和抗病能力，营卫气血，平衡阴阳，扶正祛邪，动员机体的潜在能量，调动人体气血的正常运转。对防病治病、增强体质、延年益寿具有可靠的作用。

点穴开门术共分8法：

❶ 开天门

天门起于两眉之间，止于百会。

【具体方法】

医者用右手中指，有节奏地点击两眉之间的印堂穴9次，天心穴9次，天庭穴9

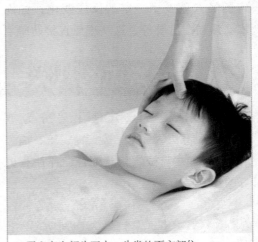

◎ 天心穴在额头正中，头发的下方部位。

次，囟门穴9次，百会穴9次，然后用左手掌扶着病者的后颈部位，右手以大拇指的螺纹面，紧贴于天门穴，向上直推，经天星、天庭、上星、囟门(泥丸宫)直达百会穴为止，力度不宜过重，为开天门。

❷ 开地门

地门乃肠的终点。

【具体方法】

医者用点法以右手中指在病者肚脐（神阙）处点击7次，左盲俞点击7次，右盲俞点击7次，气海点击7次，双天框各穴位按上述次序各点击7次，然后医者将左手重叠在右手上，紧贴于病者腹部神阙周围，按逆时针方向运转多次，然后将双手重叠于肚脐上敷1～3分钟，使病者肚脐部发热。通过揉动、点击达到气通为度，其作用是加强大小肠的蠕动以促使脏腑气流自相通畅。

❸ 开气门

汗孔是阳气散泄的门户，故称气门。

【具体方法】

医者以右手中指点击肺门穴7次，肺俞穴7次，天突穴7次，膻中穴7次，期门穴7次，章门穴7次，所以右手拇指第一节紧贴天突穴上，从天突穴至肺门穴、膻中穴、期门穴，直至章门穴连续直推3次；后背从肺俞穴直推至章门穴3次，点太渊穴9次，点列缺穴9次。此法打开气道，使气流通行无阻。重伤者在直推时需要病者配合呼吸进行，以排出浊气。

❹ 开血门

人身体里的血如河中的流水一样，日夜不停地流动着，当流到某一个部位时，人体的那个部位因受到了损伤，气血被阻碍不能流通，并使全身受其牵制，人就有了病的症状。若能使反其道而行之，开其门户，使气血流行，则筋脉自舒，其病自消。医者可按子午流注法血流的运转时间，打开病者的血门。

【具体方法】

以右手拇指点按肾经线路上的石关穴7次，任脉线路上的下脘穴7次，阳交穴7次，气海穴7次，关元穴7次，中极穴7次。然后以双手拇指点按肝经上的阴帘穴5次，脾经上的血海穴5次，胃经上的足三里穴9次，肾经上的涌泉穴9次，然后在所点的各穴位上以轻手法拍击各12次，使所刺之穴受到震荡，慢慢开放，所阻滞之气血将缓缓通过，得以周而复始地流行。

❺ 开风门

开风门主要是打通督脉、膀胱经、胆经3条经络，使体内气血畅通。

【具体方法】

医者让患者仰卧于床上，在患者的督脉路线上，点按天突穴、身柱穴、灵台穴、眷中穴、击门穴各5次，后以拇指按于天柱穴上直推至命门穴共3次。点在督脉旁1.5寸的膀胱经上的风门穴、督俞穴、肝俞穴、肾俞穴、气海穴、大小肠穴各3次，后以双手大拇指第一节紧贴风门穴，并加重力量直推至小肠穴3次。点按胆经路线上的渊腋穴、京门穴各7次。点按涌泉穴、大冲穴、金门穴、水泉穴各5次。此法为开风门。

❻ 开火门

开火门主要是打通督脉、任脉两条经络，舒活气血，释放体内热毒。

【具体方法】

患者端正直坐，医者左手中指对准患

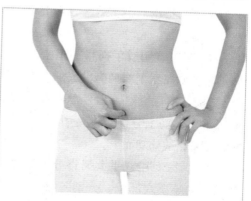

◎关元穴位于脐下三寸处。治少腹疼痛，霍乱吐泻，疝气，遗精等症。

者督脉路线上的肾俞穴，右手中指对准任脉路线上的关元穴，同时用中强度的力量，各点击5次。

医者左手中指对准命门穴，右手中指对准中极穴，用同样强度的力量同时点击5次，然后左右手成掌，双手掌心分别贴紧在命门、关元穴上，左手在命门穴，右手在关元穴，各向逆时针方向运转18次，以调阴阳之气使其运转全身。

❼ 开筋门

人体中筋门共分为四处：一为双手腕后横纹中与一寓风穴正对大筋；二为双肩井中两条大筋；三为背脊左右处两条大筋；四为双脚解溪穴处大筋。

【具体方法】

（1）医者将患者的双手掌后腕横纹穴，用左右手的拇指各朝左右拨筋5次，要拨得干脆利落；然后用左右手拇指、示指、中指掐住此处，用力推击中指尖。

（2）医者以双手拇、示、中指分别掐住患者双肩之大筋向上各提3次，然后突然丢下，再用双手掌后溪处拍击肩井穴7次。

（3）医者用双手拇指、示指、中指分别将督脉路线上脊两旁的大筋向上连续提起5次，然后突然丢手，再将双手拇指放置于双大筋上分别直推至中髎穴处共3次，顺着路线摇动而下。

（4）医者用双手大拇指分别掐住患者双足的解溪穴部位，分别各向左右拨7次，然后，顺此路线由足一窝风穴直推至内庭、八风穴。此法为开筋门。

❽ 开骨门

人体的骨关节大多数集中于脊背督脉一线上，起着支持人体的作用。33个脊椎骨中活动量最大的是颈椎，其次是腰椎。颈椎又名大椎，为调益阳气的总纲。凡治疗腰背疼痛的疾病，医者必须首先施治大椎。

【具体方法】

医者以拇指加强力度点按大椎穴9次，重拿大椎穴9次，然后将颈椎7个、胸椎12个、腰椎5个，按顺序一个个地拍击、震动，以调和各骨关节的气血，打开骨门。

以上所说的气功点穴开门法是在点穴手法的基础上，以点穴法中的"解救法"为治疗依据，并将气功按摩、经络按摩、伤科按摩、穴位按摩、子午按摩融为一体，并严格遵循古代子午流注针法中的气血运转的时间而施术。对病重者，医者在点穴开门之后，以强烈的意念调动内气，将气从丹田内提出，从手三阴通过指梢，对准病灶将内气外放，直照患者有关部位，收到显著的疗效。

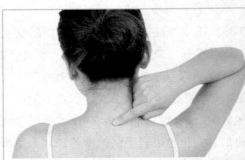

◎大椎穴在第7颈椎棘突下凹陷中。治热病、疟疾、咳嗽、骨蒸潮热、项强、肩背痛等症。

按法

按法是指利用肢体某个部位，如指尖、手掌或肘部，在患者身体适当部位有节奏地按压的手法。根据按法的不同可以将其分为指按法、掌按法和肘按法。

指 按 法

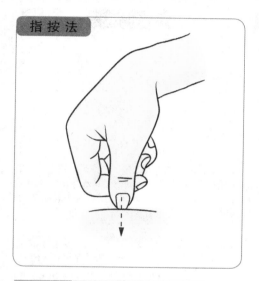

动作要领	用拇指端或指腹按压筋结区，应以轻柔和缓的力度按压患部。
适用范围	指按法力道轻柔，适用于按压经筋上的穴位和头面部的经筋。

掌 按 法

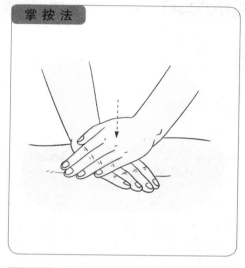

动作要领	用手掌掌根或鱼际部按压筋结区域，如果想要增加力道，可以双手掌根重叠按压。
适用范围	掌按法按压力度强，作用面积大，适用于按压腹部、肩胛、腰臀部以及下肢肌肉丰厚的部位。

肘 按 法

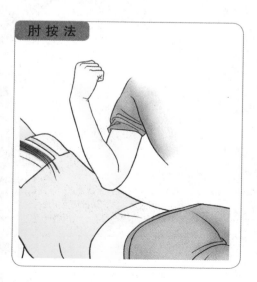

动作要领	屈肘，以肘尖为作用点来按压相关经筋区域，应以患者能够忍受为限度。
适用范围	肘按法压力较大，刺激性较强，对解除肌肉瘀滞效果较好，适用于下肢、腰背部的按压。

按法在操作中的注意事项

按法操作时着力部位要紧贴体表，不可移动，用力要由轻而重，不可用暴力猛然按压。按法常与揉法结合应用，组成"按揉"复合手法，即在按压力量达到一定深度时，再做幅度的缓缓揉动，使手法刚中兼柔，既有力又柔和。

点法和滚法

点法

点法是指以拇指指尖或者屈指用力点按筋结区的手法。其具有开通闭塞、活血止痛的作用。

拇指端点法

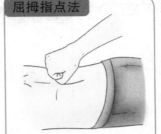

动作要领

手握空拳，拇指伸直并紧贴于示指中节的桡侧，以拇指端为着力点，点压于治疗部位。

屈拇指点法

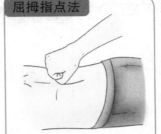

动作要领

单手握拳，拇指屈曲抵住示指中节的桡侧，以拇指间关节桡侧为着力点按压于治疗部位。

屈示指点法

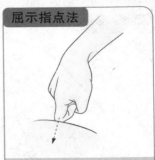

动作要领

单手握拳并突出示指，用示指近节指间关节为着力点按压于治疗部位。

适用范围	点法力点深透，可达筋骨深处或者脏器，以手指点压某条经筋，患者会有酸胀、麻木或者热、凉之感传导到肢体远端。点法常用于穴位或筋肉较薄的骨缝处，经常被用来治疗各种病症。
点法与指按法的区别	其区别在于指按法以指腹用力按压，而点法的用力部位则是指峰或者屈指之后的指关节。另外，按法的力道最多可达筋肉，而点法比按法力点深透，其力点可达筋骨深处或者脏器。

滚法

滚法就是以微屈的手掌在相应的身体部位进行滚动的手法，要求将小鱼际固定于体表，微屈四指，以腕部带动前臂在患处进行连续不断的滚动。滚法接触面广、施加压力大，适用于肩、背、腰、臀及四肢等肌肉较丰厚的部位。

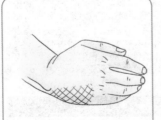

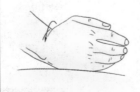

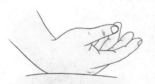

手掌鱼际部位

手掌背下方肉厚处，即图中所示网格状处即是。

动作要领

①手指自然屈曲呈弧形，放于患处。②以小鱼际为着力点，以腕部带动前臂做前后旋转运动，进行连续不断的滚动。③滚动时用力要均匀，不可跳动或拖来拖去。④动作要协调而有节律，不可忽快忽慢或时轻时重。

推法

施治者用掌根、拳、肘等部位着力于筋结区域进行单方向的直线移动，此种经筋治疗手法就叫推法。推法可舒筋活络、分离粘连、兴奋肌肉，适用于人体各部位。推法可以分为指推、掌推、拳平推、肘推等。

指推法

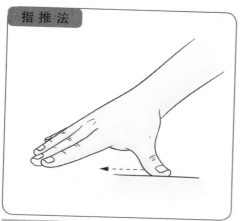

动作要领	循着经筋的走向，以拇指指腹为着力点作用于治疗部位，其余四指并拢作支点以支持拇指发力。
适用范围	指推法可用来治疗脘腹胀满和颈、肩、腰、腿等部位的疼痛，治疗落枕尤为有效，适用于腰、背、胸、腹及下肢等部位。

掌推法

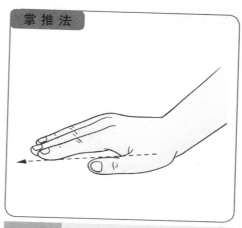

动作要领	以掌根为着力点按压于患部，沿着经筋走向缓缓推移，需要增大压力时，可用两手一起压在患部缓慢推进。
适用范围	适用于腰、背、胸、腹及下肢等部位。

拳平推法

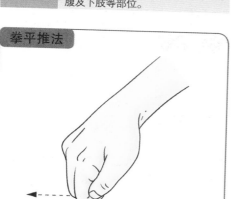

动作要领	握拳，以示指、中指、无名指和小指的近节指间关节为着力点按压于患部，缓慢向前推移。
适用范围	拳平推法力度较强，适用于腰背部、臀部、四肢部等肌肉丰厚的部位。

肘推法

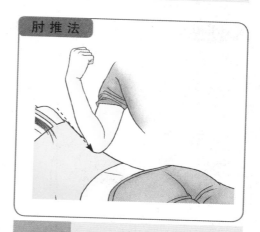

动作要领	以肘尖为着力点按压于患部，在对患部保持一定压力的同时缓慢推移。
适用范围	肘推法力道强劲，适用于背部脊柱两侧的经筋，常用来治疗腰背风湿、强直性脊柱炎等症。

叩击法

叩击法又叫打法，是指用拳背、掌根、手掌小鱼际、指尖等部位有节奏地敲打体表的手法。叩击法用到的主要是双手，较常用的叩击法有侧击法、掌击法、拳击法和指尖击法等。

侧击法

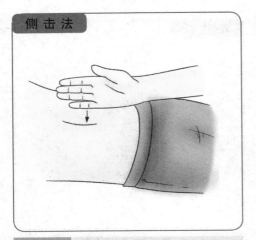

动作要领	手指自然伸直，腕略背屈，用单手或双手小鱼际部击打体表，可以用两手一起一落交替进行。
适用范围	侧击法常用于对腰背及四肢部位的叩击。

掌击法

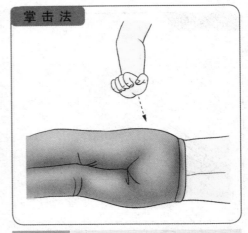

动作要领	手腕伸直，用掌根部叩击体表。
适用范围	掌击法常用于头顶、腰、臀及四肢等部位。

拳击法

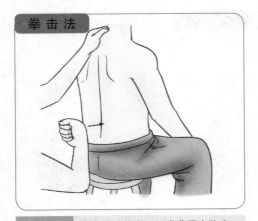

动作要领	空拳，腕伸直，以拳背平击体表。握拳时要放松，手指与掌间略留空隙，可以两拳交替叩击。
适用范围	拳击法常用于肌肉丰厚处，如腰腿部和肩背部等部位。

指尖击法

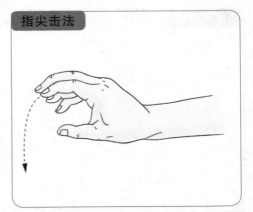

动作要领	手掌放松，以手指指端轻轻敲击患处，有如雨点下落。
适用范围	指尖击法力道轻柔，常用于头面、胸腹等部位。

揉法和拿法

揉法

揉法是指用手贴着患者皮肤，做轻微旋转活动的经筋手法，通常以手掌大鱼际、掌根或手指指腹在向下按压的基础上，进行转动。揉法具有消瘀祛积、宽胸理气、消食导滞、活血通络等作用，对于局部痛点的疗效十分显著。此外，腹部揉法还对脏腑疾病有显著的治疗效果。

掌揉法

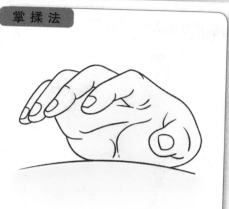

动作要领	手腕放松，掌根着力，在向下按的同时，以腕关节带动前臂做小幅度的旋转运动。
适用范围	掌揉法着力面积较大，刺激缓和舒适，适用于全身各部位。

大鱼际揉法

动作要领	肩部放松，以大鱼际为着力点，用腕关节带动前臂一起做旋转运动。
适用范围	此法轻快、柔和，多用于头面部，常用来治疗头晕、头痛、失眠等疾病。

拿法

拿法就是用手把适当部位的皮肤稍微用力拿起来的治疗手法。拿法刺激量较强，常与滚法配合应用，治疗头痛、项强、四肢关节肌肉酸痛等症。临床应用时，拿后需配合揉摩，以缓解刺激引起的不适之感。

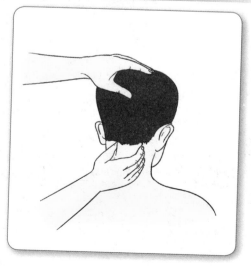

动作要领	放松肩臂和手腕，以指峰和指面为着力点，稍带有揉捏动作，用力要轻柔，不可突然用力。
适用范围	拿法主要用于治疗颈项部、肩背部及四肢部的筋伤。

拿法的注意事项

①操作时肩臂要放松，腕要灵活，以腕关节和掌关节活动为主。

②操作动作要缓和，有连贯性，不能断断续续。

③注意拿捏时间不宜过长，次数不宜过多。

摇法

摇法就是运用各种方法使关节产生环形运动的治疗手法。摇法可分为颈部摇法、肩关节摇法、髋关节摇法和踝关节摇法。摇法有调和气血、滑利关节等作用，主要适用于四肢关节、颈项、腰部等。常用于颈椎病、落枕、肩周炎、四肢关节扭挫伤等各关节疼痛、屈伸不利等症。

头颈部摇法

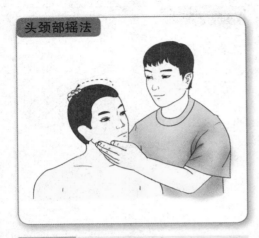

动作要领	一手托住患者下颌，一只手扶住其头顶，双手以相反方向缓慢地摇动头部，左右各数次。
适用范围	头颈部摇法常用于医治颈椎病、落枕和颈项部软组织扭挫伤等症。

肩关节摇法

动作要领	一手扶住患者肩部，另一手托握住其腕部或肘部，然后摇动肩关节，做逆时针或顺时针方向的转动。
适用范围	肩部摇法常用来医治肩部筋伤，如肩关节疼痛、肩周炎、肩部扭挫伤等。

髋关节摇法

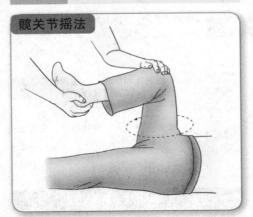

动作要领	一手握患者踝部，另一手扶按其膝部，两手协调，使髋关节沿顺时针或逆时针方向转动。
适用范围	髋部摇法常用于治疗髋部疼痛、髋关节活动不利等症。

踝关节摇法

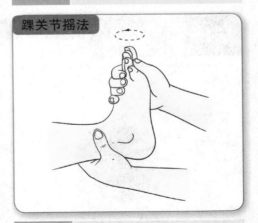

动作要领	一手托住患者足跟，另一手握其踝趾关节处，使踝关节做顺时针或逆时针环转运动。
适用范围	踝关节摇法常用于治疗踝关节疼痛、踝关节活动受限，如踝伤等症。

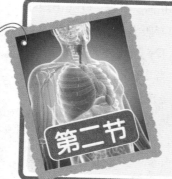

手太阴肺经：
调治呼吸的通天大脉

第二节

♥ 肺经：人体最容易受伤的经

手太阴肺经上有11个穴位：中府、云门、天府、侠白、尺泽、孔最、列缺、经渠、太渊、鱼际、少商。

手太阴肺经是人体非常重要的一条经脉，它起于中焦，向下络于大肠，然后沿着胃上口、穿过膈肌，属于肺脏；再从肺系横出腋下，沿着上臂内侧下行，走在手少阴经、手厥阴经之前，下向肘中，沿前臂内侧桡骨边缘进入寸口，上向大鱼际部，沿边际，出大指外侧端。它的支脉交手阳明大肠经。

从肺经的循行路线我们可以看出，肺经与肺、胃、大肠都有很密切的关系。说肺经是人体内的"宰相"，又是怎么回事呢？

这是因为，肺在五脏六腑的地位很高。《黄帝内经》把它比作"相傅之官"，也就是说，肺相当于一朝的宰相，一人之下，万人之上。宰相的职责是什么？他了解百官、协调百官，事无巨细都要管。肺是人体内的宰相，它

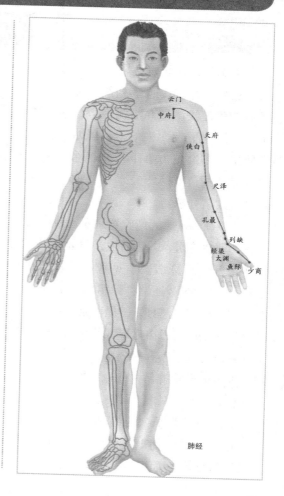

肺经

必须了解五脏六腑的情况，所以《黄帝内经》中有"肺朝百脉"，就是说全身各部的血脉都直接或间接地汇聚于肺，然后敷布全身。所以，各脏腑的盛衰情况，必然在肺经上有所反映，而中医通过观察肺经上的"寸口"就能了解全身的状况。寸口在两手桡骨内侧，手太阴肺经的经渠、太渊二穴就处在这个位置，是桡动脉的搏动处，中医号脉其实就是在观察肺经。

我们知道，肺为娇脏，很容易出现问题。当肺的正常功能受损时，就会出现咳嗽、气喘、胸闷等呼吸方面的疾病，以及各种皮肤病。所以，我们要格外爱护肺经。

肺经在寅时当令，也就是凌晨3～5点。这个时候，是按摩肺经的最佳时间。但这个时候应该是人睡得最沉的时候，怎么办呢？在同名经上找，为足太阴脾经（上午9～11点当令），也就是说在上午9～11点脾经旺时进行按摩，也能取得同样的效果。

♥ 列缺穴：通上彻下，调理呼吸通道

列缺穴，别名童玄、腕劳。列，裂也，破也；缺，少也。列缺名意指肺经经水在此破缺溃散并溢流四方。本穴物质为孔最穴下行而来的地部经水，因其位处桡骨茎突上方，下行的经水被突出的桡骨(巨石)所挡，经水在此向外溢流破散，故名列缺。

李白在《梦游天姥吟留别》一诗中写道："列缺霹雳，丘峦崩摧，洞天石扉，訇然中开。青冥浩荡不见底，日月照耀金银台。"意思是说：惊雷闪电，将山峦震倒，神府之门打开，里面是一片金光璀璨，和之前的云山雾罩截然不同。在这里，列缺指闪电，列是分开，缺则是指破裂。闪电的形状就是一分为二的，中间有一条裂缝，所以称之为列缺。

中医中的列缺穴也有通上彻下的功能：这个穴在解剖上的位置就正好位于两条肌腱之间。而且列缺是肺的络穴，从这里又开始走入大肠经，一分为二，贯穿于两条经络之间，正好应了列缺之名。在《四总穴歌》中说："头项寻列缺"，也就是说，列缺的主要作用是治疗头部疾病。当人们头晕目眩的时候寻列缺，便能很好地提精神，使人头脑清醒。

【找准穴位】

列缺穴位于前臂桡侧远端，桡骨茎突的上方，腕横纹上1.5寸，呈凹陷状。

取法：

握拳，掌心向内，手腕微微向下垂，腕后桡侧可见一高骨突起，此即桡骨茎突。该茎突的上方在用力握拳时可见一凹陷，即是列缺穴。

【保健功效】

（1）治疗头面部疾病：在列缺穴处按摩，有助于治疗偏头痛、头痛、颜面神经痉挛及麻痹、咽喉炎、牙关紧闭、齿痛等头面部疾病。

▶ 精确取穴

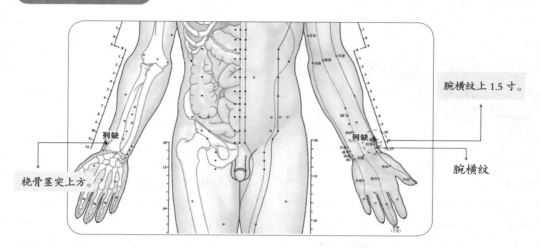

腕横纹上 1.5 寸。

列缺

桡骨茎突上方。

列缺

腕横纹

▶ 取穴技巧

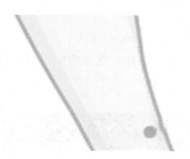

功用

宣肺理气、利咽宽胸、
通经活络。

配伍治病

感冒、咳嗽、头痛：列缺配风池、
风门；
咽喉疼痛：列缺配照海。

两手拇指张开，两虎口接合成交
叉形。再用右手示指压在左手桡
骨茎状突起上部，示指尖到达的
位置即是。

▶ 自我按摩

用示指指腹揉按，或用示指指
甲尖掐按，先左手后右手，每
次各揉(掐)按1~3分钟。

程度	示指揉法	时间/分钟
适度		1~3

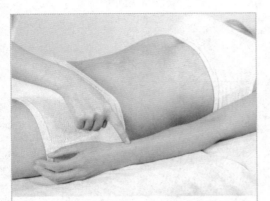

◎列缺穴，在该穴处按摩，除能治疗腕臂部病变外，还有助于治疗头部、项背部病证。

（2）治疗上肢病变：手肘、腕无力及疼痛，半身不遂，可在列缺穴处按摩。

（3）治疗肺经病症：感冒、支气管炎、支气管扩张、咯血及咳喘等肺经病症，可按摩列缺穴。

【配伍】

（1）配偏历（或阿是穴）、阳溪穴，治腕部狭窄性腱鞘炎。

（2）配照海穴，有降气平喘利咽的作用，治肾阴虚之咽喉干痛。

（3）配风池、风门、合谷穴，有疏风解表止咳的作用，主治感冒、咳嗽、头痛、项强。

【注意事项】

（1）按摩时，患者手宜轻握拳，拳心向上，轻放桌上，然后如法或按或掐或揉。

① 按法：用拇指指端按在列缺穴处，逐渐用力，做深压捻动。

② 掐法：用拇指指端甲缘按掐列缺穴处，做下掐上提的连续刺激。

③ 揉法：用拇指指端揉动列缺穴。

④ 推法：拇指指端按在列缺穴处，做有节律而缓慢均匀的推动。

（2）按掐时，列缺穴处会有酸胀感或疼痛感，以酸胀感者为好。

（3）按揉列缺穴一般为每日3～5次，每次3～4分钟。

（4）针灸：向肘部斜刺0.2～0.3寸，局部酸胀，沉重或向肘、肩部放散；向下斜刺0.3～0.5寸。

（5）灸法：艾炷灸3～5壮，艾条灸5～10分钟。

太渊穴：补肺的最佳选择

太渊穴，别名太泉，属于手太阴肺经上的腧穴。一提到"渊"，大家都会不自主的想到深渊，就是指水很深。太，隐含的意思就是大。太渊就是指宽广很深的水。在神话传说中，太渊是天池，也就是西王母的瑶池，在昆仑山，为昆仑河的源头。此处穴位位于手内横纹的凹陷处，经水的流向是从地之天部流向地之地部的，就如同经水从山的顶峰流进地面深渊的底部，因此得名太渊穴。

在我们人体中，太渊就是指气血藏得很深的地方。确实，太渊是肺经的原穴，原同"源"，就是生命的源泉。原穴储藏的是肾的先天之气，脏腑经络的气血是要得到原气才能发挥作用，维持生命的正常活动。所以，这里的气血是非常旺盛的。而肺呢，又是相傅之官，是调节一身之气的，它的原穴必定气血充足，故取太渊之名。

现代中医学发现，太渊穴可以增强肺的呼吸功能、改善肺的通气量、降低气道阻力。太渊穴对治疗脑出血和咯血效果很显著。如果血压不稳定、心律不齐都可通过太渊穴调节。

【找准穴位】

在腕掌侧横纹桡侧，桡动脉搏动处。

取法：

仰掌，在腕横纹上，于桡动脉桡侧凹陷处取穴。

自我取穴：

正坐，手臂前伸，手掌心朝上，用一只手的手掌轻轻握住另一只手腕，握住手腕的那只手的大拇指弯曲，用大拇指的指腹和指甲尖垂直方向轻轻掐按，会有酸胀的感觉，即是太渊穴。

【保健功效】

（1）呼吸系统疾病：扁桃体炎、肺炎。

（2）循环系统疾病：心动过速、无脉症、脉管炎。

（3）其他：失眠、肋间神经痛、桡腕关节及周围软组织疾患、膈肌痉挛。

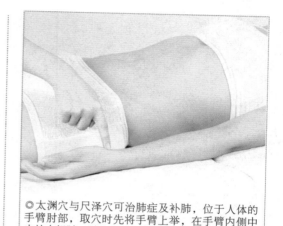

◎太渊穴与尺泽穴可治肺症及补肺，位于人体的手臂肘部，取穴时先将手臂上举，在手臂内侧中央处有粗腱，腱的外侧处即是此穴。

【配伍】

（1）配尺泽、鱼际、肺俞穴，治咳嗽、咯血、胸痛。

（2）配人迎穴，治无脉症。

【注意事项】

（1）本穴位在动脉搏动之处，所以在按摩时不可以用力按压，宜轻柔按摩。

（2）按摩也不宜太久，每日3～5次，每次1～2分钟。

（3）儿童或老年人要酌情按压，按压时间不宜过长。

（4）针灸：直刺0.2～0.3寸，局部麻胀，要注意避开动脉。

（5）灸法：艾炷灸1～3壮，艾条灸5～10分钟。

鱼际穴：哮喘发作了，揉揉鱼际穴

鱼际穴，为手太阴肺经上五输穴之荥穴，五行属火。鱼，水中之物也，阴中之阳也；际，际会、会聚也。该穴者，水中之阳聚集也。本穴气血为太渊穴传来的地部经水，由于肺经的经水经过列缺穴的分流及太渊穴的失散，因此传至本穴的地部经水已较稀少。而本穴所处为西方之地，地性干燥，故其经水吸收脾土之热后大量蒸发上达于

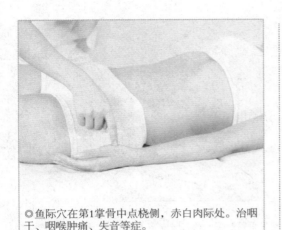

◎鱼际穴在第1掌骨中点桡侧，赤白肉际处。治咽干、咽喉肿痛、失音等症。

天。鱼际之名即意指穴内气血由阴向阳的这种主要变化。

我们摊开手掌，会看到，在手掌心里面，靠近大拇指和小指的地方的皮肤颜色和别的地方是不一样的，肌肉隆起，泛白。这两个地方一块大一块小，大的就为大鱼际，与大拇指相连，鱼际穴就藏在这里面。

【找准穴位】

在手拇指本节（第1掌指关节）后凹陷处，第1掌骨中点桡侧，赤白肉际处。

取法：

仰掌，在第1掌指关节后，掌骨中点，赤白肉际处取穴。

【保健功效】

（1）呼吸系统疾病：感冒、扁桃体炎、支气管炎、支气管哮喘。

（2）其他：多汗症、鼻出血、乳腺炎、小儿疳积、手指肿痛、胃气下溜、五脏气乱、岔气、胸背痛不止、肘挛肢满、喉干、呕血、心痹、悲恐、乳痈等。

【配伍】

（1）配合谷穴，有宣肺清热、利咽止痛的作用，主治咳嗽、咽喉肿痛、失音。

（2）配孔最、中府穴，有温肺散寒、化痰平喘的作用，主治哮喘。

（3）配天突、大椎、肺俞穴，治疗哮喘发作期患者有较好疗效。

（4）配少商，治咽喉肿痛。

【注意事项】

（1）点按鱼际时拇指要微微弯曲，并稍加用力，以免在点按的过程中出现手指过伸或过屈，造成损伤。

（2）按摩本穴时间可以适当加长，一般每日3～4次，每次3～5分钟。

（3）针灸：直刺0.5～0.8寸。

（4）灸法：艾炷灸1～3壮；或艾条灸3～5分钟。

♥ 中府穴：调补中气的要穴

中府穴，别名膺中外俞、膺俞、膺中俞、肺募、府中俞，是调补中气的要穴。中，中气也，天地之气，亦指中焦、胸中与中间；府，聚也。中府是指天地之气在胸中聚积之处，因此中府穴有宣肺理气、和胃利水、止咳平喘、清泻肺热、健脾补气等功效。

现在人们的生活压力较大，长期会导致闷闷不乐、心情烦躁等现象，也伴有胸闷、气短等症状。遇到这种情况，只要我们按压下中府穴就会好很多。《针灸大成》中记载："治少气不得卧"最有效。

从中医的病理来说，"少气"即气不足的人，"不得卧"是因为气淤积在身上半部分，所以，按摩中府穴可使体内的淤积之气疏利升降而通畅。

【找准穴位】

在胸前壁的外上方，云门下1寸，平第1肋间隙，距前正中线6寸。

取法：

（1）仰卧位，在胸壁的外上部，平第1肋间隙，距胸骨正中线6寸处取穴。

（2）两手叉腰立正，锁骨外端下缘的三角窝处为云门，此窝正中垂直往下推1条肋骨（平第1肋间隙）即本穴。

（3）男性乳头外侧旁开两横指，往上推3条肋骨即本穴。

【保健功效】

（1）呼吸系统疾病：支气管炎、肺炎、哮喘、肺结核、支气管扩张。

（2）肺结核、肺与支气管疾患：常在此穴出现压痛，具有一定的诊断价值。

（3）运动系统疾病：肩关节周围软组织损伤，如肩周炎。

【配伍】

（1）配肺俞穴，治外感和内伤咳嗽。

（2）配复溜穴，治肺阴虚之干咳、肺痨等。

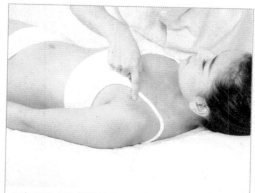

◎中府穴在胸前壁的外上方,云门穴下1寸,前正中线旁开6寸，平第1肋间隙处。治咳嗽、气喘、胸满痛等肺部病证。

【注意事项】

（1）手法要轻柔，不可过度用力。

（2）如采用点按手法保健，宜轻揉一小会儿，可以消除因点按出现局部的酸痛感。

（3）每日2～3次，每次治疗时间2～5分钟。

（4）针灸：直刺0.3～0.5寸，局部酸胀；向外斜刺0.5～0.8寸，局部酸胀，针感可向前胸及上肢放散。注意针尖不可向内斜刺，以免误入胸腔，刺伤肺脏。

（5）灸法：艾炷灸3～5壮，艾条灸10～15分钟。

天府穴：立止鼻出血的妙穴

天府穴，穴义是指输供肺经的阳热之气上达于天。天，天部也。府，府宅、门府也。天府名意指本穴为肺经阳气上输天部之门府。本穴物质由云门穴传输而来，和天府穴处的温度场相比，云门穴传来的气血物质温度仍处于高位，在天府穴处气血物质的变化仍是散热缩合冷降的变化，所散之热以阳热

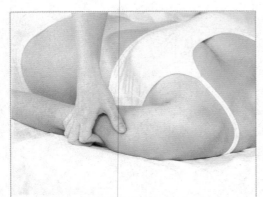

◎天府穴位于臂内侧面，肱二头肌桡侧缘，腋前纹头下3寸处。治气喘、瘿气、鼻衄、上臂内侧痛等症。

之气的形式上输于天，穴名之意即在于强调穴内气血物质的这一变化，故名天府，有调理肺气、安神定志的功效。

【找准穴位】

臂内侧面，在腋皱襞上端下3寸，肱二头肌桡侧缘。

取法：

坐位或卧位，在腋前皱襞上端下3寸，肱二头肌桡侧缘取穴。简便取法：臂向前平举，俯头鼻尖接触上臂侧处是穴。

【保健功效】

（1）呼吸系统疾病：支气管炎，哮喘。

（2）精神神经系统疾病：精神病、煤气中毒、健忘。

（3）其他：鼻出血、吐血、鼻衄、瘿气、肩臂部疼痛。

【配伍】

（1）配合谷穴，治鼻衄。

（2）配气舍、百会穴，治瘤、瘿气、咽肿。

【注意事项】

（1）揉时要轻快柔和，柔中带刚，力度适中，不要偏离穴位，也不要按而不动。

（2）速度为每分钟120～150次，每次3～5分钟。

（3）针灸：直刺0.3～0.5寸，局部酸胀，可向臂部或肘部放散。

（4）灸法：温针灸3～5壮，艾条灸5～10分钟。

养生百宝箱

古人将祖先称为"天"，"府""库"相通，是谓天府。在《大戴礼记·少闲》中记载：殷代武丁时开先祖之府，国家典制及官府档案均藏其内，制有禁令，以禁守不得妄入。西周宗法制度逐渐完备，宗庙设置与收藏更趋完善，于"春官"下设"天府"，"掌祖庙之守藏与其禁令"。西周时期也有记载："先王之典法，载全国民数和山川形势之版图，群臣百官之功过，刑狱诉讼、选贤举能之文书，维系诸侯国之盟书，及记录王室世系之谱牒。"此类记述中的正本均上呈天府，意为拜受神祖的赐予，并受其考察，要求神祖的保证信誉以及显示周天子共主的地位，也是统治者处理政事、稽查官员、统治臣民的重要凭据。

尺泽穴：腹痛发热的首选穴

尺泽穴，属于手太阴肺经，出自《灵枢·本输》，又名鬼受，鬼堂，为肺经的合穴。尺，"尸"（人）与"乙"（曲肘之形象）的合字，指前臂部；泽，浅水低凹处。因其位置特点而名。《黄帝内经·明堂》杨上善注："泽，谓陂泽水钟处也。尺，谓从此向口有尺也。尺之中脉注此处，留动而下，与水义同，故名尺泽。"尺泽穴为清热和胃、通络止痛的要穴。

又说，尺在这里暗指肾的意思，泽是雨露的意思，就是恩泽、灌溉，尺泽意思就是补肾的穴位。因此中医认为，尺泽穴是最好的补肾穴，通过降肺气而补肾，最适合上实下虚的人，高血压患者多是这种体质。肝火旺，肺亦不虚，脾气大但很能克制自己不发火的人常会感到胸中堵闷，喘不上气来，此时可点揉肺经的尺泽穴。

【找准穴位】

尺泽穴位于肘横纹中，肱二头肌腱桡侧凹陷处。

取法：

手掌向上，微屈肘，在肘横纹上，肱二头肌腱桡侧缘处取穴。

【保健功效】

（1）呼吸系统疾病：肺结核、咯血、肺炎、支气管炎、支气管哮喘、咽喉肿痛、胸膜炎。

（2）运动系统疾病：肘关节病、脑血管病后遗症、前臂痉挛。

（3）精神—神经系统疾病：肩胛神经痛、精神病、小儿抽搐。

（4）其他：膀胱括约肌麻痹（小便失禁）。

【配伍】

（1）配太渊、经渠穴，治咳嗽、气喘。

（2）配曲池穴，治肘臂挛痛、肘关节屈伸不利。

（3）配委中穴，治急性吐泻、中暑。

【注意事项】

（1）按揉本穴时，用力要大，这样才能有好的效果，儿童除外，不可太过用力。

（2）按揉本穴时不宜时间过长，每日3~5次，每次2~3分钟。

（3）针灸：直刺0.5~0.8寸，局部酸胀，针感向前臂或手部放散；点刺出血，用于急性吐泻；独取尺泽穴，用三棱针点刺出血，可治急性咽喉肿痛。

（4）灸法：艾炷灸或温针灸5~7壮，艾条灸10~20分钟。

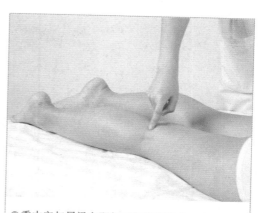

◎委中穴与尺泽穴配伍可治腹痛等症，在腘横纹中点，当股二头肌腱与半腱肌肌腱的中间。

▶ **精确取穴**

肘横纹中，肱
二头肌腱桡侧
凹陷处。

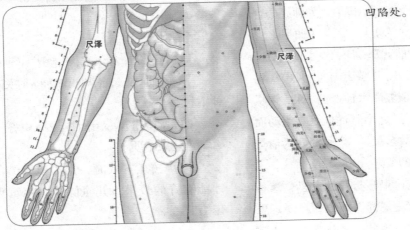

▶ **取穴技巧**

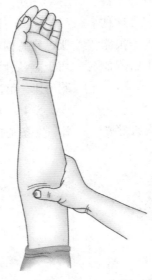

伸臂向前，仰掌，掌心朝上。
微微弯曲约35度。以另手、
手掌由下而上轻托肘部。弯曲
大拇指，指腹所在的肘窝中一
大凹陷处即是。

▶ **自我按摩**

弯曲大拇指，以指腹按压
尺泽穴，每次左右手各按
压1～3分钟。

程度	拇指压法	时间/分钟
适度		1～3

孔最穴：久坐不痔的秘诀

孔最穴为手太阴肺经郄穴，穴义指肺经的地部经水由此渗入脾土。孔，孔隙；最，极的意思。此处穴位是肺经之穴，肺之时序应秋，其性燥，肺经所过之处其土（肌肉）亦燥（肺经之地为西方之地），尺泽穴流来的地部经水大部分渗透漏入脾土之中，脾土在承运地部的经水时如过筛一般，故名孔最，有清热止血、润肺理气的功效。

孔最穴有个最好的作用就是治疗痔疮，痔疮有好几种，但以痔核占绝大多数。肛门周围有许多静脉如网络般地流通着，若有瘀血，就会产生叫"静脉瘤"的小疣状物，这种状态，就是痔核。而发生在肛门的痔核称之为外痔核，发生在肛门内侧时则称之为内痔核，一般称为"疣痔"的，就是指内痔核。若是初期的疣痔时，只要刺激孔最穴，可减轻痛苦。

【找准穴位】

在前臂掌面桡侧，尺泽与太渊连线，腕横纹上7寸处。

取法：

伸臂仰掌，于尺泽与太渊的连线上，距太渊穴7寸处取穴。

自我取穴：

肘部弯曲时，肘部内侧的正中央有一条很硬的筋。在这条筋的外侧，就是尺泽穴。从尺泽穴往手腕内侧的横线，画一条直线，将此线九等分，从尺泽穴起约4/9处，就是孔最穴。

【保健功效】

（1）呼吸系统疾病：肺结核咯血、咽喉炎、扁桃体炎、支气管炎、支气管哮喘。

（2）运动系统疾病：肘臂痛、手关节痛。

（3）其他：痔疮、大肠炎。

【配伍】

（1）配肺俞、尺泽穴，治咳嗽、气喘。

（2）配鱼际穴，治咯血。

【注意事项】

（1）揉时可用一指、数指等方式揉，速度要适宜，起到揉活放松的效果。

（2）儿童、体弱者要酌情使用，不可过于用力。

（3）每日3～5次，每次3～4分钟，速度一般每分钟100～200次。

（4）针灸：直刺0.5～0.8寸，局部酸胀，针感可向前臂部放散；针刺时应避开桡动、静脉，以防刺破血管，引起出血。

（5）灸法：艾炷灸或温针灸5～7壮，艾条灸10～20分钟。

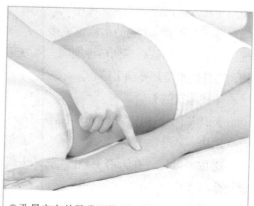

◎孔最穴在前臂掌面桡侧，尺泽穴与太渊穴连线上，腕横纹上7寸处。治痔疮、大肠炎等症。

❤ 侠白穴：克服恐惧的"大侠"

人们知道，"侠"是指那些艺高胆大的人，他们面对恶势力时没有半点恐惧，反而勇于反抗恶势力。在人体上，也有这么一位"大侠"——"侠白穴"，它能帮助人们克服恐惧情绪，也就说，当你感到恐惧、紧张时，可以通过按揉拍打侠白穴来放松情绪。

侠白穴属手太阴肺经。侠，挟也，指穴位的功能作用；白，肺之色，指气血物质在经过本穴的变化转变后所表现出的特征。侠白名意指肺经气血在此分清降浊。本穴的气血物质为天府穴传来的雨状云系，由于气血物质不断地远离人体的胸腹高温区，因此水湿云气在本穴处的变化乃是一个散热冷降缩合的过程。由于不断地散热冷降缩合，故而在本穴位置上气血物质以雨降的形式从天部降到了地部，也就是从皮层降到了肌肉层。穴名之意即是取水被挟挤则下，天部乌云化雨而落由此变得清白之意。侠白穴有宣肺理气、宽胸和胃的功效。

人们通过按揉拍打等方式刺激此穴，就相当于在人体内进行"人工施雨"。"雨"降得多了，地面(肺经)的水流也就多了，肺气就足了，人们就会感到精神饱满，体力充沛，对任何事情都充满了信心。

【找准穴位】

天府穴下1寸,肘横纹上5寸,就是侠白穴。

取法：

坐位或卧位，在天府下1寸，肱二头肌桡侧缘取穴。

自我取穴：

沿着肺经走，天府穴往下一拇指宽的地方有个穴位，就是侠白穴。

【保健功效】

（1）呼吸系统疾病：支气管炎、支气管哮喘、肺炎、咳嗽、干呕、烦满。

（2）神经系统：缓解恐惧情绪、心动过速，上臂内侧神经痛。

【配伍】

配曲池、肩髎，治肩臂痛。

【注意事项】

（1）可用拇指按住此穴用力下压或按揉，时间为2~3分钟，以有酸、胀感觉为佳。

（2）很多人在面试或遇到重大事情的时候，总会感到紧张，心跳得很快，这是由肺气不足所致，宜按侠白穴，如果心跳速度过快，可稍用力按揉侠白穴。

（3）针灸：直刺0.5~1寸，局部酸胀，向前臂部放散。

（4）灸法：温针灸3~5壮，艾条灸5~10分钟。

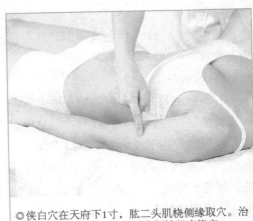

◎侠白穴在天府下1寸，肱二头肌桡侧缘取穴。治恐惧情绪、心动过速、上臂内侧神经痛等症。

经渠穴：总管咳嗽的"专家"

经渠穴隶属手太阴肺经之经穴。经，经过、路径也；渠，水流之道路也。经渠穴因处列缺穴之下部，列缺穴溢流溃决之水在此处又回流肺经，成为肺经经水流经的渠道，故而得名"经渠穴"。正如《黄帝内经》的《灵枢·本输》中记载："寸口中也，动而不居。"

经渠穴属金，经渠穴物质为地部经水和天部之气，地部经水性温热，天部之气性凉湿。地部经水一方面循肺经流向太渊穴，一方面又不断气化上行天部，以气化水湿的形式将肺经气血的热能传输天部，因此经渠穴的功效是蒸发散热，为生气之穴，故其属金。因此，中医认为经渠穴能治疗咳嗽、气喘、胸满喉痹、咽喉肿痛、疟疾寒热，胸背佝偻、热病无汗、心痛呕吐等症状，但要遵循"寒则补而灸之，热则泻针出气"的原则。

【找准穴位】

在前臂掌面桡侧，桡骨茎突与桡动脉之间凹陷处，当腕掌侧横纹上1寸。

取法：

仰掌，在前臂掌面桡侧，腕横纹上1寸，当桡骨茎突内侧与桡动脉之凹陷处取穴。

【保健功效】

（1）呼吸系统疾病：气管炎、支气管炎、哮喘、肺炎、扁桃体炎、发热、胸痛。

（2）精神—神经系统疾病：膈肌痉挛、食道痉挛、桡神经痛或麻痹。

（3）《资生经》认为，经渠穴可以"治足心痛"。

【配伍】

（1）配肺俞、尺泽穴，治咳嗽。

（2）配丘墟穴，有肃降肺气、宽胸利气的作用，治疗咳嗽胸满、胸背急等症状。

（3）配丘墟、鱼际、昆仑、京骨穴，有舒经活血、缓解疼痛的作用，治疗背部疼痛。

【注意事项】

（1）伸出一只手，将这只手的掌心朝上，用另一只手以把脉的姿势放在这只手臂上。中指指腹所对应的位置就是经渠穴，用中指指腹用力按压，感到酸胀。坚持按摩，每日1次，每次1~3分钟。

（2）按摩经渠穴是否疼痛，若疼痛则按摩至不痛为止。

（3）针灸：直刺0.2~0.3寸，局部酸胀，注意针刺时应避开桡动脉。

（4）不可灸法，因为《甲乙针灸经》认为，经渠穴是"不可灸，灸之伤人神明"。

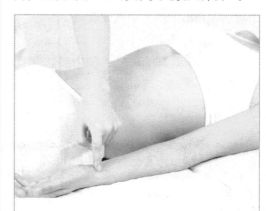

◎经渠穴在前臂掌面桡侧，桡骨茎突与桡动脉之间凹陷处。治气管炎、哮喘、肺炎等症。

云门穴：轻轻按一按，浊气排光光

云门穴为手太阴肺经第二穴，其功用是传输肺经的气血物质、调节输入肺经及输入肺经以外部分的物质比例。

云指云雾，门指门户。"云门"是指人体气血似天气云雾一样，能滋生万物，而其首出之处即称为云门（最终归于期门）。云门穴之所以得名"云门"，就是因为它是肺经与其他经络交换物质的一个门户，是气体宣发的地方。如果浊气淤积在这里排不出去，就会四肢烦热，心里感到堵得慌，这时按按云门穴，就相当于打开一扇大门，浊气就可以排出了。因此，中医认为云门穴有"清肺除烦，止咳平喘，通利关节"的功效。

【找准穴位】

胸前壁外上方，肩胛骨喙突上方，锁骨下窝（胸大肌与三角肌之间）凹陷处，距前正中线（璇玑）6寸，当锁骨外1/3折点下方一横指，中府上1寸。

取法：

正坐位，以手叉腰，当锁骨外端下缘出现的三角形凹陷的中点处取穴。

【保健功效】

（1）呼吸系统疾病：胸中热、气管炎、咳嗽、胸痛、哮喘。

（2）肩关节周围炎：肩臂痛、上肢不伸展。

（3）肺及支气管疾患时常在此处过敏压痛。

【配伍】

配中府穴，每日按摩1~2分钟，长期坚持可"包治百咳"。

【注意事项】

（1）云门穴处肌肤娇嫩，因此宜用手轻轻按住此穴，稍稍用力按摩1~2分钟即可。

（2）针灸：向外斜刺0.5~0.8寸，局部酸胀，可向前胸及腋下放散；针刺时不可向内深刺，以防刺破肺脏，造成气胸。

（3）灸法：艾炷灸3~5壮，艾条灸10~15分钟。

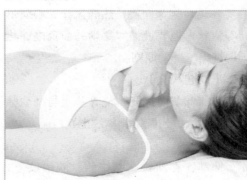

◎云门穴胸前壁外上方，肩胛骨喙突上方，锁骨下窝凹陷处。治胸中热、气管炎、胸痛等症。

少商穴：秋燥咳嗽就找少商穴

少商穴，别名鬼信穴，是肺经上最后一个穴位，在拇指上，是肺经的经水传入大肠经的起始处。少，与大相对，小也，

阴也，指穴内气血物质虚少且属阴；商，古指漏刻，计时之器，滴水漏下计时之漏刻也。该穴名意指本穴的气血流注方式为

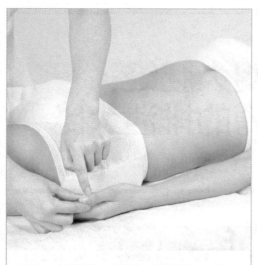

◎少商穴在手拇指末节桡侧，距指甲角0.1寸处 。治扁桃体炎、腮腺炎、感冒、发烧等症。

漏滴而下。本穴物质为鱼际穴传来的地部经水，经过上部诸穴的分流散失，因而在少商的经水更为稀少，流注方式就如漏刻滴下。少商在拇指之端，其滴下的位置是从地之上部漏落到地之下部，即由体表经脉流向体内经脉。

少商有个很好的疗效就是可以治疗咳嗽。少商位于大拇指的指角，没办法像平常一样按摩。我们可以用棉签或者牙签的大头来刺激。可随时随地利用些圆钝的东西刺激这个穴位。

【找准穴位】

在手拇指末节桡侧，距指甲角0.1寸（指寸）处 。

取法：

在拇指桡侧，去指甲角0.1寸处取穴。

【保健功效】

（1）呼吸系统疾病：扁桃体炎、腮腺炎、感冒、发烧、支气管炎、肺炎、咯血。

（2）精神-神经系统疾病：休克、精神分裂症、癔症、失眠。

（3）消化系统疾病：食道狭窄、黄疸。

（4）五官科系统疾病：齿龈出血、舌下肿瘤、口颊炎。

（5）其他：脑出血、盗汗、小儿惊风、手指挛痛。

【配伍】

（1）配商阳穴，治咽喉肿痛。

（2）取手上双少商、脚上双鬼哭穴灸之，治少儿五迟之患。

【注意事项】

（1）捻动时以示指运动为主，拇指运动为辅，动作要有连贯性，捻时，移动要慢。

（2）搓动时用力要对称、沉稳，搓动要快，移动要慢。

（3）按摩本穴位每日3～5次，每次3～5分钟。

（4）针灸：向腕平刺0.2～0.3寸，局部胀痛；三棱针点刺出血，推血至指端捏紧，迅速刺入并挤出5～10滴血。

（5）不宜灸法。

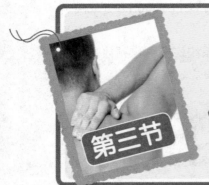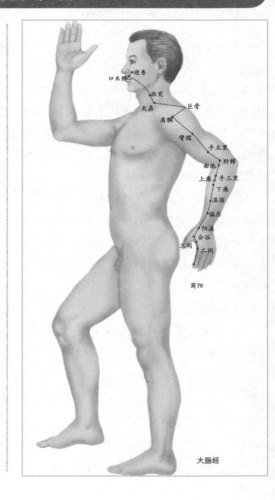

第三节 手阳明大肠经：
保护胳膊的排泄大脉

❤ 大肠经：肺和大肠的保护神

手阳明大肠经上有20个穴位：商阳、二间、三间、合谷、阳溪、偏历、温溜、下廉、上廉、手三里、曲池、肘髎、手五里、臂臑、肩髃、巨骨、天鼎、扶突、口禾髎、迎香。

手阳明大肠经起于示指末端的商阳穴，沿示指桡侧，通过合谷、曲池等穴，向上会于督脉的大椎穴，然后进入缺盆，联络肺脏，通过横隔，入属于大肠。

"循行所过，主治所及"，是说经络从哪里经过就能治哪里的病，因此，从大肠经的循行路线我们可以看出，肺和大肠都与大肠经关系密切，所以，疏通此经气血就可以预防和治疗呼吸系统和消化系统的疾病。虽然，肺和大肠看起来是两个毫不关联的内脏，但是它们通过大肠经互相联系、互相影响，也就是说，肺与大肠相表里。所谓表里，指一种内外关系，就好像夫妻，丈夫在外边忙着的时候，妻子就应该把家里的事务管理好，丈夫如果在外面特别忙，那妻子也相对比较忙。肺为

大肠经

里，为妻；大肠为表，为夫。

在人体中，气血是维持生命活动的基础，《黄帝内经》上说："阳明经多气多血"。手阳明大肠经与足阳明胃经所属的肠胃是人体消化、吸收以及排出废物的器官。人体的体质由先天和后天决定，先天部分是遗传于父母的，我们无法改变，后天部分就来源于我们的食物。肠胃消化吸收功能正常，体内生成的气血充足，抵抗疾病的能力自然会增强；胃肠排泄功能正常，体内产生的垃圾就能及时排出，不在体内堆积，那么由内在原因引起的疾病自然会减少。所以，手阳明大肠经是人体中重要的经络，平时一定要注意疏通。

什么时候按摩大肠经最好呢？大肠经当令的时间是早上5~7点，这时候大肠经运行最旺盛，按摩效果也最好。大肠经很好找，你只要把左手自然下垂，右手过来敲左臂，一敲就是大肠经。敲时有酸胀的感觉。

♥ 迎香穴：宣肺通窍，提高嗅觉

迎香穴，别名冲阳穴。在生活中我们要是遇到感冒，鼻子不通气了，只要一按迎香穴，马上就恢复正常，又能闻到香气了，这也是这个穴位被称作迎香的原因。迎香穴位于鼻子两旁，又是大肠经的穴位，所以，它有宣肺通窍的作用。而且，这个穴对于增强我们鼻子的功能，强化鼻黏膜对于外界空气的抵抗力都有很好的作用。

我们在刺激它的时候，可以用拇指和示指同时放在鼻翼两侧，掐住鼻子，屏住呼吸，然后隔三四秒，再突然放开手指，进行呼吸。

除了感冒鼻塞，各种原因引起的和鼻子有关的疾病，我们都可以用这个穴位来治疗。受寒时，喷嚏不止或。也可以用力压迎香穴直到发酸，放开后再压，重复直到不打为止。

【找准穴位】

迎香穴位于人体的面部，在鼻翼旁开约1厘米皱纹中。取穴时一般采用正坐或仰卧姿势，眼睛正视，在鼻孔两旁五分的笑纹（微笑时鼻旁八字形的纹线）中取穴。用示指的指腹垂直按压穴位，有酸麻感。

【保健功效】

（1）按压迎香穴，能够治疗各种鼻症，如鼻腔闭塞、嗅觉减退、鼻疮、鼻内有息肉、鼻炎、鼻出血等。

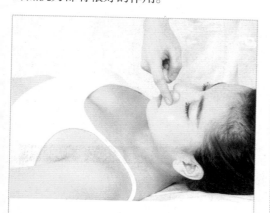

◎迎香穴位于人体的面部，在鼻翼旁开约1厘米皱纹中。治鼻腔闭塞、嗅觉减退、鼻疮等症。

▶ **精确取穴**

人体的面部，在鼻翼旁开约1厘米的皱纹中。

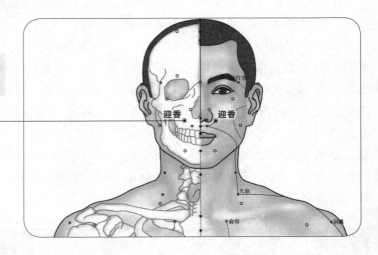

▶ **取穴技巧**

正坐，双手轻握拳，示指中指并拢，中指指尖贴鼻翼两侧，示指指尖所在的位置即是。

功用

通窍活络、止血驱虫。

配伍治病

急慢性鼻炎：迎香配印堂、合谷；

面部神经麻痹、面肌痉挛：迎香配四白、地仓。

▶ **自我按摩**

以示指指腹垂直按压，也可用单手拇指与示指弯曲，直接垂直按压穴位。每次按压两次，1～3分钟。

程度	示指压法	时间/分钟
适度		1～3

（2）按压迎香穴，对口歪、面痒、胆管蛔虫等也有一定疗效。

（3）按揉迎香穴对治疗习惯性便秘有很好的疗效。

【配伍】

（1）配印堂、合谷穴，可治各种鼻炎。

（2）配合谷穴，治面痒肿。

（3）配听会穴，治耳聋气痞。

（4）配临泣、太冲、合谷穴，治赤眼。

（5）配上星穴，治鼻塞无闻。

（6）配四白、人中、曲池、足三里穴，治胆管蛔虫症。

【注意事项】

（1）用本穴治疗习惯性便秘时，按压时间要稍长一些，约10分钟。

（2）在按压本穴的时候，力度要适

中，速度由慢到快。

（3）用示指尖点压按摩，以左右方向刺激比较有效，一次约一分钟，按摩后喝一杯热开水。

（4）用拇指外侧沿笑纹及鼻子两侧，做上下，呈正三角形方向按摩。由于拇指属手太阴肺经，与迎香穴所属的大肠经具有"阴阳表里"关系，而且刺激范围大，颇值推荐，一次约一分钟，按摩后喝一杯热开水。

（5）对本穴治疗的时间一般为每日2～3次，每次5分钟左右。

（6）刺法：直刺0.2～0.3寸；沿鼻根向内上方横刺0.3～0.5寸；或沿皮向四白方向横透。禁直接灸。

合谷穴：缓解病痛的"隐士神医"

合谷穴，别名虎口、容谷、合骨、含口，大肠经气血会聚于此并形成强盛的水湿风气场。合，汇也，聚也；谷，两山之间的空隙也。因其在大拇指和示指的虎口间，拇指和示指像两座山，虎口似一山谷，合谷穴在其中，因而得名合谷穴。"合谷"穴名意指本穴物质为三间穴天部层次横向传来的水湿云气，行至本穴后，由于本穴位处手背第一、二掌骨之间，肌肉间间隙较大，因而三间穴传来的气血在本穴处汇聚，汇聚之气形成强大的水湿云气场，故名合谷。

在《四总穴歌》里头，有这么一句"面口合谷收"，就是颜面以及口部的

毛病都可以找合谷治疗；合谷还可以治疗"疟病热还寒"，就是疟疾先热而后冷的打摆子症状；也可治龋齿及鼻衄，就是蛀

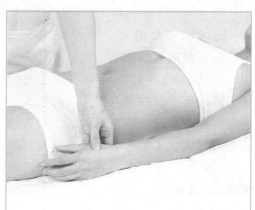

◎合谷穴位于人体的手背部位，第二掌骨中点，拇指侧。治齿痛、手腕及臂部疼痛等症。

牙和流鼻血。"口噤不开言"，牙齿咬得很紧，不能张口说话，可以在此穴针入五分深，"令人即便安"，可是要注意，合谷跟另一个叫三阴交的穴道在孕妇身上要小心，有可能导致流产。

合谷穴这个穴位恰到好处就在手背，而且好找，无论什么情况都可以方便简单地按两下，并且疗效惊人。

【找准穴位】

一手的拇指第一个关节横纹正对另一手的虎口边。

取法：

让患者侧腕对掌，自然半握拳，合谷穴位于人体的手背部位，第二掌骨中点，拇指侧。

【保健功效】

（1）主治齿痛、手腕及臂部疼痛、口眼斜、感冒发热等症。

（2）镇静止痛，通经活络，清热解表。主脉浮于表，伤寒大渴，发热恶寒，头痛脊强，耳聋，下齿龋，喉痹，面肿，唇吻不收，口噤不开，偏正头疼，偏风，风疹，腰脊内痛。

【配伍】

（1）配列缺穴，治感冒。

（2）配颊车穴，治牙疼。

（3）配三阴交穴，治闭经。

（4）配太冲穴，治高血压等引起的头晕头疼。

【注意事项】

（1）在按摩本穴时，要注意用力适度，尤其是儿童，不要擦伤皮肤。

（2）按压本穴每日3～5次，每次2～3分钟为宜。

（3）刺法：直刺0.5～0.8寸。孕妇禁用，因为孕妇针刺合谷穴可能会引起流产。

（4）灸法：艾炷灸或温针灸5～9壮，艾条灸10～20分钟。

❤ 阳溪穴：手肩综合征的克星

阳溪别名中魁穴，穴位位于手背上，就是指阳气的溪流。阳，热也、气也，指本穴的气血物质为阳热之气。溪，路径也。该穴名意指大肠经阳溪穴经气在此吸热后蒸升上行天部。本穴物质为合谷穴传来的水湿风气，至此后吸热蒸升并上行于天部，故名。阳溪穴有清热散风，通利关节的功效，主治狂言喜笑、热病心烦、胸满气短、厥逆头疼、耳聋耳鸣、肘臂不举、喉痹、痂疥等症。

阳溪最大的作用就是可以治疗手肩综合征，也就是手腕、手肘、肩膀等部位疼痛。如果手肩部酸痛，我们这有一个非常好的刺激方法，用右手握住左手的腕部，同时左右握拳，用拳头前后晃动，这样来帮助腕部的活动。在腕部活动的时候也能很好地刺激阳溪穴。

现代人的生活中离不开电脑，但是长期使用电脑的人经常在电脑前坐很长

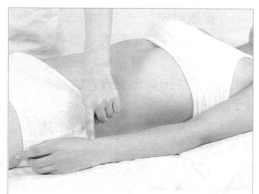

◎阳溪穴位于人体的腕背横纹桡侧，手拇指向上翘时，当拇短伸肌腱与拇长伸肌腱之间的凹陷中。治头痛、目赤肿痛、耳聋、耳鸣等症。

的时间，长时间保持固定的姿势会使肩臂部甚至手指的肌肉僵硬，这都是气血流通不畅惹的祸。很多人在缓解腕部酸痛的时候都会活动活动手腕，其实做这个动作就是在刺激自己的阳溪穴，促进气血的流通。在临床中，医生也常常利用阳溪穴治疗腱鞘炎、中风半身不遂、腕关节及其周围软组织疾患等。

【找准穴位】

屈肘，掌心向胸，在腕背横纹桡侧，手拇指上翘起时，当拇短伸肌肌腱与拇长伸肌肌腱之间的凹陷中。

【保健功效】

（1）五官科系统疾病：鼻炎、耳聋、耳鸣、结膜炎、角膜炎。

（2）精神—神经系统疾病：面神经麻痹、癫痫、精神病。

（3）其他：腕关节及周围软组织疾病、扁桃体炎。

【配伍】

（1）配合谷穴，治头痛。

（2）配少府、通里、内关穴，治心律不齐。

（3）配阳谷穴，治神经衰弱。

【注意事项】

（1）按摩本穴时，手要自然放松，不要紧张弯屈，以防影响到效果。

（2）儿童按摩时要适度，不要用力太大。

（3）每次按揉2~3分钟，每日施治2~3次。

（4）刺法：直刺0.5~0.8寸。

（5）灸法：艾炷灸3~5壮，艾条灸10~20分钟。

手三里穴：缓解腹痛、齿痛、腰扭伤

手三里穴，别名三里、鬼邪、上三里，因为它能通知上、中、下三部的疾病，所以称为三里。手，指穴所在部位为手部；三里，指穴内气血物质所覆盖的范围。手三里穴名意指大肠经冷降的浊气在此覆盖较大的范围。本穴物质由上廉穴传来，上廉穴的水湿云气化雨而降，在手三里穴处覆盖的范围如三里之广，故名手三里。

手三里专治肚脐以上及肩背部疾病，按揉它时有个很简单的方法，就是将一侧的手臂放在桌面上，然后将另一侧的手肘放在穴位上，用手肘来轻轻地按揉此穴。手三里穴有个很好的作用，

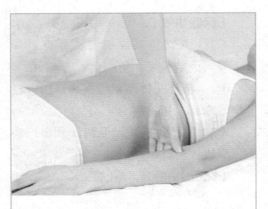

◎手三里穴位于曲池下二寸，按之肉起兑肉之端。治腰痛，肩臂痛，上肢麻痹等症。

就是可以治理肩周炎。所以，我们在闲暇的时候多按手三里穴。

大家去医院后很可能会需要打针、抽血、输液，这些都对身体有小的损伤，出血和疼痛是很常见的，用拇指弹拨手三里这个穴位，可以很好地缓解不舒服的感觉。

【找准穴位】

屈时，在前臂背面桡侧，当阳溪与曲池连线上，肘横纹下2寸 。

取法：

侧腕屈肘，在阳溪与曲池的连线上，曲池下2寸处取穴。

【保健功效】

（1）运动系统疾病：腰痛，肩臂痛，上肢麻痹，半身不遂。

（2）消化系统疾病：溃疡病，肠炎，消化不良。

（3）五官科系统疾病：牙痛，口腔炎。

（4）其他：颈淋巴结核，面神经麻痹，感冒，乳腺炎。

【配伍】

如果有上肢活动不利，可以配合曲池穴一起使用。

【注意事项】

（1）施用点法时，拇指要注意保持一定姿势，以免在点的过程中出现手指过伸或过屈，造成损伤。

（2）对儿童施以点法时，用力要适度，不要伤着患者的皮肤。

（3）按时要沉稳用力，重而不滞；揉时要用力均匀，轻而不浮。

（4）刺法：直刺0.5～0.8寸，局部酸胀沉重，针感可向手背部扩散。

（5）灸法：艾炷灸或温针灸5～7壮，艾条灸10～20分钟。

♥ 曲池穴：降低血压有独效

曲池穴，别名鬼臣、洪池、阳泽。曲，弯曲；池，水的围合之处、汇合之所。曲池名意指本穴的气血物质为地部之上的湿浊之气，本穴物质为手三里穴降地之雨气化而来，位处地之上部，性湿浊滞重，有如雾露，为隐秘之水，故

名曲池。

曲池穴作为大肠经的合穴，这里的阳气达到顶峰，就好像万支河流入海。《针灸甲乙经》中记载："伤寒余热不尽。胸中满，耳前痛，齿痛，目赤痛，颈肿，寒热，渴饮则汗出，不饮则皮干

热。目不明，腕急，身热，惊狂，蹙痿痹重，癫疾吐舌，曲池主之"。意思是说，曲池穴对很多疾病都有治疗或缓解的作用。

曲池穴还有一个很重要的作用，就是可以降低血压。高血压发作的高峰期在早上6～10点和下午15～17点，如果在这两个时段，间歇性地按摩曲池穴，就可以起到平稳血压的作用。有高血压病症的患者，在闲着的时候可以多按摩曲池。

【找准穴位】

屈肘成直角，在肘横纹外侧端与肱骨外上髁连线中点；完全屈肘时，当肘横纹外侧端处。简单点说，就是先将右手手掌摊开，左臂微微弯曲，用右手的掌侧，来敲打左手的手肘处，也就是曲池的位置。

【保健功效】

（1）痹痛、上肢不遂等上肢病症。

（2）热病、高血压、癫狂、腹痛、吐泻等肠胃病症。

（3）咽喉肿痛、齿痛等五官疼痛。

（4）湿疹、瘰疬等皮肤、外科病症。

【配伍】

（1）配合谷穴、外关穴，有疏风解表、清热止痛作用，主治感冒发热、咽喉炎、扁桃体炎、目赤。

（2）配合谷穴、血海穴、委中穴、膈俞穴，有散风清热、调和营卫作用，主治丹毒、荨麻疹。

（3）配内关、合谷、血海、阳陵

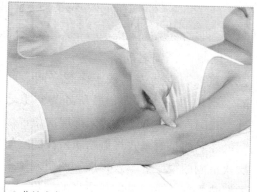

◎曲池穴位于肘横纹外侧端，屈肘，当尺泽穴与肱骨外上髁连线中点。治皮肤粗糙、手肘疼痛、眼疾、牙疼等症。

泉、足三里、太冲穴、昆仑穴、太溪穴、阿是穴，有温阳散寒、活血止痛作用，主治血栓闭塞性脉管炎。

（4）配合谷、血海、三阴交穴，有扶正解毒作用，主治氯丙嗪药物反应。

（5）配肩髃，治疗上肢疼痛。

【注意事项】

（1）在按摩过程中，点的时候要轻重适中，节奏和谐；按的时候要沉稳有力；揉的时候用力而不轻浮。儿童应尤其注意。

（2）在按揉曲池的时候，不要忘了按揉下曲池周边。

（3）对本穴的按摩时间一般为每日2～3次，每次2～3分钟。

（4）刺法：直刺1～1.5寸。

（5）用艾条灸曲池穴下2寸与尺骨小头后缘两穴，每次温灸6～8分钟，以患者皮肤温热为度，每日1～2次，适用于疖肿初期。

二间穴：散热冷降，消炎止痛

二间穴，别名间谷、闻谷、周谷。二，概数，在此表示较小之意；间，间隔、空隙也，指本穴物质所处为空隙之处。二间穴处在不太高的天部层次，"二间"之名即是对本穴气血物质所在的空间层次范围的说明。本穴物质为商阳穴传来的温热水气，主要是散热冷降的变化，表现出水的润下特征，故其属水。

二间穴的气血物质大部分为天部之气，同时地部亦有极少经水，天部之气及地部经水性皆温热。天部之气向三间穴上行，地部经水向商阳穴下行。大肠经经气在此分清降浊。

【找准穴位】

微握拳，在示指本节(第二掌指关节)前，桡侧凹陷处。

【保健功效】

（1）主治目昏、鼻衄、齿痛、牙龈炎、口歪、咽喉肿痛、热病、面神经炎、三叉神经痛等症。

（2）治疗睑腺炎，可以指压二间。指压时只指压患有睑腺炎眼睛同边的手，先一面缓缓吐气一面压6秒钟。指压时并不握拳，而是将手张开。如果还是不愈的话，就用压按之手的拇指和示指强捏，如此重复30次，睑腺炎就会自愈或即刻化脓自愈。

（3）二间穴对治疗膝盖疼痛也非常有效。

【配伍】

配合谷穴治齿痛。

【注意事项】

（1）以一手大拇指指腹按压在二间穴上，另一手示指顶挟住示指关节处上，大拇指行顺时针揉按，由轻到重，反复几次，5分钟即可见效。

（2）每日按摩二间穴5分钟。

（3）刺法：直刺0.2～0.3寸。

（4）取双侧二间穴，以米粒大小艾炷各灸3～5壮，灸时须使每炷艾火自然熄灭，不可用手按灭，可治睑腺炎。睑腺炎未成脓者，施灸1次即可肿消痛止；肿大成脓者，施艾1次脓即溃出，一般2次可获痊愈。

三间穴：有效缓解手部肌肉紧张

三间穴也被叫作少谷穴、小谷穴，属木，是以合谷穴的名字来区分命名的。《针灸甲乙经》记载："多卧善睡，胸满肠鸣，三间主之。"我们每天大量地使用手部来辅助自己的工作，用电脑、打游戏或者发短信都不能离开手，手部姿势固定，时间长了，气血运行不畅，手部就会出现僵硬疼痛，刺激三间穴可以促进血液循环，缓解手部肌肉紧张。

【找准穴位】

微握拳，在手示指本节（第二掌指关

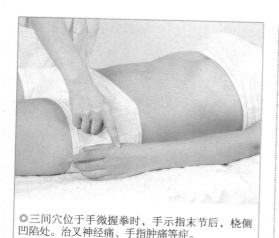

◎三间穴位于手微握拳时，手示指末节后，桡侧凹陷处。治叉神经痛、手指肿痛等症。

节）后桡侧凹陷处。

取法：

微握，拳在示指桡侧，第二掌指关节后，第二掌骨小头上方处取穴。

【保健功效】

（1）五官科系统疾病：牙痛、急性结膜炎、青光眼。

（2）其他：三叉神经痛、扁桃体炎、手指肿痛、肩关节周围炎。

【配伍】

（1）配阳溪穴，治梅核气，即好像喉间有异物，吐之不出、咽之不下的症状。

（2）配间使穴，治喉痹。

（3）配肾俞穴，治肩背浮风劳。

（4）配后溪穴，治手背肿痛。

（5）配攒竹穴，治目中漠漠。

【注意事项】

（1）按摩或拍打三间穴时应有局部麻胀，或向手背放散的感觉。

（2）刺法：直刺0.3～0.5寸，局部麻胀，或向手背放散。

（3）灸法：艾炷灸3～5壮，艾条灸5～10分钟。

♥ 商阳穴：强身健体，加快人体新陈代谢

商阳穴，别名绝阳、而明。商，漏刻也，古之计时之器，此指本穴的微观形态如漏刻滴孔；阳，阳气也。"商阳"穴名意指大肠经经气由本穴外出体表。人体经脉由气血物质的运行构成内外无端的循环，它分为体表部分和体内部分。体表部分运行在三部九候的表层，也即是地之上部；体内部分运行在三部九候的里部，也就是地之内部。商阳穴即是大肠经体内经脉气血向体表经脉运行的出口。简单点说，由于人体系统的重力场特征，人体内部的温压场高于外部的温压场，因此大肠经体内经脉所产生的高温高压气态物就会由本穴的漏刻滴孔向外喷射。商阳之名正是对本穴气血物质这一运动特征的概括描述。

大家都知道感冒受凉后最好能出出汗，人们会多喝水、多穿衣服或是捂在被子里，但是有些时候，不管用什么办法，就是不出汗。这时还有什么办法能促进出汗呢？你可以试着掐按商阳穴，坚持一会儿，汗水就会慢慢渗出体表了。总之，经常掐一掐商阳穴，能旺盛大肠经的气血，调节消化道功能，加快人体新陈代谢，对身体有强壮补益的作用。

【找准穴位】

示指末节桡侧，距指甲角0.1寸处。

▶ 精确取穴

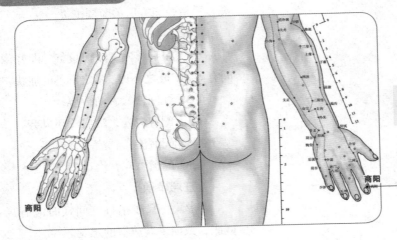

示指末节桡侧，距
指甲角 0.1 寸处。

商阳

▶ 取穴技巧

以右手轻握左手示指，左手
掌背朝上，屈曲右手大拇指
以指甲尖垂直掐按靠拇指侧
的位置即是。

功用
理气平喘、消肿退热、
活血止痛。

配伍治病
中暑：商阳配少商、中冲；
咽喉肿痛：商阳配合谷、
少商。

▶ 自我按摩

弯曲大拇指以指甲尖垂直掐
按靠拇指侧的穴位，轻轻掐
压不需大力，每天左右各掐
按1~3分钟。

程度	拇指压法	时间/分钟
轻		1~3

【保健功效】

（1）五官疾病：齿痛、咽喉肿痛、耳鸣耳聋等。

（2）热病：中风昏迷、手指麻木等。

【配伍】

（1）配合按摩少商穴、合谷穴，有清热泻火的作用，治疗咽喉肿痛、目赤肿痛。

（2）配少商、中冲、关冲穴，有醒脑开窍的作用，主治中风、中暑。

（3）配合谷、阳谷、侠溪、厉兑、劳宫、腕骨穴等，有发汗泻邪热的作用，主治热病汗不出。

（4）配少商穴点刺出血治热病、昏迷。

【注意事项】

（1）示指上商阳穴属于大肠经，便

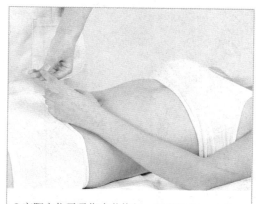

◎商阳穴位于示指末节桡侧，距指甲角0.1寸处。治齿痛、咽喉肿痛、耳鸣耳聋等症。

秘时按此指会痛，则可确定是大肠某个部位有了异常现象。

（2）刺法：浅刺0.1寸，或点刺出血。

（3）灸法：艾炷灸1～3壮；或艾条灸3～5分钟，左取右，右取左。

偏历穴：清热利尿，通经活络

偏历穴是手阳明大肠经的别行络脉，距腕3寸，别行于手太阴肺经。它的别出分支，向上沿臂部，经肩穴上行至下颌角，遍布于齿中，再别出分支，上行入耳中，合于该部所聚的主脉。偏，与正相对，偏离之意；历，经历。该穴名意指本穴的气血物质偏离大肠正经而行。本穴物质为阳溪穴传来的炎上之气，行至本穴后因进一步受热膨胀而向外扩散，而由于肺经所处的西方之地天部之气不足，所以本穴的膨胀扩散之气偏行肺经，故名。因此，偏历穴有清肺气、调水道、通脉络的功效。

【找准穴位】

屈肘，在前臂背面桡侧，当阳溪与曲池连上，腕横纹上3寸；或以两手虎口交叉，当中指端所指处有一凹陷时取穴。

【保健功效】

（1）五官科系统疾病：鼻衄、结膜炎、耳聋、耳鸣、目赤、牙痛、口眼歪斜。

（2）其他：面神经麻痹、扁桃体炎、前臂神经疼、腕臂痛、水肿。

【配伍】

（1）配太渊穴，为原络配穴法，有疏风解表作用，主治感冒、头痛、咽喉痛。

（2）配水分、阴陵泉穴，有健脾利水作用，主治水肿。

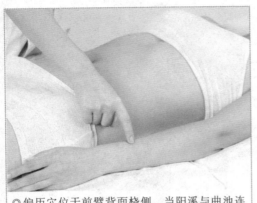

◎偏历穴位于前臂背面桡侧，当阳溪与曲池连线上，腕横纹上3寸。治面结膜炎、水肿等症。

（3）配阳溪、商阳、络却、腕骨、前谷，有疏散清热、行气利窍作用，主治实邪耳鸣。

（4）配列缺、阳溪，治腕部腱鞘炎。

【注意事项】

（1）按揉拍打偏历穴时，会产生局部酸胀感。

（2）刺法：直刺0.3～0.5寸。

（3）灸法：艾炷灸3～5壮；或艾条灸5～10分钟。

❤ 温溜穴：清热理气的人体大药

温溜穴，别名逆注、池头，是手阳明经之郄穴。温，温热也，是对穴内气血物质性状的描述；溜，悄悄地走失也。"温溜"穴名意指偏历穴传来的天部之气在本穴悄悄地散失。本穴物质由偏历穴传来，为吸热后上升于天之上部的阳热之气。气血行至本穴后，因其所处为天之上部，外部环境对其的升温作用少，气态物质仍保留原来的余热而缓缓地散热蒸发，散失的情形如悄悄地溜走一般，故名。

温溜穴有清热理气的功效，主肠鸣腹痛、伤寒逆噫、寒热头痛、风逆肢痛、嬉笑狂言等症。

【找准穴位】

屈肘，在前臂背面桡侧，当阳溪与曲池的连线上，腕横纹上5寸。

取法：

侧腕屈肘，在阳溪与曲池的连线上，阳溪上5寸处取穴。

【保健功效】

（1）五官科系统疾病：口腔炎，舌炎，腮腺炎。

（2）其他：扁桃体炎，面神经麻痹，下腹壁肌肉痉挛，前臂疼痛。

【配伍】

（1）配合谷穴，治头痛。

（2）配厥阳俞、内庭穴，治牙痛。

（3）配期门穴，治项强伤寒。

（4）配仆参穴，治癫疾。

【注意事项】

（1）本穴在消化道溃疡穿孔时常出现压痛，与它穴配合可做出进一步诊断。

（2）刺法：直刺0.5～0.8寸，局部酸胀，针感向手部放散。

（3）灸法：艾炷灸或温针灸3～5壮，艾条温灸5～10分钟。

下廉穴：调理肠胃，通经活络

下廉穴也叫手下廉穴，隶属手阳明大肠经。下，与上相对，指下部或下方；廉，廉洁清明也。手，指本穴位于手部。下廉、手下廉名意指本穴下部层次的气血物质洁静清明。因为本穴物质为温溜穴传来的水湿云系，此水湿云气在本穴所处的位置是在天之上部，而天之下部的气血物质相对处于廉洁清静，故名"下廉"，有调理肠胃，通经活络之功效。

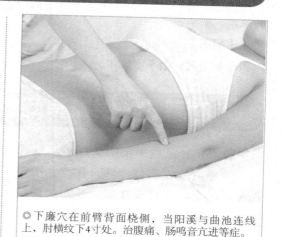

◎下廉穴在前臂背面桡侧，当阳溪与曲池连线上，肘横纹下4寸处。治腹痛、肠鸣音亢进等症。

【找准穴位】

在前臂背面桡侧，当阳溪与曲池连线上，肘横纹下4寸处。

取法：

侧腕屈肘，在阳溪与曲池的连线上，曲池下4寸处取穴。

【保健功效】

（1）运动系统疾病：网球肘，肘关节炎。

（2）消化系统疾病：腹痛，肠鸣音亢进。

（3）其他：急性脑血管病。

【配伍】

（1）配足三里穴，治腹胀、腹痛。

（2）配神庭、五处穴，治头风。

（3）配肾俞、丘墟、侠溪穴，治胸胁满引腹。

【注意事项】

（1）按揉或拍打此穴时有局部酸胀感，并可能向手臂及手指放散。

（2）刺法：直刺0.5～0.8寸。

（3）艾炷灸或温针灸3～5壮，艾条灸5～10分钟。

上廉穴：肩膀麻木，当找上廉穴

上廉穴也叫手上廉穴，隶属手阳明大肠经。上，与下相对，指下部或下方；廉，廉洁清明也。手，指本穴位于手部。上廉、手上廉名意指大肠经气血物质所处为天之下部，天之上部气血虚少，洁静清明。本穴物质为下廉穴传来的水湿云系，

在本穴所处的位置是在天之下部，而天之上部的气血物质相对处于廉洁清静，故名上廉。

【找准穴位】

在前臂背面桡侧，当阳溪与曲池连线上，肘横纹下3寸处。

【保健功效】

主治头痛、肩膀酸痛、半身不遂、手臂麻木、肠鸣腹痛。

【配伍】

配曲池穴，治手臂麻木。

【注意事项】

（1）刺法：直刺0.5～1寸。

（2）灸法：艾炷灸3～5壮；或艾条灸5～10分钟。

肘髎穴：肘臂有问题，常按肘髎穴

肘髎穴，隶属手阳明大肠经。肘，肘部，指穴所在部位；髎，孔隙，指穴内气血的运行通道为孔隙。该穴名意指大肠经经水由地之天部流入地之地部。本穴物质为手三里穴降地之雨流来的地部经水，至本穴后经水循地部孔隙从地之天部流入地之地部，故名。

肘髎穴为肺经、大肠经气血与肾经气血转换的重要穴位，即是我们所说的金生水之穴，肺肾关系的失衡皆可通过此穴做出快速的调整。

【找准穴位】

在臂外侧，屈肘，曲池上方 1寸，当肱骨边缘处。

取法：

屈肘，在曲池外上方1寸，肱骨边缘处取穴。

【保健功效】

（1）运动系统疾病：肩周炎，肱骨外上髁炎等肘关节病。

（2）其他：肘臂部疼痛、麻木、挛急。

【配伍】

（1）配曲池穴，治肘臂疾病。

（2）配手三里穴，治肱骨外上髁炎。

【注意事项】

（1）按揉拍打此穴时可产生局部酸胀感，并向前臂放散。

（2）刺法：直刺0.5～1寸，沿肱骨前缘，进针1.0～1.5寸，局部酸胀，可向前臂放散；治肘部痛时可用"齐刺"。

（3）灸法：艾炷灸或温针灸3～7壮，艾条灸10～20分钟。

手五里穴：理气散结、通经活络的法宝

手五里穴别名五里穴、尺之五间穴、尺之五里穴、大禁穴、手之五里穴。手，指穴位所在的部位为手部；五里，穴内气血物质所覆盖的范围。"手五里"穴名意指穴内物质覆盖的较大范围，且比手三里穴覆盖的范围要大。本穴物质由下廉穴传来，下廉穴是水湿云气开始下降之地，手五里穴则是水湿云气降地之所，下廉穴所处天部位置比上廉穴高，其所降之浊亦比手三里穴所覆盖的范围要大，故而得名。有理气散结，通经活络之效，主治肘臂挛痛、瘰疬。

【找准穴位】

在臂外侧，当曲池与肩髃连线上，曲池上3寸处。

取法：

屈肘，在曲池与肩髃的连线上，曲池上3寸处取穴。

【保健功效】

（1）呼吸系统疾病：咯血、肺炎、扁桃体炎、胸膜炎。

（2）精神—神经系统疾病：嗜睡、肋间神经痛。

（3）运动系统疾病：偏瘫、上肢疼痛。

（4）其他：腹膜炎、颈淋巴结核。

【配伍】

配曲池穴，治肘臂挛痛。

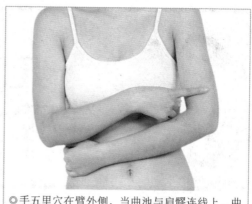

◎手五里穴在臂外侧，当曲池与肩髃连线上，曲池上3寸处。治嗜睡、肋间神经痛等症。

【注意事项】

（1）按揉拍打此穴时会产生局部酸胀感，可传至肩部、肘部。

（2）刺法：直刺0.5～0.8寸，局部酸胀，可传至肩部、肘部。

♥臂臑穴：眼疾、肌肉痉挛就找它

臂臑穴，别名头冲穴、颈冲穴，手阳明经之阳气交会于此。臂，指穴所在的部位；臑，动物的前肢，为灵巧、好动之意，此指穴内气血物质为阳气。该穴名意指穴内的气血物质为天部的阳气。主治肩臂痛、颈项拘挛、瘰疬、目疾等疾病。

【找准穴位】

在臂外侧，三角肌止点处，当曲池与肩髃连线上，曲池上7寸。

取法：

垂臂屈肘时，在肱骨外侧三角肌下端。

【保健功效】

（1）运动系统疾病：上肢瘫痪或疼痛，肩周炎，颅顶肌肉痉挛。

（2）其他：眼病，颈淋巴结核，头痛。

【配伍】

（1）配风池、肩井穴，治肩颈部肌肉酸痛。

（2）配光明穴，治目疾。

【注意事项】

（1）按揉或拍打此穴时会产生局部酸胀，如果用力按揉或拍打，可使局部酸胀感向整个肩部放散。

（2）刺法：直刺0.5～1寸，局部酸胀；或向上斜刺1～2寸，透入三角肌中，局部酸胀，可向整个肩部放散。

足阳明胃经：
生成气血的康体大脉

第四节

♥ 胃经：多气多血的勇士

　　足阳明胃经上有45个穴位：承泣、四白、巨髎、地仓、大迎、颊车、下关、头维、人迎、水突、气舍、缺盆、气户、库房、屋翳、膺窗、乳中、乳根、不容、承满、梁门、关门、太乙、滑肉门、天枢、外陵、大巨、水道、归来、气冲、髀关、伏兔、阴市、梁丘、犊鼻、足三里、上巨虚、条口、下巨虚、丰隆、解溪、冲阳、陷谷、内庭、厉兑。

　　足阳明胃经是人体前面的很重要的一条经脉，也是人体经络中分支最多的一条经络，有两条主线和四条分支，主要分布在头面、胸部、腹部和腿外侧靠前的部分。

　　它起于鼻旁，沿鼻上行至根部，入于目内眦，交于足太阳膀胱经；沿鼻外侧下行至齿龈，绕口唇，再沿下颌骨出大迎穴；上行耳前，穿过颌下关节，沿发际至额颅。它的支脉从大迎穴下行，过喉结入锁骨，深入胸腔，穿过横膈膜，归属胃，并与脾相络。它的另一支脉直下足部二趾

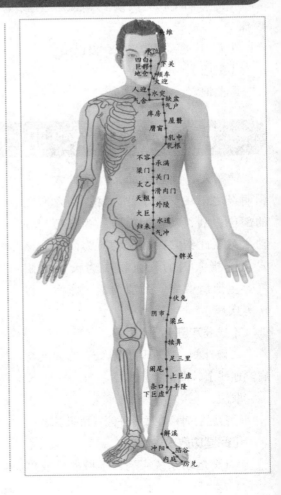

与中趾缝，此支又分两支，一支自膝膑下3寸分出，下行至中趾外侧，一支从足背分出，至大趾内侧，交足太阴脾经。

从胃经的循行路线可以看出，与胃经关系最为密切的脏腑是胃和脾。脾胃是人体的后天之本，这是因为每个人在出生后，主要依赖脾和胃以运化水谷和受纳腐熟食品，这样人体才能将摄入的饮食消化吸收，以化生气、血、津液等营养物质，才能使全身脏腑经络组织得到充分的营养，维持生命活动的需要。

除了消化吸收食物外，胃还有一个重要的功能——生血。"血变于胃"，胃将人体吸纳的精华变成血。母亲的乳汁其实就是血的变现，血是由食物的精华变成的，在抚养孩子的时候，母亲的血又变成了乳汁。

按摩胃经，一方面可以充实胃经的经气，使它与其联系的脏腑的气血充盛，这样脏腑的功能就能正常发挥，就不容易生病；另一方面可以从中间切断胃病发展的通路，在胃病未成气候前就把它消弭于无形。

当然，按摩胃经的目的主要还是调节胃肠功能，所以饭后1个小时左右就可以开始按揉胃经的主要穴位了，如足三里、天枢等，在睡前1个小时左右灸一会儿，灸完后喝1小杯水。每天早上7～9点这个时间按揉的效果应该是最好的，因为这个时辰是胃经当令，是胃经经气最旺的时候。

💗 天枢穴：祛除妇科病的好帮手

天枢穴，隶属足阳明胃经穴位，为大肠募穴，是阳明脉气所发处，具有健脾和胃、通调肠腑的功效。

枢，是枢纽的意思。《素问·六微旨大论》："天枢之上，天气主之；天枢之下，地气主之；气交之分，人气从之，万物由之"；张景岳注："枢，枢机也。居阴阳升降之中，是为天枢"。天地气相交之中点，古人穴位并不是瞎编的，每个穴位都有独到的含义。事实已经告诉我们吸收的营养物质从这个穴位开始分成清与浊，清归上，浊归下。大白话就是精微物质变成血液，垃圾的东西从大肠排出体外，是个中转站。

《灵枢·灵兰秘典》云："大肠者，传导之官，变化出焉。"大肠是胃降浊功能的延续，二腑以降为顺，大肠的传导功能失司可影响及胃。大肠的功能失常（外邪兼内邪）就会引起腹泻，六腑之病取其

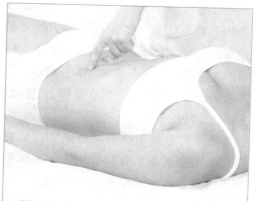

◎天枢穴在腹部，平脐，距离脐中2寸。治月经不调、痛经等症。

合，因此取大肠募穴天枢来治能取到非常好的效果。正如《胜玉歌》所说："肠鸣时大便腹泻，脐旁两寸灸天枢"。

天枢穴还对便秘、胃肠炎引起的腹泻、痢疾、腹胀等都有很好的作用，经常做的"推腹法"，其实就是在推揉这个穴位。

【找准穴位】

在腹部，平脐，距离脐中2寸。

取法：

仰卧，人体中腹部，肚脐向左右三指宽处，即为天枢穴。

【保健功效】

（1）胃肠病：腹痛、腹胀、便秘、腹泻、痢疾等。

（2）妇科疾患：月经不调、痛经等。

【配伍】

（1）配上巨虚，有解毒清热化湿的作用，主治急性细菌性痢疾。

（2）配足三里，有和中止泻的作用，主治小儿腹泻。

（3）配上巨虚、阑尾穴，有理气活血化瘀的作用，主治急性阑尾炎。

（4）配大肠俞、足三里，有温通气机、调理肠腑的作用，主治肠炎。

（5）配中极、三阴交、太冲，有疏肝理气、调经止痛的作用，主治月经不调、痛经。

（6）配支沟、归来，治习惯性便秘。

【注意事项】

（1）按压本穴时，可以适当用力，但必须做到重而不滞。

（2）每次施治时间每日2～3次，每次3～4分钟。

（3）刺法：直刺1～1.5寸。

（4）孕妇不宜灸法。

❤ 冲阳穴：胃部疾病不可怕，一招就能制敌

冲阳穴，别名会原穴、跗阳穴、会屈穴、会涌穴、会骨穴。冲，穴内物质运动之状；阳，阳气。该穴名意指本穴的地部经水气化冲行天部。本穴物质为解溪穴传来的地部经水，因有解溪穴的分流，传至本穴的经水较为稀少，经水受脾土之热而大量气化冲行于天，故名。

冲阳穴是足阳明胃经的原穴，是胃经气的主要来源，有和胃化痰、通络宁神的功效，可以治疗很多和胃相关的疾病。当胃不舒服时，可以用手指轻轻按压冲阳穴，也可以将党参切成小片，放

于穴位上，再用叠成小方块的医用纱布

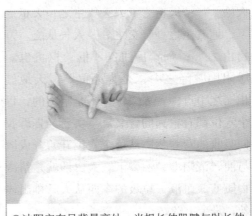

◎冲阳穴在足背最高处，当拇长伸肌腱与趾长伸肌腱之间，足背动脉搏动处。治一切胃部疾病。

盖上，最后用医用胶布固定。每12小时更换1次，隔天贴1次。

【找准穴位】

在足背最高处，当拇长伸肌腱与趾长伸肌腱之间，足背动脉搏动处。

取法：

正坐垂足或仰卧位，距陷谷穴3寸，当足背动脉搏动处取穴。

【保健功效】

（1）精神–神经系统疾病：面神经麻痹、眩晕。

（2）消化系统疾病：胃痉挛、胃炎。

（3）运动系统疾病：风湿性关节炎、足扭伤。

（4）其他：牙痛。

【配伍】

（1）配足三里、仆参、飞扬、复溜、完骨穴，有补益气血、润养经筋的作用，主治足痿失履不收。

（2）配丰隆、大椎穴，有豁痰宁神的作用，主治癫狂痫、狂妄行走等。

【注意事项】

（1）用手指按压，按的时候要稍稍用力，以穴位感觉酸胀为准。

（2）两侧都要按，每日3～5分钟。

（3）刺法：直刺0.3～0.5寸，但要避开动脉。

（4）灸法：点燃艾条，对准穴位灸，距离皮肤2~3厘米，灸5~7分钟，以皮肤感觉热而不烫为宜。

❤ 颊车穴：治疗面部疾病效果好

颊车穴，别名曲牙、机关、鬼床、牙车，指胃经的五谷精微物质由此上输于头。颊，指穴所在的部位为面颊；车，运载工具也。颊车名意指本穴的功用是运送胃经的五谷精微气血循经上头。本穴物质为大迎穴传来的五谷精微气血，至本穴后由于受内部心火的外散之热，气血物质循胃经输送于头，若有车载一般，故名颊车。

颊车穴在人体的下颌骨位置，下颌骨是我们牙槽生长的地方，如果下颌骨出现了问题，牙齿就会脱落，因此按压颊车穴可以治疗牙痛，我们也知道合谷穴也可以治疗牙痛。它们是有分工的。颊车治疗上牙齿痛，而合谷穴则是治疗下牙疼痛的好手。当感觉上牙齿痛的时候，鼓起腮帮子，找到颊车，轻轻地按摩3～5分钟。颊车穴可以缓解牙齿因为咬硬物造成的腮痛。

经常按摩颊车穴可使内外上下皆无滞塞，直接关系脸面容貌的美观，而且还会影响牙齿的咀嚼能力。

【找准穴位】

颊车穴位于面颊部，下颌角前上方约一横指（中指），当咀嚼时咬肌隆起，按之凹陷处。

取法：

正坐或仰卧、仰靠，人体的头部侧面下颌骨边角上，向鼻子斜方向约1厘米处的凹陷中，即为颊车穴。

▶ **精确取穴**

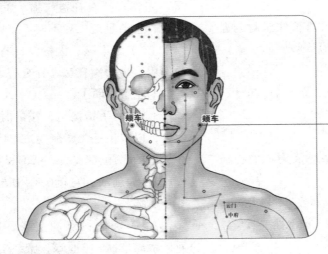

人体的头部侧面，
下颌骨边角上。

▶ **取穴技巧**

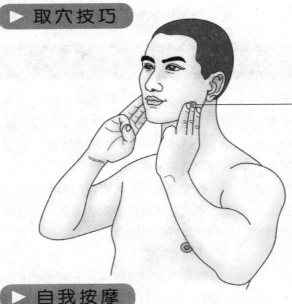

正坐或仰卧，轻咬牙，双手大、小
指稍曲，中间三指伸直，中间三指
放于下巴颊部，中指指腹压在咬肌
隆起处即是。

> **功用**

祛风通络、消肿止痛。

> **配伍治病**

口眼歪斜、齿痛、颊肿：
颊车配地仓、合谷；
颞颌关节炎：颊车配下关、
合谷。

▶ **自我按摩**

示指弯曲压在中指上，用中指指
腹压在咬肌隆起处揉按，可同时
左右揉按(也可单侧)，每次按压
1～3分钟。

程度	中指折叠法	时间/分钟
适度		1～3

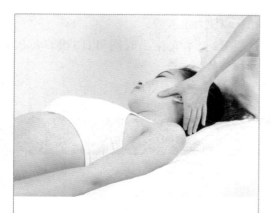

◎颊车穴位于面颊部，下颌角前上方约1横指(中指)，当咀嚼时咬肌隆起，按之凹陷处。

【保健功效】

（1）面部疾病：口歪、牙痛、颊肿、口噤不语、面部皱纹、面肌痉挛。

（2）其他：腮腺炎、扁桃体炎。

【配伍】

（1）配下关、阳白、合谷穴，缓解三叉神经痛。

（2）配地仓、合谷穴，治口眼斜、牙疼、脸肿。

（3）配下关、合谷穴，治颞颌关节炎。

【注意事项】

（1）点、按时力度宜轻缓，使之有酸胀之感即可。

（2）对本穴的施治时间一般为每日2～3次，2～3分钟即可。

（3）刺法：直刺0.3～0.5寸，平刺0.5～1寸。可向地仓穴透刺。

梁丘穴：胃痉挛疼痛的急性止痛药

梁丘穴，别名鹤顶穴、跨骨穴，为人体足阳明胃经上的重要穴道。梁，屋之横梁也；丘，土堆也。梁丘名意指本穴的功用为约束胃经经水向下排泄。本穴物质为阴市穴下传的地部经水，至本穴后，因本穴位处肌肉隆起处，对流来的地部经水有围堵作用，经水的传行只能是满溢越梁而过，故名梁丘。

梁丘穴有一个很大的作用就是治疗胃痉挛。当因胃痉挛导致肚腹部急剧疼痛时，要赶紧坐下来按摩梁丘穴，用大拇指使劲地在穴位上施加压力，尽可能用力，施加压力的时候最好能感觉到疼痛。每次压20秒，停下来休息5秒，再继续下一次施压。

【找准穴位】

屈膝，在大腿前面，当髂前上棘与髌底外侧端连线上，髌底上2寸。

取法：

（1）伸展膝盖用力时，筋肉凸出处的凹洼处，即为梁丘穴。

（2）从膝盖骨右端，约三个手指的上方是该穴。

【保健功效】

（1）肠胃疾病：胃痉挛、腹泻、胃热胃痛、胃痉挛。

（2）其他：下肢不遂、腰膝肿痛、膝盖头痛、水肿、中老年人双脚酸软无力、膝盖冰冷。

【配伍】

（1）配足三里、中脘穴，治胃痛。

（2）配犊鼻、阳陵泉、膝阳关穴，治膝关节痛。

【注意事项】

（1）对本穴的按摩须做到用力沉稳，以使力道渗透。

（2）本穴施治时间每日3次，每次3～4分钟。

（3）刺法：直刺1～1.2寸。

梁门穴：治疗胃部疾病的良药

梁门穴位于上腹部。梁，就是横木；门，就是出入的门户。"梁门"指即破横亘之梁，而开通敞之门的意思。梁门穴有和胃消滞、健脾理气的作用，所以按摩梁门穴可以增进食欲，促进消化，脾胃虚弱的人可以经常按摩。

因此，梁门穴是治疗胃病的要穴，尤其对治疗胃溃疡很有效。胃溃疡是一种慢性病，需要长期疗养。所以，有胃溃疡病的患者可以经常按摩刺激梁门穴，可以选择在每天早晨还没起床的时候，在梁门穴上按揉3～5分钟，这样对巩固胃功能有很好的疗效。

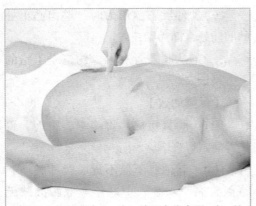

◎梁门穴位于脐中上4寸，前正中线旁开2寸。治胃疾：纳少、胃痛、呕吐等症。

【找准穴位】

脐中上4寸，前正中线旁开2寸。

取法：

上腹部，脐中上4寸（中脘）旁开2寸处，当承满下1寸，不容与天枢连线的上1/3折点。

【保健功效】

胃疾：纳少、胃痛、呕吐、胃炎、胃及十二指肠溃疡、胃下垂、胃神经官能症等。

【配伍】

（1）配公孙、内关、足三里穴，治胃痛、腹胀、呕吐。

（2）配中脘、手三里、足三里穴，治溃疡病。

【注意事项】

（1）对本穴按压的时候，用力要沉稳，以使力道渗透。

（2）施治时间每日3次左右，每次3～4分钟。

（3）刺法：直刺0.8～1.2寸。过饱者禁针，肝大者慎针或禁针，不宜做大幅度提插。

（4）灸法：艾炷灸3～5壮，艾条灸10～15分钟。

犊鼻穴：对治关节炎疗效好

犊鼻穴，别名外膝眼穴。犊，小牛也，脾土也；鼻，牵牛而行的上扣之处。该穴名意指流过的胃经经水带走本穴的地部脾土微粒。本穴物质为梁丘穴传来的地部经水，为从梁丘穴的高位流落本穴的低位，经水的运行如瀑布跌落，本穴的地部脾土微粒被经水承运而行，如被牵之牛顺从而行，故名。

犊鼻穴对治疗关节炎有很好的疗效。我们在按压的时候，先将大拇指和示指圈成一个环，就像牛鼻子上那个环一样，将掌心贴在膝盖上，同时掐住两穴，进行按揉，这样同时刺激两穴，效果会很好。

【找准穴位】

屈膝时，当髌骨下缘，髌骨韧带之外侧凹陷处。

取法：

屈膝成直角，于膝关节髌韧带之外侧凹陷处取之。

【保健功效】

（1）膝关节疾病：膝痛、下肢麻痹风湿、类风湿性关节炎、膝骨性关节炎。

（2）其他：犊鼻肿、脚气、外伤。

【配伍】

（1）配阳陵泉、足三里穴，温经通

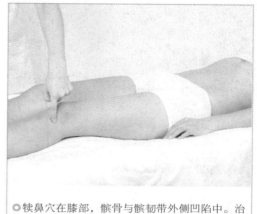

◎犊鼻穴在膝部，髌骨与髌韧带外侧凹陷中。治膝痛、下肢麻痹风湿、类风湿性关节炎等症。

络，缓解膝盖疼痛。

（2）配阳陵泉、委中、承山穴，有行气活血的作用，主治髌骨脂肪垫劳损。

（3）配梁丘、膝眼、委中穴，舒筋活络，治膝关节炎。

【注意事项】

（1）对本穴位按摩，可适当用力。儿童尤其要注意。

（2）按压时间为每日2～3次，每次3～4分钟为佳。

（3）刺法：向后内斜刺0.5～1寸。

（4）灸法：灸3壮，温灸10～15分钟。

足三里穴：消除百病的奇穴

足三里穴是足阳明胃经的主要穴位之一，它具有调理脾胃、补中益气、通经活络、疏风化湿、扶正祛邪之功能。

"三里"是指理上、理中、理下。胃处在肚腹的上部，胃胀、胃脘疼痛的时候就要"理上"，按足三里的时候要同时往上方

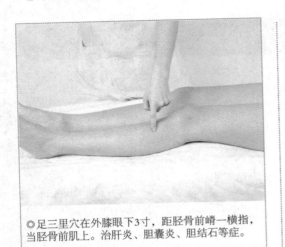

◎足三里穴在外膝眼下3寸，距胫骨前嵴一横指，当胫骨前肌上。治肝炎、胆囊炎、胆结石等症。

使劲；腹部正中出现不适，就需要"理中"，只用往内按就行了；小腹在肚腹的下部，小腹上的病痛，得在按住足三里的同时往下方使劲，这叫"理下"。

现代医学研究证实，针灸刺激足三里穴，可使胃肠蠕动有力而规律，并能提高多种消化酶的活力，增进食欲，帮助消化；在神经系统方面，可促进脑细胞功能的恢复，提高大脑皮层细胞的工作能力；在循环系统、血液系统方面，可以改善心功能，调节心律，增加红细胞、白细胞、血色素和血糖量；在内分泌系统方面，对垂体-肾上腺皮质系统功能有双向性良性调节作用，提高机体防御疾病的能力。

【找准穴位】

足三里穴在外膝眼下3寸，距胫骨前嵴一横指（中指），当胫骨前肌上。

取法：

由外膝眼向下量4横指，在腓骨与胫骨之间，由胫骨旁量一横指，该处即是。

自我取穴：

从下往上触摸小腿的外侧，右膝盖

的膝盖骨下面，可摸到凸块（胫骨外侧髁）。由此再往外，斜下方一点之处，还有另一凸块（腓骨小头）。这两块凸骨以线连接，以此线为底边向下作一正三角形。而此正三角形的顶点，正是足三里穴。

【保健功效】

（1）如胃及十二指肠球部溃疡、急性胃炎、胃下垂等，解除急性胃痛的效果尤其明显。

（2）对于呕吐、呃逆、嗳气、肠炎、痢疾、便秘、肝炎、胆囊炎、胆结石、肾结石绞痛以及糖尿病、高血压等，也有辅助治疗作用。

【配伍】

（1）配中脘、梁丘穴，治胃痛。

（2）配内关穴，治恶心呕吐。

（3）配冲阳、仆参、飞扬、复溜、完骨穴，有补益肝肾、濡润宗筋的作用，主治足痿失履不收。

（4）配天枢、三阴交、肾俞、行间穴，有调理肝脾、补益气血的作用，主治月经过多，心悸。

（5）配曲池、丰隆、三阴交穴，有健脾化痰的作用，主治头晕目眩。

（6）配梁丘、期门、内关、肩井穴，有清泻血热、疏肝理气、宽胸利气的作用，主治乳痛。

（7）配上巨虚、三阴交、切口两旁腧穴，有良好的镇痛作用，用于胃次全切除术。

（8）配阳陵泉、行间穴，有理脾胃、化湿浊、疏肝胆、清湿热的作用，主治急性中毒性肝炎。

（9）配中脘、内关穴，有和胃降逆、宽中利气的作用，主治胃脘痛。

（10）配脾俞、气海、肾俞穴，有温阳散寒、调理脾胃的作用，主治脾虚慢性腹泻。

【注意事项】

（1）揉的时候要注意幅度不要太大，节奏不宜太快。

（2）在点、按时，要用力适当，有节奏。

（3）每天用大拇指或中指按压足三里穴，每次每穴按压5～10分钟，每分钟按压15～20次，每日3～4次。每次按压要使足三里穴有针刺一样的酸胀、发热的感觉。

（4）灸法：每周用艾条灸足三里穴1～2次，每次灸15～20分钟，灸法时应让艾条的温度稍高一点儿，使局部皮肤发红，艾条缓慢沿足三里穴上下移动，以不烧伤局部皮肤为度。

♥ 条口穴：舒筋活血的好帮手

条口穴位于小腿部，在上、下巨虚的中间。条，木之条也，风也；口，气血出入的门户也。该穴名意指本穴气血物质以风的形式而运行。本穴物质为上巨虚穴传来的天之下部水湿云气，其量及范围皆大，经本穴的狭小通道下行时呈快速的通行之状，如风之运行，故名。

条口穴最大的作用就是舒筋活血，而且也是治疗肩周炎的好手。因为肩周炎就是因受寒以致肌肉韧带得不到气血的滋养而出现的毛病。肩周炎疼痛的时候可以用拇指指腹按压刺激条口穴3～5分钟。

【找准穴位】

在小腿前外侧，当犊鼻下8寸，距胫骨前缘一横指（中指）。

取法：

正坐屈膝位，在犊鼻下8寸，犊鼻与下巨虚的连线上取穴。

【保健功效】

（1）运动系统疾病：肩周炎、膝关节炎、下肢瘫痪、脘腹疼痛、转筋、跗肿、肩臂痛。

（2）其他：胃痉挛、肠炎、扁桃体炎。

【配伍】

配肩髃、肩髎穴，治肩臂痛。

【注意事项】

（1）在施治的过程中，用力要适度，加力要缓慢，节奏要均匀。

（2）每次施治时间一般为4分钟，每日2～3次。

（3）刺法：直刺1～1.5寸。

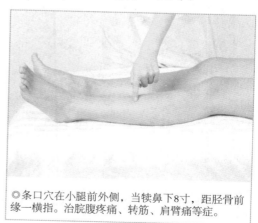

◎条口穴在小腿前外侧，当犊鼻下8寸，距胫骨前缘一横指。治脘腹疼痛、转筋、肩臂痛等症。

丰隆穴：祛湿化痰，数它最佳

丰隆穴，为足阳明经络穴。丰即丰满；隆指突起。足阳明经多气多血，气血于本穴会聚而隆起，肉渐丰厚，故名之。《会元针灸学》云："丰隆者，阳血聚之而隆起，化阴络，交太阴，有丰满之象，故名丰隆。"本穴物质主要为条口穴、上巨虚穴、下巨虚穴传来的水湿云气，至本穴后，水湿云气化雨而降，且降雨量大，如雷雨之轰隆有声，故名。胃经浊气在此沉降。

《灵枢·经脉》曾记载丰隆穴，具有"调和胃气、祛湿化痰、通经活络、补益气血、醒脑安神"等功效，被古今医学家公认为治痰之要穴。中医讲的痰湿，是体内代谢废物堆积。常吃辣的甜的，"肥甘厚腻"，会困住脾胃，湿排不出去。《丹溪心法》："脾胃受湿，沉困无力，怠惰嗜卧"，意思是说，身重像没拧干的湿衣服，没精神。

按摩丰隆穴可以祛湿化痰，丰隆，轰隆打雷。按摩能把脾胃上的浊湿像打雷下雨一样排出去。从腿的外侧找到膝眼和外踝这两个点，连成一条线，然后取这条线的中点，接下来找到腿上的胫骨，胫骨前缘外侧1.5寸，大约是两指的宽度，和刚才那个中点平齐，这个地方就是丰隆穴，每天按压1~3分钟。

除此之外，丰隆穴还是瘦腰收腹的减肥良穴，经常按摩它，可以起到消食导滞、化痰消脂的功效。

【找准穴位】

小腿前外侧，外踝尖上8寸，条口外，胫骨前缘外两横指（中指）处。内与条口相平，当外膝眼（犊鼻）与外踝尖连线的中点。

取法：

仰卧或正坐垂足，在外膝眼（犊鼻穴）下8寸，即外踝最高处与外膝眼连线之中点，距胫骨前缘两横指处取穴。

【保健功效】

（1）头痛、眩晕。

（2）咳嗽痰多等痰饮病症。

（3）癫狂。

（4）下肢痿痹。

【配伍】

（1）配风池穴，治眩晕。

（2）配肺俞、尺泽穴，治感冒咳嗽痰多。

（3）配冲阳穴，有豁痰宁神的作用，主治狂妄行走，登高而歌，弃衣而走。

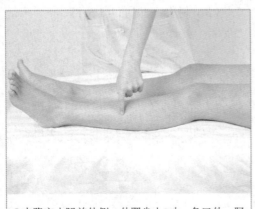
◎丰隆穴小腿前外侧，外踝尖上8寸，条口外，胫骨前缘外两横指处。治咳嗽痰多等痰饮病症。

▶ 精确取穴

外踝尖上 8 寸，条口穴外 1 寸,胫骨前嵴外 2 横指处。

丰隆

丰隆

外踝尖

▶ 取穴技巧

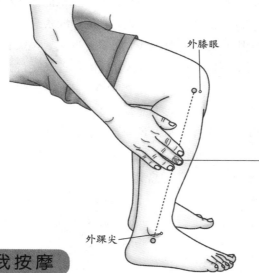

外膝眼

外踝尖

功用

化痰、通络、活血、止痛。

配伍治病

眩晕：丰隆配风池；
咳嗽痰多：丰隆配肺俞、尺泽。

正坐、屈膝、垂足，一手手指放于同侧腿的侧部，其中中指位于外膝眼到外踝尖连线的中点处，则中指所在位置即是穴位。

▶ 自我按摩

以示、中、无名三指指腹按压(中指用力)，每日早晚各按一次，每次1～3分钟。

程度	三指压法	时间/分钟
适度		1～3

（4）配照海、陶道穴，有涤痰醒神的作用，主治癫痫。

（5）配阴陵泉、商丘、足三里穴，治痰湿诸症。

【注意事项】

（1）在对本穴按摩时主要做到用力适度，力道要深透深邃，效果方好。

（2）穴位一般比周围要敏感，按摩丰隆穴会有轻微疼痛感。

（3）每次施治时间为2～3分钟，每日3～4次即可。

（4）刺法：直刺1～1.5寸深。

♥ 内庭穴：清胃火、减赘肉的神穴

内庭隶属足阳明胃经。内，入也；庭，是指房屋的内室，本穴在趾缝之间，位置非常隐蔽，所以称为内庭。

内庭穴有很好的清胃火的作用，有些人食欲大，关键是胃火旺盛，进去的食物都被烧没了，经常刺激这个穴位就可以降下胃火，对牙疼、口臭、便秘都有一定的治疗效果。胃火旺盛时，我们以一侧拇指指腹按住内庭穴，轻轻揉动，以酸胀感为宜，每侧1分钟，共2分钟。内庭穴是泻胃火的效穴。

【找准穴位】

在足背，当2、3趾间，趾蹼缘后方赤

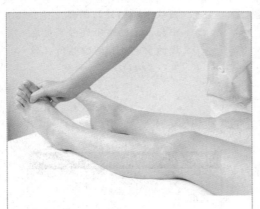

◎内庭穴在足背，当2、3趾间，趾蹼缘后方赤白肉际处。治热病、足背肿痛等症。

白肉际处。

取法：

正坐垂足或仰卧位，在第2跖趾关节前方，2、3趾缝间的纹头处取穴。

【保健功效】

（1）五官科系统疾病：牙痛、齿龈炎、扁桃体炎、咽喉肿痛、鼻衄。

（2）消化系统疾病：胃痉挛、急慢性肠炎、吐酸、腹泻、痢疾、便秘。

（3）其他：三叉神经痛、减肥、热病、足背肿痛、跖趾关节痛。

【配伍】

配合谷穴，治胃火旺盛引起的牙疼。

配太冲穴、曲池穴、大椎穴，治疗各种热病。

【注意事项】

（1）按摩穴位时可以稍稍用力，病情严重者可加大力度。

（2）每次2～3分钟，每日3～4次即可。

（3）刺法：直刺或斜刺0.3～0.5寸，局部酸胀。

（4）灸法：艾炷灸3～5壮，艾条灸5～10分钟。

下关穴：调和阴阳，远离疾病

下关穴为足阳明、足少阳经交会穴。下，指本穴调节的气血物质为属阴、属下的浊重水湿；关，关卡。该穴名意指本穴对胃经上输头部的气血物质中阴浊部分有关卡作用。本穴物质为颊车穴传来的天部水湿之气，上行至本穴后，水湿之气中的浊重部分冷降归地，本穴如有对上输头部的气血精微严格把关的作用，故名。胃经气血在此分清降浊，因此，此穴有消肿止痛、益气聪耳、通关利窍之功。

下关穴主要是治疗耳朵和口部的疾病。但是很多人不知道，下关穴还可以治疗足跟疼，尤其是老年人骨质增生、长骨刺、疼痛不适，要是按摩脚的话，在公共场所就很不方便了，但是要是按摩面部的下关穴就可以随时随地、没有困扰，而且还简单有效。

【找准穴位】

下关穴，在面部耳前方，当颧弓与下

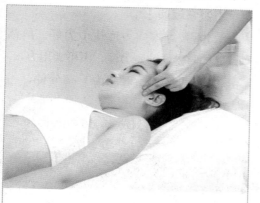

◎下关穴在面部，耳前方，颧骨与下颌之间的凹陷处。治口眼歪斜，三叉神经痛等症。

颌切迹所形成的凹陷中，张口时隆起。

取法：

正坐或仰卧，闭口取穴。

【保健功效】

（1）牙科疾病：牙痛、牙龈肿痛、牙关开合不利、口噤。

（2）面部疾病：治疗面痛、三叉神经痛、口眼歪斜。

（3）耳科疾病：耳聋、耳鸣、耳痛、眩晕、颊肿。

【配伍】

（1）配合谷、下关穴，有清热止痛的功效，治阳明热邪上扰之牙痛。《备急千金要方》："牙齿痛配下关、大迎、翳风、完骨；口失欠、下牙齿痛配下关、大迎、翳风。"

（2）配大迎、颊车、地仓、巨髎、风池穴，有疏风通络牵正之功，治风痰阻络之面瘫。《甲乙经》："口噼配颧髎、龈交、下关。"

（3）配听宫、太冲、中渚，有疏风清热降火、聪耳利窍之功，治肝胆火旺耳聋。《甲乙经》："耳鸣耳聋配下关、阳溪、关冲、腋门、阳关。"

【注意事项】

（1）按摩本穴要轻柔缓和，如果病情严重者，可稍稍用力。

（2）每日按摩3～5次，每次2～3分钟。

（3）刺法：直刺0.5～1.2寸。

地仓穴：治疗孩子的口角流水

地仓穴，别名会维穴、胃维穴，跷脉手足阳明之会。地，脾胃之土也；仓，五谷存储聚散之所也。该穴名意指胃经地部的经水在此聚散。本穴物质为胃经上部诸穴的地部经水汇聚而成，经水汇聚本穴后再由本穴分流输配，有仓储的聚散作用，故名。地仓之所以在头之地部，而不在脾胃所主的腹部，乃地仓为一身之粮仓，国家之粮库，为君皇所管辖，头乃皇室之位，故穴在头而不在腹。

地仓穴有一个很大的作用，尤其是对于小孩子来说，更是值得引起注意的一个穴位。因为，本穴是治疗口角流水、口角炎、面瘫最好的穴位。小孩子容易流口水的话，做妈妈的不妨在孩子睡觉之前，以一种亲子游戏的方式来帮助孩子刺激两角的地仓穴。既不让孩子受吃药打针皮肉之苦，还能增进与孩子之间的感情。

【找准穴位】

地仓穴位于人体的面部，口角外侧，上直对瞳孔。

取法：

沿着嘴角向外画条线，从瞳孔向下垂直画条线，这两线的连接点就是地仓穴。

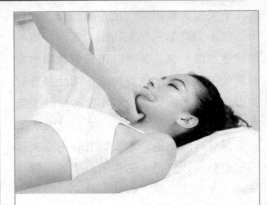

◎地仓穴在面部，口角外侧，上直对瞳孔。治口歪，流涎，眼睑动等症。

【保健功效】

（1）口歪，流涎，眼睑动。

（2）分流胃经地部经水，为阳跷脉提供阳热之气。

【配伍】

配颊车、合谷穴，治疗口歪、流涎、牙疼等症状。

【注意事项】

（1）按摩本穴力度适中为好，给孩子按摩的时候要注意力度，不可太用力。

（2）每次施治时间为3～5分钟，一日3次左右。

（3）刺法：斜刺或平刺0.5～0.8寸。

水道穴：将人体垃圾顺流带去

水道很好理解，就是水渠，我们身体的水道指水液运行的通道。水道穴物质为大巨穴传来的地部经水，经水由本穴循胃经向下部经脉传输，本穴为胃经水液通行的道路，故名。因此可知，一切和水液有关的问题，如小便不通、三焦热结等都可以找水道穴来解决。

经期疼痛的女性，可以试着按摩水道穴，如果嫌按摩麻烦，可以弄一个热水袋，在每个月月经前几天，晚上睡觉之前在这里热敷10～30分钟，同时辅以手掌的轻微刺激，效果非常好。

【找准穴位】

水道穴和关元穴在同一水平面，也就是关元旁开2寸。

取法：

该穴位于人体的下腹部，当脐中下3寸，距前正中线2寸。

【保健功效】

主治小腹胀满、小便不利、痛经、不孕、疝气等症。

【配伍】

配三阴交、中极穴，治痛经、不孕。

【注意事项】

（1）在对本穴施以按摩时，用力要适度，节奏宜缓和。

（2）每次2～3分钟，每日3～4次。

（3）刺法：直刺1～1.5寸。

♥ 人迎穴：迅速止呃逆

人迎穴，别名天五会穴、五会穴，隶属足阳明胃经，足阳明、少阳之会。人，民众也，指胸腹部；迎，迎受也。人迎名意指胃经气血由本穴向胸腹以下的身体部位传输。本穴物质为地仓穴分流传来的地部经水，其传输部位是头部以下的胸腹手足。与大迎穴传送上头的气血相比，头部为君，其所受气血为大、为尊，胸腹手足部则为民，气血物质的配送方式不同，故本穴名为人迎。

人迎有一个很好的作用就是可以止呃逆，发生呃逆的时候用指压人迎穴6秒，重复10次。就能很好地缓解呃逆。此外，经常用手指按压人迎穴，还有利于增进面部的血液循环，能够使脸部的皮肤紧缩，并且可以去除双下巴。

【找准穴位】

在颈部，结喉旁，当胸锁乳突肌的前缘，颈总动脉搏动处。

取法：

正坐仰靠，与喉结相平，在胸锁乳突肌前缘，距喉结1.5寸处取穴。

【保健功效】

（1）精神-神经系统疾病：头痛、心脏神经官能症。

（2）呼吸系统疾病：咽喉炎、扁桃腺炎、声带疾患、哮喘、肺结核、咯血。

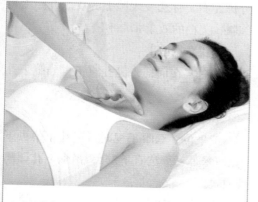

◎人迎穴位于颈部，喉结旁，当胸锁乳突肌的前缘，颈总动脉搏动处。治咽喉肿痛，呃逆等症。

（3）其他：甲状腺功能亢进、甲状腺肿大、雷诺氏病。

【配伍】

配大椎穴、太冲穴，治高血压。

【注意事项】

（1）按摩本穴手法要轻，力度适中，儿童尤其注意。

（2）每日3次，每次施治时间2分钟左右即可。

（3）刺法：直刺或斜刺0.3～0.5寸，避开颈动脉。

（4）禁止灸法。

♥ 四白穴：眼睛累了，揉揉四白穴

四白穴是人身体一个重要的穴位。四，数词，指四面八方，亦指穴所在的周围空间；白，可见的颜色、肺之色也。该穴名意指胃经经水在本穴快速气化成为天部之气。本穴物质为承泣穴传来的地部经水，其性温热，由地部流至四白时，因吸收脾土之热而在本穴快速气化，气化之气形成白雾之状充斥四周，且清晰可见，故名。

随着电脑、网络等办公自动化系统的普及，工作的紧张、休息不足，容易导致眼部疲劳、视力疲劳。在感觉疲劳的时候，除了给予适当的休息外，按摩四白穴进行刺激，也是舒缓疲劳的好方法。使用双手的示指，略微用力进行按压，时间与次数：每次持续按压3秒，10次为1组，早、中、晚各一组。

四白穴还能治疗色盲症。色盲症是眼底网膜的视觉细胞异常，以致无法区分色彩。但是如果这种情形并非视为视觉细胞异常而只是发育迟缓，只能刺激视觉细胞，使其发达，那就是按揉四白穴。用中指指腹按压四白穴，一面吐气一面用示指强压6秒钟。指压时睁眼和闭眼都可以。

四白穴也叫"美白穴""养颜穴"。每天坚持用手指按压它，然后轻轻地揉3分钟左右，你会发现脸上的皮肤开始变得细腻，美白的效果非常不错。

【找准穴位】

四白穴在面部，瞳孔直下，当眶下孔凹陷处。

取法：

正坐位，双眼平视时，瞳孔正中央下约2厘米处，承泣直下3分，当眶下孔凹陷处取穴。

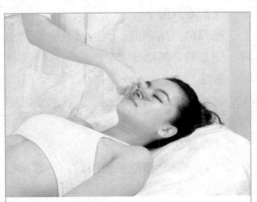

◎四白穴在面部，瞳孔直下，当眶下孔凹陷处。治近视、青光眼、夜盲等症。

【保健功效】

（1）精神–神经系统疾病：三叉神经

痛、面神经麻痹、面肌痉挛。

（2）五官科系统疾病：角膜炎、近视、青光眼、夜盲、结膜瘙痒、角膜白斑、鼻窦炎。

（3）其他：胆管蛔虫症、头痛、眩晕。

【配伍】

（1）配阳白、地仓、颊车、合谷穴，治口眼㖞斜。

（2）配攒竹穴，治眼睑瞤动。

（3）配人迎穴，顺畅脸部血液循环，小皱纹就会消失，消除小皱纹，光泽皮肤。

【注意事项】

（1）对本穴的按摩要力度适中，过重或过轻都起不到好的效果。

（2）每日2～3次，每次施治的时间为2～3分钟。

（3）四白穴位于眼眶下方的凹陷处，按揉时，手指不要移动，按揉面不要太大，连做4个八拍。

（4）刺法：直刺0.2～0.3寸，此穴正对眶下孔，不可深刺；或朝直下沿经刺约1寸。

承泣穴：治疗眼部疾病的法宝

承，受也；泣，泪也、水液也。承泣名意指胃经体内经脉气血物质由本穴而出。眼泪流出来的时候，受到重力因素的影响，最先流到眼眶下面承泣穴的部位，所以人们就把这个穴位叫作"承泣穴"。

承泣穴是治疗眼病非常重要的穴位之一，具有祛风清热、明目止泪的功效。按

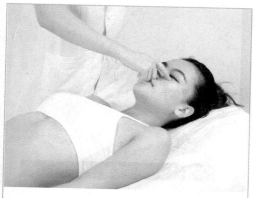

◎承泣穴在面部，瞳孔直下，当眼球与眶下缘之间。治散光、青光眼、色盲等症。

摩这个穴位，对近视、远视、眼睛疲劳、迎风流泪、白内障等各种眼病都有极好的恢复功能。坚持按摩承泣穴，能疏通经络，减轻眼肌紧张和疲劳，改善眼的调节功能，故能达到防治多种眼疾的功效。

如果你想有一双明亮的眼睛，可以每天早起坚持做眼部保健按摩，即早起时用示指肚按摩承泣穴36次，使之有酸重感即可。

【找准穴位】

在面部，瞳孔直下，当眼球与眶下缘之间。

取法：

正坐位，两目正视，瞳孔之下0.7寸，当眼球与眶下缘之间取穴。

【保健功效】

（1）五官科系统疾病：急慢性结膜炎、近视、远视、散光、青光眼、色盲、

▶ **精确取穴**

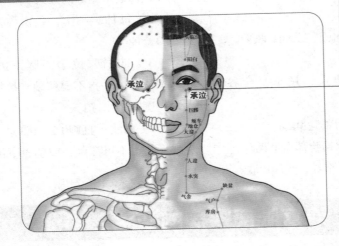

人体面部，瞳孔直下，眼球与眼眶下缘之间。

▶ **取穴技巧**

下眼眶

正坐、仰靠或仰卧，眼睛直视前方，示指与中指伸直并拢，中指贴于鼻侧，示指指尖位于下眼眶边缘处，则示指指尖所在的位置即是该穴。

功用
通络明目。

配伍治病
目赤肿痛：承泣配太阳；
口眼歪斜：承泣配阳白。

▶ **自我按摩**

双手示指伸直，以示指指腹揉按左右穴位，每次1~3分钟。

程度	示指压法	时间/分钟
轻		1~3

夜盲症、睑缘炎、角膜炎、视神经炎、视神经萎缩、白内障、视网膜色素变性、眶下神经痛。

（2）精神–神经系统疾病：面肌痉挛、面神经麻痹。

【配伍】

（1）配太阳穴，治目赤肿痛。

（2）配阳白穴，治口眼斜。

【注意事项】

（1）揉的时候要轻柔缓和，揉动的幅度要适中。

（2）对本穴的按摩一般为2～3分钟，每日3～5次。

（3）刺法：直刺0.5～0.8寸，左手推动眼球向上固定，右手持针沿眶下缘缓慢刺入，不宜提插、捻转，以防刺破血管引起血肿。或平刺0.5～0.8寸，透向目内眦，局部酸胀，可致流泪。如果针刺过深或斜刺可刺伤视神经，当深达2寸时可通过神经管刺伤脑，造成严重后果。

（4）禁止灸法。

巨髎穴：五官科疾病的"大药"

巨髎穴是足阳明、阳跷之会穴。巨髎，大也，形容穴内气血场覆盖的区域巨大；髎，孔隙。该穴名意指胃经天部浊气化雨冷降归于地部。本穴物质为四白穴传来的天部之气，行至本穴后散热化雨冷降，而因本穴位处天之上部（头面的天部），降地之雨覆盖的区域大，名为之巨，又因其降地之雨细小，如孔隙漏落一般，名为之髎，故名。

巨髎穴有清热熄风、明目退翳的功效，主治口眼斜、眼睑动、鼻塞、鼻衄、齿痛以及三叉神经痛等。

【找准穴位】

巨髎穴位于人体的面部，瞳孔直下，平鼻翼下缘处，当鼻唇沟外侧。

取法：

正坐或仰卧，目正视，瞳孔直下，与鼻翼下缘平齐处取穴。

【保健功效】

（1）精神–神经系统疾病：面神经麻痹、面肌痉挛、三叉神经痛。

（2）五官科系统疾病：青光眼、近视、白内障、结膜炎、鼻炎、上颌窦炎、牙痛。

【配伍】

（1）配天窗穴，治颊肿痛。

（2）配合谷穴，齿痛。

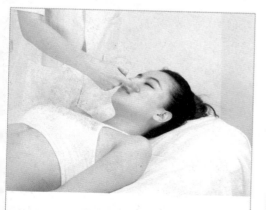

◎巨髎穴位于人体的面部，瞳孔直下，平鼻翼下缘处，当鼻唇沟外侧。治青光眼、三叉神经痛。

（3）配地仓、颊车穴，口歪。

（4）配迎香，预防鼻出血。

【注意事项】

（1）按摩时将双手示指指腹放于左右穴位，对称地进行按揉。

（2）刺法：直刺或斜刺0.3～0.5寸，局部酸胀。向颊车方向透刺治疗面瘫等；针尖向同侧四白穴或瞳子方向透刺，可治疗面瘫、近视等。

（3）灸法：温针灸3～5壮，艾条灸5～10分钟。

大迎穴：祛风、利口齿的不二之选

大迎穴别名髓孔穴，隶属足阳明胃经。大迎，大，多也、尊也；迎，受也。大迎名意指胃经气血物质的大部分由本穴上输头部。大迎穴的物质由地仓穴分配而来，一支是由头面循项下走胸腹，一支由本穴上走头部。由于头部为君主之地，因而上输头部的皇粮其量也大、其质也精，运送亦有浩荡之势，故名大迎，有祛风、利口齿之功效。

【找准穴位】

大迎穴位于下颌角前方，咬肌附着部前缘，当面动脉搏动处。颌下缘中点上方一横指，鼓颊肘呈凹陷处。

取法：

正坐或仰卧、仰靠，大迎穴位于人体的头部侧面下颌骨部位，嘴唇斜下、下巴骨的凹处。

【保健功效】

（1）五官科疾病：颊肿、牙痛、面肿、发热、口噤、口歪、舌强不能言、目不得闭、牙关脱臼、面神经麻痹、口不收食或不得嚼、流行性腮腺炎。

（2）其他：瘰疬、癫疾、寒痉、胃中满、喘呼逆息、数欠气、风痉面水肿、蛤蟆瘟。

【配伍】

（1）配颊车穴，治齿痛。

（2）配髎颧、听会、曲池穴，治齿痛恶寒。

（3）配手五里、臂臑穴，治颈部瘰疬。

（4）配曲池、合谷穴，治蟆瘟。

【注意事项】

（1）刺法：斜刺0.3～0.5寸，或沿皮刺0.5～1寸，避开血管。

（2）灸法：艾条灸3～5分钟。

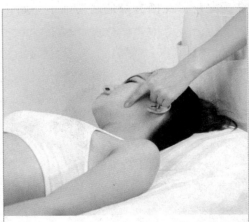

◎大迎穴位于人体的头部侧面下颌骨部位，嘴唇斜下、下巴骨的凹处。治口噤、口歪等症。

头维穴：头痛了，找头维穴准没错

头维穴，别名颡大穴，为足阳明、足少阳经与阳维脉交会穴。头，穴所在部位，亦指穴内物质所调节的人体部位为头；维，维持、维系之意。该穴名意指本穴的气血物质有维持头部正常秩序的作用。头部为诸阳之会，它要靠各条经脉不断地输送阳气及营养物质才能维持它的正常运行。胃经属多气多血之经，在输送头部的阳气当中占有一定比例，对头部各项功能的正常运转起着重要作用，而胃经气血传之于头又是靠本穴传输，故名。

【找准穴位】

人体头维穴位于头侧部，当额角发际上0.5寸，头正中线旁4.5寸。

取法：

正坐或仰靠、仰卧姿势，头维穴位于人体的头侧部发际里，位于发际点向上一指宽，嘴动时肌肉也会动之处。

【保健功效】

（1）眼科疾病：迎风流泪、眼睛红、看不清东西、近视、老视、结膜炎。

（2）各种头痛：不论偏正都可以用头维穴来治疗。

（3）面目疾病：指压头维可以治疗脸部痉挛、疼痛等面部疾病。

【配伍】

（1）配角孙、百会穴，防治血管性头痛。

（2）配合谷穴，治头痛。

（3）配太冲穴，治目眩。

（4）配大陵穴，治头痛如破、目痛如脱。

（5）配攒竹、丝竹穴点刺，治眼睑𥆧动。

（6）配临泣、风池穴，治迎风有泪。

（7）配曲鬓、风府、列缺穴，治偏头痛。

（8）配阳白、下关、翳风、颊车穴，治疗面瘫。

（9）配后溪、太冲、涌泉穴，治精神分裂症。

【注意事项】

（1）用指按揉两侧头维穴(头侧部，额角发际上0.5寸)1分钟。

（2）刺法：平刺0.5～1寸。

（3）禁止灸法。

水突穴：咽喉疾病的克星

水突穴，别名水门穴、水天穴、天门穴。水，指穴内的物质为地部水液；突，突破也。该穴名意指胃经的地部经水受心火上炎之热大量气化。本穴物质为人迎穴传来的地部经水，位处颈部，受心火上炎之热经水大量气化，如同釜中之水受热时的翻滚上突之状，故名，主治咽喉肿痛、咳嗽、气喘。

【找准穴位】

水突穴位于人体的颈部，胸锁乳突肌

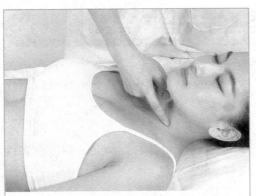

◎水突穴位于人体的颈部，胸锁乳突肌的前缘，当人迎穴与气舍穴连线的中点。治咽喉肿痛、咳嗽等症。

的前缘，当人迎穴与气舍穴连线的中点。

取法：

颈部、人迎与气舍连线的中点；当胸锁乳突肌前缘，与甲状软骨下缘相平处。

【保健功效】

（1）呼吸系统疾病：咽喉肿痛、咳嗽、哮喘。

（2）其他：瘿瘤、瘰疬。

（3）刺激此穴位，可使甲状腺受到刺激，促进新陈代谢消除脸部多余水分，消除水肿。

【配伍】

（1）配天突穴，治咳嗽、气喘。

（2）配气舍穴，治咽肿。

（3）配膻中、巨阙、关元穴，治发作性横膈膜痉挛。

（4）配风门、百会、气户穴，治百日咳。

【注意事项】

（1）刺法：直刺0.3～0.8寸，避开动脉。

（2）灸法：艾条灸5～10分钟。

气舍穴：立即止住打嗝的大药

气舍穴为人体足阳明胃经上的主要穴道之一，其主治症状为：不停地打嗝，可以利用指压法指压气舍穴，对止嗝非常有效。

当不停地打嗝时，这种连续性怪音会使人感到厌烦，尤其是在别人面前不停地打嗝，不仅是自己，连对方也会无法安静下来，会给人以不快之感。尽管自己想止嗝，但时常无法得到预期效果，此时，可指压气舍穴来止嗝。气舍穴位于锁骨根部稍中之处，可一边吐气一边在此强压6秒钟，在压时，张嘴边说"啊——"边进行效果更好。若将肌肉放松，仰卧进行，也很有效。如此重复5次就可止嗝。

【找准穴位】

气舍穴在人迎穴直下，锁骨上缘，在胸锁乳突肌的胸骨头与锁骨头之间。

【取穴】

可采用正坐或仰卧的姿势，气舍穴位于上胸部，锁骨根部稍中之处。

【保健功效】

主治咽喉肿病、气喘、呃逆、瘿瘤、瘰疬、颈项强。

【配伍】

（1）配水突穴，治瘿瘤。

（2）配脾俞、关元、肾俞、复溜、腹哀、长强、太溪、大肠俞、足三里、气舍、中脘穴来灸，可治泻痢。

【注意事项】

（1）刺法：直刺0.3～0.5寸，但本经气舍至乳根诸穴，深部有大动脉及肺、肝等重要脏器。不可深刺。

（2）灸法：艾炷灸3～5壮，艾条灸5～10分钟。

♥ 缺盆穴：养心不能忘"缺盆"

缺盆穴，别名天盖穴、尺盖穴，属足阳明胃经。缺，破散也；盆，受盛之器也。缺盆穴名意指本穴的地部经水溃决破散并输布人体各部。本穴物质为气舍穴外溢而来的地部经水及外散的天部之气，至本穴后，地部经水满溢外散输布四方，如水注缺破之盆的溢流之状，故名缺盆穴。

《黄帝内经》里有"五脏六腑，心为之主"的说法，就是五脏六腑是由心来统摄的，心为"君主"。而心又靠什么来统摄五脏六腑呢？"缺盆为之道"，就是缺盆是心统摄五脏六腑的通路。所以即使心这个"君主"能发布政令，假如通路受阻，也无法管好五脏六腑。人体必须要保证缺盆这条道路的通畅。凡是走肩膀的经脉，全部都走缺盆，所以缺盆的重要性不言而喻。

【找准穴位】

缺盆穴位于人体的锁骨上窝中央，距前正中线4寸。

【保健功效】

（1）主治咳嗽、气喘、咽喉肿痛、缺盆穴中痛、瘰疬。

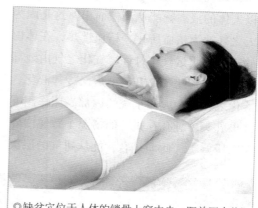

◎缺盆穴位于人体的锁骨上窝中央，距前正中线4寸。治咳嗽、气喘、咽喉肿痛等症。

（2）点按缺盆穴可治胸膈急症。

【配伍】

配肺俞穴，治咳嗽。

【注意事项】

（1）把手心的劳宫穴贴在缺盆处，轻轻地蠕动，慢慢地提捏，提捏的劲道采取"落雁劲"，就好像是大雁落沙滩那样，看似轻柔，但内带劲力。没事的时候可以多做这个动作，松开了缺盆，肩膀疼痛就会缓解很多。

（2）刺法：直刺或斜刺0.3～0.5寸。孕妇禁针。

（3）灸法：艾条灸5～10分钟。

乳中穴：产妇乳汁源源不断的秘诀

乳中穴，别名乳首穴、当乳穴。乳，乳房也；中，正也。首，头也。当，正对也。乳中穴是五谷生化的乳汁精微输出之所。

乳中为乳汁外出之处，乳汁为液态物，而乳头在人体坐标系中位处高位，何以人体的液态物能从高位而出？这是因为人之乳汁为精血所化，精血性热，在体内的运动变化是气化过程，气化之气由地部升至天部，此气上升天部后又冷却液化，液化之乳则在人体系统的内部高压作用下外出乳头（乳孔在张开的情况下致使内外存在压差），此即是乳汁能从属气的层次外出体表的原因。

【找准穴位】

在胸部，当第4肋间隙，乳头中央，距前正中线4寸。

【保健功效】

为乳汁外出之处。

【配伍】

配乳根穴，宜产妇在产后按摩，能有效促进乳汁分泌，且方便实用。

【注意事项】

本穴不针不灸，只做胸腹部腧穴的定位标志——两乳头之间为8寸。

乳根穴：解决乳房问题的"高手"

乳根穴隶属足阳明胃经。乳，穴所在部位也；根，本也。该穴名意指本穴为乳房发育充实的根本。本穴物质为胃经上部经脉气血下行而来，由于气血物质中的经水部分不断气化，加之膺窗穴外传体表的心部之火，因此，本穴中的气血物质实际上已无地部经水，而是火生之土。由于本穴中的脾土微粒干硬结实，对乳上部的肌肉物质（脾土）有承托作用，是乳部肌肉承固的根本，故名。乳根穴有燥化脾湿的功效。

【找准穴位】

在胸部，当乳头直下，乳房根部，当第5肋间隙，距前正中线4寸。

【保健功效】

（1）胸部疾病：咳嗽、气喘、呃逆、胸痛、乳痈、乳汁少、胸下满闷。

（2）其他：食不下咽、霍乱转筋、寒痛咳逆、臂肿痛。

【配伍】

（1）配少泽、膻中穴，治乳痈。

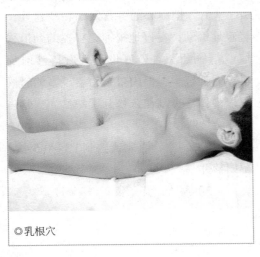

◎乳根穴

（2）配少泽、足三里穴，治乳少。

（3）配乳中穴，刺激乳汁分泌。

（4）配库房穴，因为库房与乳根为调节乳肌的两个重要穴道，因此有隆胸效果，可治疗单纯因胃气不足所致的乳房扁平细小或乳房下坠。

【注意事项】

乳根穴左侧内为心脏，如果在拍打按摩时用力过度，可冲击心脏，使人休克，严重者将产生致命危险。

不容穴：胃部疾病都怕它

不容穴属足阳明胃经。不容，胃经的气血物质本穴不为容纳也。本穴位处乳之下部，所受气血乃胃经上部区域脾土中的外渗水液，至本穴后因无外界之热使其气化转变，其运行只是单纯的循经下传，故名。不容穴担负着承传胃经的地部经水的责任，有调中和胃、理气止痛的功效，因此对食欲不振、胃痛等胃部疾病有较好的疗效。

【找准穴位】

在上腹部，当脐中上6寸，距前正中线2寸。

取法：

仰卧位，在脐上6寸，巨阙穴（任脉）旁开2寸处取穴。

【保健功效】

（1）消化系统疾病：食欲不振、胃炎、胃扩张、神经性呕吐、消化不良、腹胀腹痛。

（2）呼吸系统疾病：咳嗽、哮喘。

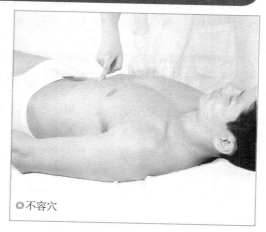

◎不容穴

（3）其他：肋间神经痛、肩臂部诸肌痉挛或萎缩。

【配伍】

（1）配中脘、公孙穴，有行气和胃止痛的作用，主治胃痛、腹胀。

（2）配期门穴，有疏肝理气和胃的作用，主治心痛、喜噫酸。

【注意事项】

刺法：直刺0.5～0.8寸，局部酸胀。不宜深刺，防止刺伤肝、胃。

承满穴：胃胀胃痛，就找承满穴

承满穴隶属足阳明胃经，承，受也；满，满盛也。该穴名意指胃经的地部经水在此满溢而行。本穴物质为不容穴传来的地部经水，因本穴所处为腹部肉之陷，故而地部经水为囤积之状，又因本穴肉陷也浅，经水一注即满，故名。有和胃、消胀、降逆的功效。

【找准穴位】

在上腹部，当脐中上5寸，距前正中线2寸。

【保健功效】

（1）肠胃疾病：胃痛、吐血、食欲不振、腹胀、肠鸣疝痛、脘痛、下痢、黄疸吐血、上气喘逆、肩息唾血、膈气。

（2）其他：肝炎、肋下坚痛。

【配伍】

配足三里穴，治胃痛。

【注意事项】

（1）刺法：直刺0.8～1寸。

（2）灸法：艾炷灸3～5壮，艾条灸5～10分钟。

阴市穴：祛寒湿、利膝关的大穴

阴市穴隶属足阳明胃经。阴，水也；市，聚散之地。该穴名意指胃经的地部经水在此汇合。本穴物质为髀关穴传来的地部经水，为脾土中的外渗之水，因本穴位处肉之陷，经水在此为汇合之状，故名。阴市穴有祛寒湿、利膝关的功效。

【找准穴位】

在大腿前面，当髂前上棘与髌底外侧端的连线上，髌底上3寸。

【保健功效】

（1）膝关节疾病：腿膝无力、屈伸不利、膝中寒、水肿、两足拘挛、膝关节炎、股外侧皮神经炎。

（2）其他：疝气、腹胀腹痛。

【配伍】

（1）配足三里、阳陵泉穴，治腿膝痿痹。

（2）配肝俞、太溪穴，治寒疝、寒疝腹痛。

【注意事项】

（1）刺法：直刺1～1.5寸。

（2）禁止灸法。

上巨虚穴：理气通肠，下肢麻痹就用它

上巨虚穴隶属足阳明胃经。上，上部也；巨，范围巨大也；虚，虚少也。该穴名意指本穴的气血物质处于较低的天部层次，较高的天部层次气血物质虚少。本穴物质为足三里穴传来的气化之气，因其气水湿较多而滞重，至本穴后所处为较低的天部层次，天之上部的气血相对处于空虚之状，故名。

上巨虚穴是大肠的下合穴，有理气通肠、通经活络的作用，可以用来治疗跟大肠有关的疾病。同时它也可以用来治疗下肢的疼痛无力，比如说小儿麻痹后遗症、半身不遂等。

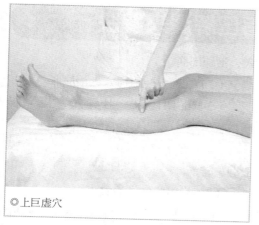

◎上巨虚穴

【找准穴位】

在小腿前外侧，当犊鼻下6寸，距胫骨前缘一横指（中指）。

取法：

正坐屈膝位，在犊鼻下6寸，当足三里与下巨虚连线的中点处取穴。

【保健功效】

（1）肠胃疾病：肠鸣、腹痛、腹泻、便秘、肠痛、急性细菌性痢疾、急性肠炎、痢疾、疝气、消化不良等症。

（2）运动系统疾病：脑血管病后遗症、下肢麻痹或痉挛、膝关节肿痛。

【配伍】

（1）配天枢、曲池穴，治细菌性痢疾。

（2）配支沟、大肠俞穴，治便秘。

（3）配足三里、气海穴，治便秘、泄泻。

【注意事项】

（1）拍揉此穴时以产生酸胀感为宜。

（2）刺法：直刺0.5~1.2寸，局部酸胀。

（3）灸法：艾炷灸或温针灸5～9壮，艾条灸10～20分钟，亦可采用药物填灸。

下巨虚穴：腰背疼痛，拍拍下巨虚穴

下巨虚穴，别名下林、足下廉，隶属足阳明胃经，小肠之下合穴。有调肠胃、通经络、安神志的功效，可以用来治疗小腹及腰背部的疼痛，还能治疗乳腺炎、腹泻、下肢疼痛等。

【找准穴位】

在小腿前外侧，当犊鼻下9寸，距胫骨前缘大约一横指。

取法：

正坐屈膝位，在犊鼻下9寸，条口下约一横指，距胫骨前崤约一横指处。当犊鼻与解溪的连线上取穴。

【保健功效】

（1）消化系统疾病：急慢性肠炎、急慢性肝炎、胰腺炎、腹泻、痢疾、小腹痛。

（2）精神-神经系统疾病：癫痫、精神病、肋间神经痛。

（3）运动系统疾病：下肢瘫痪、下肢麻痹痉挛。

（4）其他：乳痛。

【配伍】

（1）配曲池、太白穴，治泻痢脓血。

（2）配阳陵泉、解溪穴，治下肢麻木。

【注意事项】

（1）刺法：直刺0.5～0.9寸，局部酸胀，向下扩散至足背。

（2）灸法：艾炷灸或温针灸5～9壮，艾条灸10～20分钟。

解溪穴：脚腕扭伤，指压解溪来解决

解溪穴，别名草鞋带穴，鞋带穴。解，散也；溪，地面流行的经水也。解溪名意指胃经的地部经水由本穴散解，流溢四方。本穴为丰隆穴传来的地部经水，至本穴后，因本穴的通行渠道狭小，地部经水满溢而流散经外，故名解溪，有理脾、化湿、清胃热的功效。

据《医学入门》记载："足腕上、系鞋带处之陷凹中，适当吾人束缚鞋带之处，解而开之，因名解溪。"我们经常会听到别人用"头疼医脚，脚疼医头"来形容庸医，其实还真有这样的治法。比如说我们现在谈到的解溪穴，它就擅长消头面部的热，所以要是遇到头疼、眼睛发红、牙疼什么的，就可以通过按摩解溪来治疗。

【找准穴位】

足背踝关节横纹的中点，两筋之间的凹陷处。

取法：

正坐平放足底或仰卧伸直下肢，解溪穴位于小腿与足背交界处的横纹中央凹陷处；或在足背踝关节横纹中央凹陷处，当拇长伸肌腱与趾长伸肌腱之间。

【保健功效】

（1）运动系统疾病：下肢痿痹、踝关节病、垂足等下肢、踝关节疾患。

（2）头部疾病：头痛、眩晕。

（3）肠胃疾病：腹胀、便秘。

（4）其他：牙疼、目赤、癫狂。

【配伍】

（1）配昆仑、太溪、商丘、丘墟穴，治踝部痛。

（2）配商丘、血海穴，治腹胀。

（3）配阳陵泉、悬钟穴，治下肢痿痹。

（4）配条口、丘墟、太白穴，治膝股肿、转筋。

（5）配阳跷穴，治癫疾。

（6）配承光穴，治风眩头痛、呕吐烦心。

（7）配八风、涌泉穴，治足趾肿烂。

（8）配肾俞、复溜、阴陵泉穴，治疗肾炎。

【注意事项】

（1）治疗脚腕扭伤等脚部疾病时，宜采用指压解溪穴的方法。

（2）刺法：直刺0.5～1寸。

（3）灸法：禁直接灸，艾条灸5～10分钟。

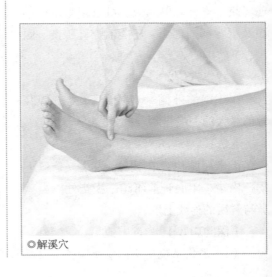

◎解溪穴

▶ 精确取穴

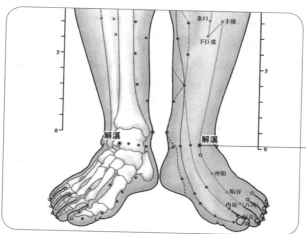

足背与小腿交界处的横纹中央凹陷处，当拇长伸肌腱与趾长伸肌腱之间。

▶ 取穴技巧

正坐，一腿屈膝，脚放平，用同侧的手掌抚膝盖处，大指在上、四指指腹循胫骨直下至足腕处，在系鞋带处、两筋之间的凹陷即是该穴。

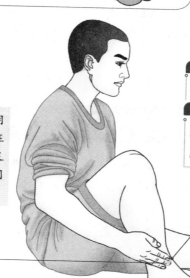

足腕

功用

通络祛火、消炎止痛。

配伍治病

踝部痛：解溪配昆仑、太溪；
腹胀：解溪配商丘、血海。

▶ 自我按摩

以中指指腹向内用力按压穴位，每天早晚各按一次，每次1~3分钟。

程度	中指折叠法	时间/分钟
重		1~3

陷谷穴：再见，卒面肿

陷谷穴，别名陷骨、输（木）穴。陷，凹陷之处也；谷，山谷也。该穴名意指本穴为胃经地部经水的聚集之处。本穴物质为冲阳穴传来的地部经水，因本穴位处肉之陷处，地部经水在此聚集，故名。

陷谷穴主要负责输送胃经气血，可用于治疗胃炎、肠炎、下肢酸痛，尤其是治疗卒面肿十分有效。

【找准穴位】

在足背，当第2、3跖骨结合部前方凹陷处。

取法：

正坐垂足或仰卧位，在第2、3跖趾关节后方，2、3跖骨结合部之前的凹陷中取穴。

【保健功效】

（1）消化系统疾病：胃炎、肠炎、腹水、腹大满、肠鸣腹痛。

（2）运动系统疾病：下肢瘫痪、足扭伤、季肋支满痛。

（3）其他：肾炎、结膜炎、胸膜炎、颜面水肿、目赤痛、发热、盗汗、喜噫、咳逆不止。

【配伍】

（1）配列缺穴，治面目痈肿。

（2）配温溜、漏谷、复溜、阳纲穴，治肠鸣而痛。

（3）配上星、囟会、前顶、公孙穴，治卒面肿。

【注意事项】

（1）刺法：直刺或向上斜刺0.5～1寸。

（2）灸法：艾炷灸3～5壮；或艾条灸5～10分钟。

厉兑穴：轻揉厉兑穴，梦魇不再来

厉兑穴，本穴物质为内庭穴传来的地部经水，至本穴后，因本穴有地部通道与胃经体内经脉相通，因此体表经水从本穴的地部通道回流体内，经水的运行如从高处落入危险的深井一般，故名厉兑。

厉兑穴对治疗梦魇很有效。"梦魇"即睡中做一种感到压抑而呼吸难的梦，多由疲劳过度、消化不良或脑皮层过度紧张引起。此时可用手拇指指甲和其余四指相对，掐压足趾端趾甲旁的厉兑和隐白穴，左右足部穴各36次，为巩固疗效，掐压后再用手指指端偏峰轻揉穴部一会儿，压抑就会解除。

【找准穴位】

人体厉兑穴位于足第2趾末节外侧，距趾甲角0.1寸。

【保健功效】

（1）五官科疾病：鼻衄、牙痛、咽喉肿痛。

（2）神经系统疾病：多梦、癫狂。

【配伍】

（1）配内关、神门穴，治多梦。

（2）配隐白穴，治梦魇不安。

【注意事项】

头痛剧烈时，可双手掐点双厉兑穴3分钟左右，头痛迅速消失。

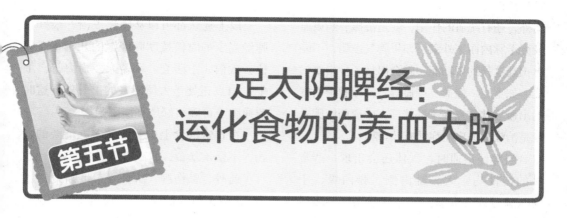

足太阴脾经：
运化食物的养血大脉

第五节

♥ 脾经：治疗慢性病的关键

足太阴脾经上有21个穴位：隐白、大都、太白、公孙、商丘、三阴交、漏谷、地机、阴陵泉、血海、箕门、冲门、府舍、腹结、大横、腹哀、食窦、天溪、胸乡、周荣、大包。

足太阴脾经主要循行在胸腹部及下肢内侧，即从足走头。它从大脚趾末端开始，沿大脚趾内侧脚背与脚掌的分界线，经踝骨，向上沿内踝前边，上至小腿内侧；然后沿小腿内侧的骨头，与肝经相交，在肝经之前循行，上膝股内侧前边，进入腹部；再通过腹部与胸部的间膈，夹食管旁，连舌根，散布舌下。其分支从胃部分出，上过膈肌，流注心中，经气接手少阴心经。

从上面的路线可以看出来，与脾经关系密切的脏腑有脾、胃和心。中医认为，脾除了有运化的作

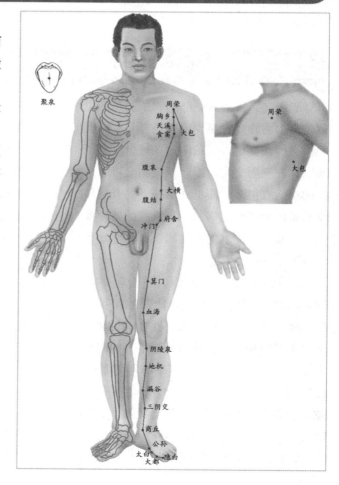

用外，还有统血的作用，就是统摄、约束血液行于脉内而不外溢。如果脾气虚弱，不能承担起这种约束功能，就会出现各种出血病症，如呕血、便血、尿血等。治疗脾虚引发的出血症状重点在于补脾气，中成药归脾丸就是治疗这类出血症的有效药物。

当脾经不通时，人体还会出现一些常见的慢性病：大脚趾内侧、脚内缘、小腿、膝盖或者大腿内侧、腹股沟等经络线路会出现冷、酸、胀、麻、疼痛等不适感，或者全身乏力、疼痛、胃痛、腹胀、大便稀溏、心胸烦闷、心窝下急痛，还有舌根发强、饭后即吐、流口水等。

以上症状都可以从脾经去治，最好在脾经当令的时候按摩脾经上的几个重点穴位：太白、三阴交、阴陵泉、血海等。上午9~11点正处于人体阳气的上升期，这时疏通脾经可以很好地平衡阴阳。

在日常饮食上也要注意多吃清淡的食物，不暴饮暴食，以减轻脾经的负担。

此外，思伤脾。所谓"衣带渐宽终不悔，为伊消得人憔悴"，思虑过度就会扰乱脾的正常工作，使其方寸大乱，反映到身体上就是食欲不振、无精打采、胸闷气短。所以，一定要做到思虑有节，这样脾的功能才会正常。

三阴交穴：上天赐给女性的护身衣

三阴交，指的是足部的三条阴经，也就是足太阴脾经、足少阴肾经、足厥阴肝经。交，交会也。三条阴经在这里交会，所以称为三阴交穴。因此，三阴交可以治疗的疾病有很多，简单介绍一下，有泌尿生殖系统的各种疾病、消化系统的各种疾病、皮肤病、失眠、高血压、肢体疼痛、半身不遂、口舌生疮等。

三阴交位于小腿内侧，符合阴的特性，所以三阴交对女性有特殊的保护作用。现代女性工作压力大，饮食不规律，情感细腻容易忧郁，导致不孕不育的现象很多。而三阴交对女性不孕有很好的调理作用，经常坐办公室的女性，在工作间隙，或者下班的时候，找机会按摩刺激三阴交，就相当于给自己的身体穿了件防护衣。让自己在辐射包围的环境下，也能保养好自己的身体。

【找准穴位】

在小腿内侧，当足内踝尖上3寸，胫骨内侧缘后方。

取法：

正坐或仰卧位，在内踝高点上3寸，

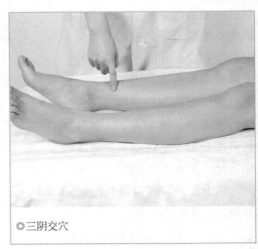

◎三阴交穴

胫骨内侧面后缘取穴。

【保健功效】

（1）消化系统疾病：急慢性肠炎、细菌性痢疾、肝脾肿大、腹水水肿、肝炎、胆囊炎。

（2）泌尿生殖系统疾病：肾炎、尿路感染、尿潴留、尿失禁、乳糜尿。

（3）妇产科系统疾病：月经失调、功能性子宫出血、痛经、带下、更年期综合征、阴道炎、盆腔炎、前阴瘙痒、胎位异常、子宫下垂、难产。

（4）精神–神经系统疾病：癫痫、精神分裂症、神经衰弱。

（5）循环系统疾病：高血压、血栓闭塞性脉管炎。

（6）其他：荨麻疹、神经性皮炎、膝或踝关节及其周围软组织病变、糖尿病。

【配伍】

（1）配神门穴，治失眠。

（2）配廉泉穴，治口腔溃疡。

【注意事项】

（1）孕妇慎用。

（2）每次施治时间一般为3~5分钟，每日2~3次。

（3）刺法：直刺1~1.5寸，孕妇忌针。

（4）灸法：艾炷灸3~7壮，或艾条灸5~15分钟。

♥ 太白穴：缓解肌肉酸痛的大穴

太白穴隶属足太阴脾经。太，大也；白，肺之色也，气也。太白穴名意指脾经的水湿云气在此吸热蒸升，化为肺金之气。本穴物质为大都穴传来的天部水湿云气，至本穴后受长夏热燥气化蒸升，在更高的天部层次化为金性之气，故名太白穴。

太白穴是土经之土穴，有很好的健脾功效，能够治疗由脾虚引起的各种不适，比如说月经失调、胃疼、腹胀、肢体疼痛等等，甚至还可以用来治疗心胸部位的疼痛。中医讲脾主肌肉，所以肌肉如果出现酸痛的问题，我们就可以从脾来治疗。相信很多人都有这样的体会，逛街或者长时间站立以后，感觉腿脚都很累，晚上回家用热水泡泡脚，用手揉揉脚，用拳头或保健用的小锤敲击太白穴，感觉会很舒服，这其实就是在不知不觉中按摩了脾经，促进了血液循环，使肌肉得到放松，身体得到休息。

【找准穴位】

在足内侧缘，当足大趾本节（第1跖

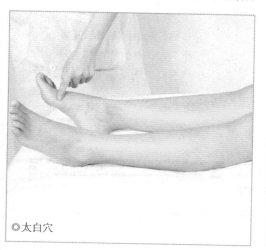

◎太白穴

▶ **精确取穴**

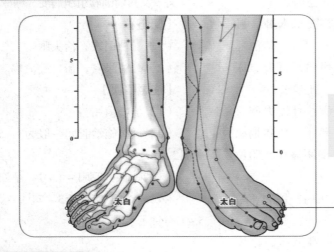

足内侧缘，足大趾本节（第一跖骨关节）后下方赤白肉际凹陷处。

▶ **取穴技巧**

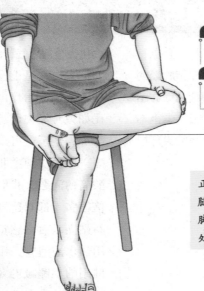

功用
健胃、消食、止痛。

配伍治病
胃痛：太白配中脘、足三里。

正坐，把脚抬起，放置另一大腿上，以另一侧手的大拇指按脚的内侧缘靠近足大趾的凹陷处即是。

▶ **自我按摩**

以拇指指腹垂直按压穴位，每日早晚各按一次，每次左右各按压1～3分钟。

程度	拇指压法	时间/分钟
适度		1～3

趾关节）后下方赤白肉际凹陷处。

取法：

正坐垂足或仰卧位，在第一跖趾关节后缘，赤白肉际凹陷处取穴。

【保健功效】

（1）消化系统疾病：胃痉挛、胃炎、消化不良、腹胀、便秘、肠炎、痔疮。

（2）运动系统疾病：腰痛、下肢麻痹或疼痛。

【配伍】

（1）配中脘、足三里穴，治胃痛。

（2）配内关穴，治胃疼腹胀。

【注意事项】

（1）施治的时候，要注意力适中，不可过大。

（2）每日按摩3~4次，每次3~5分钟即可。

（3）刺法：直刺0.5~0.8寸。

（4）灸法：取灸法条一段，在两侧太白穴，采用温和的灸法，灸法持续大约半小时后，肌肉酸痛便会消失。

阴陵泉穴：畅通血脉，消除肿胀

阴陵泉穴在胫骨后缘和腓肠肌之间，比目鱼肌起点上，隶属足太阴脾经。阴，阴阳之阴；陵，土丘也；泉，水泉也。阴陵泉穴名意指脾经地部流行的经水及脾土物质混合物在本穴聚合堆积。本穴物质为地机穴流来的泥水混合物，因本穴位处肉之陷处，泥水混合物在本穴沉积，水液溢出，脾土物质沉积为地之下部翻扣的土丘之状，故名阴陵泉穴。

阴陵泉穴有健脾利湿、通利小便的作用。有些老年人小便排不干净，无论如何用力也不行，严重的甚至一点儿也排不出来，这种现象在医学上称为"癃闭"。如果能坚持按摩本穴，对这个问题有一定的缓解效果。另外，喜欢喝酒的朋友经常按摩这个穴位，可以促进水湿的排泄。此外，按摩阴陵泉穴可治疗慢性前列腺炎，使患者解小便自如，而且对肛门松弛的治疗也有效。

【找准穴位】

在小腿内侧，当胫骨内侧髁后下方凹陷处（将大腿弯曲90°，膝盖内侧凹陷处）。

取法：

正坐屈膝或仰卧位，在胫骨内侧髁后下方约胫骨粗隆下缘平齐处取穴。

【保健功效】

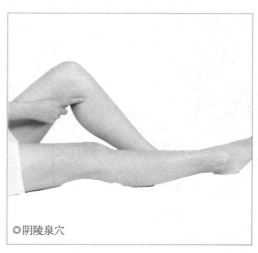

◎阴陵泉穴

（1）泌尿生殖系统疾病：遗尿、尿潴留、尿失禁、尿路感染、肾炎、遗精、阳痿。

（2）消化系统疾病：腹膜炎、消化不良、腹水、肠炎、痢疾。

（3）妇产科系统疾病：阴道炎、月经不调。

（4）其他：失眠、膝关节炎、下肢麻痹。

【配伍】

（1）配水分穴，有利尿行消肿的作用，治水肿。

（2）配阳陵泉穴，治膝关节疼痛。

（3）配三阴交穴，有温中运脾的作用，主治腹寒。

（4）配三阴交、日月、至阳、胆俞、阳纲穴，有清热利湿的作用，主治黄疸。

【注意事项】

（1）对本穴施治完后，要做适当的活动，缓解肌肉紧张，消除不适。

（2）每次施治时间约3分钟即可，每日2～3次。

（3）治疗前列腺炎时每次按摩100～160下，每日早晚按摩一次，两腿都需按摩，一般按摩两周见效。

（4）刺法：直刺1～2寸。

公孙穴：降低血压的好手

公孙，即公之辈与孙之辈，指此处穴位的气血物质与脾土之间的关系。在五行中，脾胃为后天之本，为土，培育万物而无所怨言。古人认为："肝木为公，木生火，心火为子，火生土，所以脾土为孙。"虽然弱小，却能滋养肺和肾，供应人体最重要的物质能源，所以取公孙之意。

在全身中，这个穴位最明显的效用就是治疗身体的胸腹部疾患。概括来说，主要有各种消化系统疾病、各种和心脏相关的疾病，还有就是月经不调。

公孙穴最大的功效，就是可以降低血压。按压公孙穴配合手上的内关穴对降低血压有很好的疗效。晚上泡完脚后，可以在足弓处抹一点儿橄榄油，然后用刮痧板，顺着足弓刮拭，如果感觉酸痛一定要多按摩几次。

【找准穴位】

在足内侧缘，当第一跖骨基底的前下方。

取法：

正坐垂足或仰卧位，在第一跖骨基底前下缘，赤白肉际处取穴，距太白一寸。

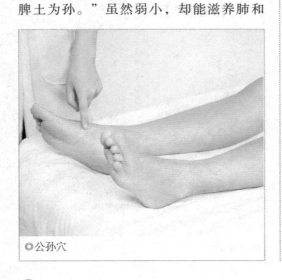

◎公孙穴

【保健功效】

（1）消化系统疾病：胃痉挛、急慢性胃肠炎、胃溃疡、消化不良、痢疾、肝炎、腹水、胃癌、肠痉挛。

（2）妇产科系统疾病：子宫内膜炎、月经不调。

（3）其他：心肌炎、胸膜炎、癫痫、足跟痛。

【配伍】

（1）配内关穴，治腹泻。

（2）配中脘、足三里穴，治胃脘胀痛。

（3）配丰隆、膻中穴，治呕吐、眩晕。

【注意事项】

（1）按摩本穴位时，要适当用力，因为此穴在脚内侧赤白肉之际，用力按压效果会更显著。

（2）每次施治时间一般为3～5分钟，每日2～3次。

（3）刺法：直刺0.6～1.2寸。

血海穴：缓解湿疹引起的瘙痒

血海穴是足太阴脾经的一个普通腧穴。中医认为，脾统血，血液的运行由脾来统一管理，同时它也是气血生成的源头。膝盖上面的穴位，少阴脾经从脚走头，气血流到这里逐渐升腾，同时脾胃生成的气血也汇聚到这里，就好像是海纳百川，所以说血海是汇聚气血的海洋。

古医书上说："缘何血海动波澜，统摄无权血妄行。"意思是说脾经统血的功能如果出现问题的话，气血就会乱走，这时候要刺激血海穴来引血归原，让气血走向循行通畅。也就是说，血海可以用来治疗各种和血相关的疾病。大家都知道，血对于女性来讲更为重要，女性一生中会不断地生血再失血，这就是中医讲的"女子以血为用"。所以，血海可以用来治疗女子和血有关的疾病，比如说月经失调等。

此外，血海穴对皮肤瘙痒有较好的疗效。这是因为皮肤瘙痒的根源就是气血不足，皮肤得不到气血充分的滋养而造成的，所以只要把气血引过来，问题就能迎刃而解。皮肤瘙痒症的病人可以在血海穴上多加按摩，按摩时可以采用瑜伽按摩式。盘腿而坐成莲花坐姿，用双手从大腿根部向膝盖的方向来推揉，然后从膝盖推到大脚趾，这样就按摩了整个脾经，在按摩的过程中对血海穴深刺激几次。坚持下去一定会取到很好的养生效果。

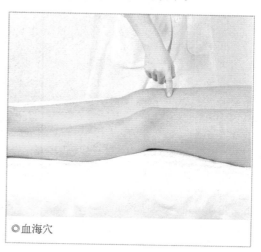

◎血海穴

【找准穴位】

屈膝，在大腿内侧，髌底内侧端上2寸，当股四头肌内侧头的隆起处。

取法：

正坐屈膝位，在髌骨内上缘上2寸，当股内侧肌突起中点处取穴；或正坐屈膝，医生面对病人，用手掌按在病人膝盖骨上，掌心对准膝盖骨顶端，拇指向内侧，拇指尖所到之处是血海穴。

【保健功效】

（1）妇产科系统疾病：月经不调、功能性子宫出血、子宫内膜炎。

（2）皮肤病：湿疹、荨麻疹、皮肤瘙痒症、神经性皮炎。

（3）其他：睾丸炎、贫血、下肢溃疡、膝关节炎。

【配伍】

（1）配带脉穴，治月经不调。

（2）配曲池、合谷、三阴交穴，治荨麻疹等皮肤方面的问题。

（3）配犊鼻、阴陵泉、阳陵泉穴，治膝关节疼痛。

【注意事项】

（1）每天坚持点揉两侧血海穴，力量不宜太大，能感到穴位处有酸胀感即可，要以轻柔为原则。

（2）对本穴的施治时间为2～3分钟，每日2次即可。

（3）女性午饭前按摩还可帮助祛除面部雀斑。

（4）刺法：直刺1～1.2寸。

♥ 大横穴：强壮脏器，抗击衰老

大，穴内气血作用的区域范围大也；横，穴内气血运动的方式为横向传输也，风也。大横这个穴位的气血是横向运输

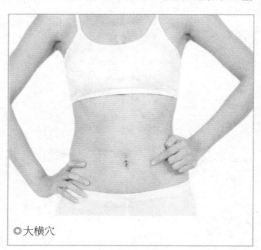

◎大横穴

的，而且影响波及的范围极其广大，所以被称作"大横"。大横的横指的是横结肠。这个穴在腹中部，和肚脐平行，就在肚脐旁边的大横纹中，内部就是横结肠。横结肠涉及的范围很广，活动度也很大，所以古人就直接将其取名为大横穴，横行霸道的意思。

现代人，尤其是年轻女性，都非常追求完美的身材，谁也不想带着"救生圈"上街，大横穴就可以帮您这个忙，让您轻松摆脱水桶腰、啤酒肚。

此外，大横穴有防止脏器下垂的功能，在治疗脏器下垂的时候，配合百会穴同时使用，会取得事半功倍的效果。

【找准穴位】

在腹中部，距脐中4寸。

取法：

仰卧位，在脐中（神阙）旁开4寸处取穴。

【保健功效】

（1）消化系统疾病：肠炎、习惯性便秘、久痢、肠麻痹、肠寄生虫。

（2）其他：四肢痉挛、流行性感冒。

【配伍】

配天枢、足三里穴，治腹痛。

【注意事项】

（1）此穴可使用震法，震动的频率要快，一般每分钟200~300次。

（2）对本穴的施治时间为2~3分钟，每日2次即可。

（3）刺法：直刺1~2寸。

（4）灸法：温针灸5~9壮，艾条灸10~20分钟。

隐白穴：有效缓解妇科血症

隐白穴，别名鬼垒穴、鬼眼穴、阴白穴，为十三鬼穴之一，统治一切癫狂病，临床上治血崩较好。隐，隐秘、隐藏也；白，肺之色也，气也。该穴名意指脾经体内经脉的阳热之气由本穴外出脾经体表经脉。本穴由地部孔隙与脾经体内经脉相连，穴内气血为脾经体内经脉外传之气，因气为蒸发外出，有不被人所觉察之态，如隐秘之象，故名。也就是说，因为此处穴位隐藏在脚大趾的褶纹中，而且此处的肌肉呈白色，所以被叫作"隐白"。

隐白穴是脾经之井穴，对治疗脾虚有很好的疗效。隐白穴可以用来治疗月经失调、崩漏、腹胀腹泻、小儿惊风、半身不遂、胸闷、咳嗽、心烦多梦等。

【找准穴位】

在足大趾末节内侧，趾甲角旁0.1寸。红白交处。

取法：

足大趾内侧，由大趾趾甲内侧缘与下缘各作一垂线之交点，为取穴部位。

【保健功效】

（1）妇科疾病：月经过多、崩漏、功能性子宫出血，子宫痉挛。

（2）慢性出血症：便血、尿血、消化道出血。

（3）神志疾患：癫狂、多梦、惊风。

（4）肠胃疾病：腹满、暴泻、小儿疳积、肠炎、腹膜炎、急性胃肠炎。

（5）五官科系统疾病：牙龈出血，鼻出血。

【配伍】

（1）配气海、血海、三阴交穴，治月经过多。

（2）配厉兑穴，缓解经常做噩梦的情况。

（3）配脾俞、上脘、肝俞穴，治吐血。

（4）配大敦穴，治昏厥。

（5）配地机、三阴交穴，治出血症。

【注意事项】

刺法：浅刺0.1寸。

▶ **精确取穴**

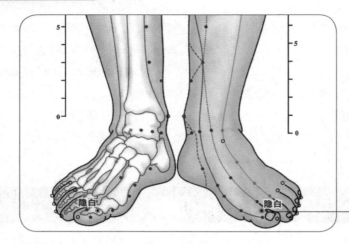

足大趾内侧趾甲角
旁 0.1 寸处。

▶ **取穴技巧**

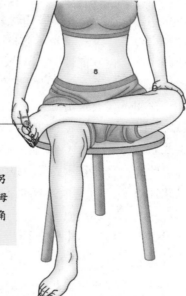

正坐，把脚抬起，放置另
一大腿上。用另一手大拇
指按压足大趾内侧趾甲角
旁即是。

功用

调经止血、安神健胃。

配伍治病

月经过多：隐白配气海、
血海、三阴交；

吐血：隐白配脾俞、上脘、
肝俞。

▶ **自我按摩**

用大拇指指甲垂直掐按穴
位，每日早晚各按一次，每
次左右各掐按1~3分钟。

程度	拇指压法	时间/分钟
适度	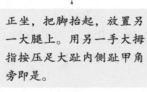	1~3

大都穴：健脾、化湿、止泻有奇效

大都穴隶属足太阴脾经。大，穴内气血场的范围大也；都，都市也，物质的集散之所也。该穴名意指脾经的气血物质在此聚集。本穴物质为隐白穴传来的生发之气，至本穴后为聚集之状，如都市之物质聚散也，故名。大都穴有健脾、化湿、止泻的功效。

【找准穴位】

在足内侧缘，当足大趾本节（第1跖趾关节）前下方赤白肉际凹陷处。

取法：

大都穴位于人体的足内侧缘，当足大趾本节（第一跖趾关节）前下方赤白肉际凹陷处。

【保健功效】

（1）肠胃疾病：暴泻、腹胀胸满、胃痛、食不化、呕逆、大便难、诸下利、腹胀、胃痛、呕吐、泄泻、便秘、热病。

（2）运动系统疾病：腰痛、身重骨痛、暴四肢肿。

（3）其他：热病汗不出且厥、湿则唏然寒、饥则烦心、饱则眩、卒得中风。

【配伍】

（1）配足三里穴，治腹胀。

（2）配太白穴，治胃心痛。

（3）配商丘、阴陵泉穴，治诸下利。

（4）配经渠，治热病汗不出。

（5）配昆仑、期门、阴陵泉、中脘穴，治暴泻。

【注意事项】

刺法：直刺0.3~0.5寸。

商丘穴：急慢性肠、胃炎皆有疗效

商丘穴为五输穴之经穴，五行属金。商，古指漏刻，计时之器也；丘，废墟也。商丘名意指脾经的热散之气由此快速通过。该穴物质为公孙穴传来的水湿风气，其性湿热且循脾经上行，而该穴的气血通道又如漏刻滴孔般细小，因此风气的执行是快速通过本穴，强劲的风气吹走了该穴中的脾土微粒，地部脾土如废墟一般，故名商丘。

商丘穴在内踝骨的前缘偏下一点儿。商丘穴正好对应足底反射区中的下身淋巴反射区，因此可以治疗各种炎症。同

时它又揭示了一个医理：炎症一般是由细

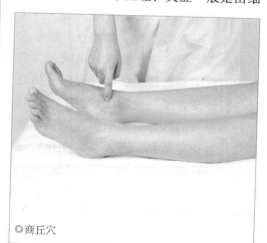

◎商丘穴

菌感染引起的。因为脾主统血，它能把新鲜血液运到病灶上去，脏东西被清走后，炎症自然就消除了。商丘穴多用于神经性呕吐，消化不良，急、慢性胃炎，急慢性肠炎，腓肠肌痉挛，踝关节及周围软组织疾患等。

此外，商丘穴还是能预防和治疗痔疮的穴位，治疗因身体能量大量消耗导致的乳腺疾病，治疗感冒后的恶心、呕吐。经常按压此穴，对乳腺的保养以及提高受孕的机会有很大好处。

【找准穴位】

商丘穴的位置：足内踝前下方凹陷处，舟骨结节与内踝尖连线的中点。当胫骨前肌腱内侧。

取法：

正坐垂足或仰卧位，在内踝前下方凹陷处。当舟骨结节与内踝高点连线之中点处取穴。

【保健功效】

（1）脾胃疾病：脾虚、腹胀、肠鸣、溏泄、便秘、寒热善呕、胃脘痛、黄疸、食不化、胃反、腹痛、大惊、乳痛、痔疾、阴股内廉疼、疝引小腹痛。

（2）运动系统疾病：膝不得屈伸或不可以行、内踝疼痛、骨痹。

（3）神经系统疾病：小儿惊风、烦满、厥头痛、癫疾狂多食、善笑不休、梦魇。

（4）其他：喉痹、舌本强痛、面肿起、痔疮、妇人绝子。

【配伍】

（1）配阴陵泉、曲泉、阴谷穴，治腹胀满不得息。

（2）配幽门、通谷穴，治喜呕。

（3）配解溪、丘墟穴，治脚痛。

（4）配三阴交穴，治脾虚不便。

（5）配天枢、阴陵泉穴，治慢性肠炎。

（6）配气海、足三里穴，治腹胀肠鸣。

漏谷穴：健脾和胃、利尿除湿的大药

漏谷穴，别名太阴络穴。漏，漏落也；谷，五谷也、细小之物也。该穴名意指脾经中的浊重物质在此沉降。本穴物质由三阴交穴传来，因脾经的湿热之气与肝经及肾经气血物质进行了交换，上行至本穴的气态物质则温度偏低，在本穴的变化是散热缩合冷降的变化，浊重的部分由天部沉降到地部，如细小的谷粒漏落之状，故名。漏谷穴有健脾和胃、利尿除湿的功效。

【找准穴位】

漏谷穴位于人体的小腿内侧，当内踝尖与阴陵泉穴的连线上，距内踝尖6寸，胫骨内侧缘后方。

取法：

正坐或仰卧位，在内踝高点上6寸，胫骨后缘，当阴陵泉和三阴交的连线上取穴。

【保健功效】

（1）消化系统疾病：急慢性肠胃炎、肠鸣音亢进、消化不良。

（2）运动系统疾病：肩胛部疼痛、下肢麻痹。

（3）其他：尿路感染、精神病。

【配伍】

配足三里穴，治腹胀肠鸣。

【注意事项】

刺法：直刺0.5~0.8寸，局部酸胀，可扩散至小腿外侧。深刺时须防刺伤胫后动、静脉。

灸法：艾炷灸或温针灸3~5壮，艾条灸5~10分钟。

❤ 地机穴：便血症，就要强刺激地机穴

地机穴，别名脾舍穴、地箕穴，为足太阴经郄穴。地，脾土也；机，机巧、巧妙也。该穴名意指本穴的脾土微粒随地部经水运化到人体各部，运化过程十分巧妙。本穴物质为漏谷穴传来的降地之雨，雨降地部后地部的脾土微粒亦随雨水的流行而运化人体各部，脾土物质的运行十分巧妙，故名。

地机穴是足太阴脾经的郄穴，前面提到过阴经的郄穴擅长治疗血证，所以可以用来治疗月经相关的疾病以及其他的各种泌尿生殖系统的疾病。此外，急性胃肠炎或者是痢疾，大便中有脓血，也可以用这个穴位来治疗，但是需要强刺激，效果才能好。

【找准穴位】

在小腿内侧，当内踝尖与阴陵泉的连线上，阴陵泉穴下3寸。

取法：

正坐或仰卧位，在阴陵泉直下3寸，当阴陵泉与三阴交的连线上，胫骨内侧面后缘处取穴。

【保健功效】

（1）妇产科系统疾病：月经不调、痛经、功能性子宫出血、阴道炎。

（2）泌尿生殖系统疾病：腰痛、遗精、精液缺乏。

（3）其他：胃痉挛、乳腺炎、下肢痿痹。

【配伍】

（1）配肾俞、中极、三阴交，有补益气血，活血化瘀的作用，主治痛经。

（2）配隐白穴，治崩漏。

【注意事项】

（1）刺激此穴位主要采取点按、揉法、指推法。

（2）刺法：直刺1~1.5寸。

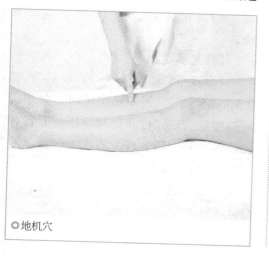
◎地机穴

周荣穴：止咳顺气效果好

周荣穴，别名周营穴、周管穴，隶属足太阴脾经穴。周，遍布、环绕之意；荣，草类开花或谷类结穗的茂盛状态。该穴名意指脾经的地部水湿大量蒸发化为天部之气。本穴虽属脾经穴位，但脾经气血因胸乡穴的流散而无物传至本穴。本穴物质的来源是本穴上部区域散流至此的地部水液，至本穴后，因受心室外传之热的作用，地部水湿大量气化上行天部，气化之气如遍地开花之状，脾土也还其原本的燥热之性，故名。周荣穴主要起生发脾气的功效。

【找准穴位】

在胸外侧部，当第二肋间隙，距前正中线6寸。

【保健功效】

咳嗽、气逆、胸胁胀满。

【配伍】

配膻中穴，治胸胁胀满。

【注意事项】

刺法：斜刺或向外平刺0.5～0.8寸。

大包穴：丰胸先要益脾顺气

大包穴，别名大胞穴，隶属足太阴脾经穴。本穴为脾之大络，统络阴阳诸经，故名大包，有宣肺理气、宽胸益脾的功效。

每天坚持按摩该穴位，具有丰胸美容的效果，具体方法如下：首先，双手按住大包穴后，从胸外侧向内推压胸部36次；其次，手掌按住大包穴，再旋转推压36次；最后，用手指搓揉大包穴36次。

【找准穴位】

在侧胸部，腋中线上，当第6肋间隙处。脾之大络。

取法：

侧卧举臂，在腋下6寸、腋中线上，第6肋间隙处取穴。

【保健功效】

（1）呼吸系统疾病：气喘、哮喘、胸闷、心内膜炎、胸膜炎、肋间神经痛、胸胁病。

（2）其他：全身疼痛、四肢无力、食多身瘦。

【配伍】

（1）配三阳络、阳辅、足临泣穴，治胸胁痛。

（2）配脾俞、章门穴，治食多身瘦。

【注意事项】

（1）刺法：斜刺或向后平刺0.3～0.5寸。治颈部扭伤可向上斜刺，局部酸胀。该穴位深部相对应的器官有胸膜腔、肺、膈、肝（右侧）、胃（左侧），故不可深刺。

（2）灸法：艾炷灸3壮，艾条灸10～20分钟。

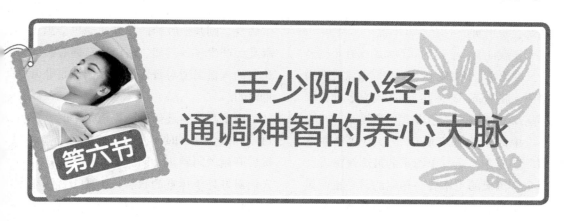

第六节

手少阴心经：
通调神智的养心大脉

♥ 心经：攸关生死的经络

手少阴心经上有9个穴位：极泉、青灵、少海、灵道、通里、阴郄、神门、少府、少冲。

手少阴心经主要分布在上肢内侧后缘，起始于心中，出属于心脏周围血管等组织(心系)，向下通过横膈，与小肠相联络。它的一条分支从心系分出，上行于食道旁边，联系眼球的周围组织(目系)；另一条支脉，从心系直上肺脏，然后向下斜出于腋窝下面，沿上臂内侧后边，行于手太阴肺经和手厥阴心包经的后面，下行于肘的内后方，沿前臂内侧后边，到达腕后豌豆骨部进入手掌内后边，沿小指的内侧到指甲内侧末端，接手太阳小肠经。

从上面的循行路线可以看出，心经和小肠经是互相联系的。这正应了我们常说的成语——心腹之患。所谓心，即指心脏，对应手少阴心经，属里；腹就是指小肠，为腑，对应手太阳小肠经，属表。"心腹之患"就是说，互为表里的小肠经与心经，它们都是一个整体，谁出现了问

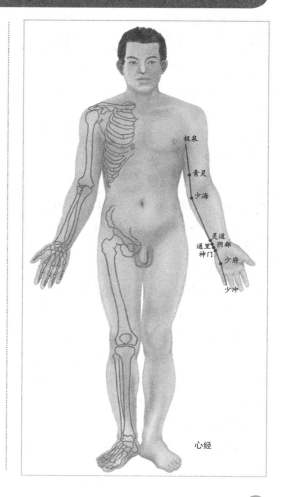

心经

题都会很严重，一定不可小视。

实践证明，心经的问题常常会在小肠经上反映出来，比如心脏病发作时常常表现为背痛、胳膊痛，有人甚至还会牙痛，而这些疼痛部位大多是小肠经的循行路线。

中医认为在五脏中，心为"君主之官"。君主，是一个国家的最高统治者，是全体国民的主宰者，相应的，心也就是人体生命活动的主宰，是脏腑中最重要的器官。它统帅各个脏器，使之相互协调，共同完成各种复杂的生理活动，如果心发生病变，则其他脏腑的生理活动也会出现紊乱而产生各种疾病。所以，疏通心经，让它的气血畅通对身体的整体调节是非常重要的。

按摩心经的最佳时间应该是午时，即11～13点，这个时候人的阳气达到最盛，然后开始向阴转化，阴气开始上升。这时人们最好处于休息的状态，不要干扰阴阳的变化。中午吃完饭小睡一会儿，就是睡不着闭着眼睛休息一下也是很好的。

♥ 少海穴：快速治疗肩臂痛

少海穴，别名曲节穴，为手少阴心经合穴。少海，在古代是指我们现在的渤海。少，阴也，水也；海，大也，百川所归之处也。该穴名意指心经的地部经水汇合于少海穴本穴。本穴物质为青灵穴水湿云气的冷降之雨和极泉穴的下行之血汇合而成，汇合的地部水液宽深如海，故名。少海穴有理气通络、益心安神、降浊升清的功效。

现在很多人都有颈椎病的困扰，甚至十几岁二十岁就觉得脖子僵硬不舒服，甚至可能出现头晕、手麻，经常按摩少海穴就能缓解这些症状。还有的人有网球肘，其实不一定是因为打网球引起的，也可能是经常挥动手臂，造成肘部损伤，这时利用少海穴就能有效地治疗这种疾病。

【找准穴位】

屈肘，在肘横纹内侧端与肱骨内上髁连线的中点处。

取法：

屈肘，在肘横纹尺侧纹头凹陷处取穴。

【保健功效】

（1）精神-神经系统疾病：神经衰弱、精神分裂症、头痛、眩晕、三叉神经痛、肋间神经痛、尺神经炎。

（2）呼吸系统疾病：肺结核、胸膜炎。

（3）运动系统疾病：落枕、前臂麻木及肘关节周围软组织疾患、下肢痿痹。

（4）其他：心绞痛、淋巴结炎、疔疮、瘰疬。

【配伍】

（1）配极泉穴，治上肢的各种不适。

（2）配合谷、内庭穴，有清泻阳明热邪的作用，主治牙痛、牙龈肿痛。

（3）配后溪穴，有舒筋通络活血的作用，主治手颤、肘臂疼痛。

（4）配天井穴，有活血散瘀的作用，主治瘰疬。

【注意事项】

（1）在按压本穴的时候，用力要适中，按时要逐渐加力，不可用猛力。

（2）本穴每次施治时间3~5分钟，每日2~3次。

（3）刺法：直刺0.5~1.0寸，局部酸胀，有麻电感向前臂放散。

（4）灸法：艾炷灸或温针灸3~5壮，艾条灸10~15分钟。

💜 少冲穴：清热熄风，治疗黄疸效果好

少冲穴，别名经始穴，为五输穴之合穴，五行属水。少，阴也；冲，突也。"少冲"的意思是指此穴中的气血物质从体内冲出。

少冲在小指末节，它有一个作用就是可以治疗黄疸。按摩时我们可以正坐，手平伸，掌心向下，屈肘时向内收；用另一只手轻握这只手的小指、大拇指弯曲，用指甲尖垂直掐按穴位，有刺痛的感觉，每天按揉1次，每次按掐3~5分钟即可。

【找准穴位】

在手小指末节桡侧，距指甲根0.1寸。

取法：

正坐，俯掌，少冲穴位于左右手部，小指指甲下缘，靠无名指侧的边缘上。

【保健功效】

心悸、心痛、胸胁痛、癫狂、热病、昏迷、手挛臂痛。

【配伍】

配中冲、大椎穴，治热病、昏迷。

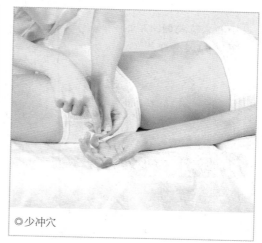

◎少冲穴

【注意事项】

（1）在按揉时，要轻柔和缓，速度始终一致。

（2）本穴的施治时间一般为3~5分钟，每日2~3次。

（3）刺法：斜刺0.1~0.2寸，局部胀痛；三棱针点刺出血。

（4）灸法：艾炷灸1~3壮，艾条灸5~10分钟。

养生百宝箱

按揉少冲穴能减轻因疲劳引起的头痛不舒服，有助于醒脑提神。具体做法是：大拇指和示指轻轻夹住左手小拇指指甲两侧的凹陷处，以垂直方式轻轻揉捏此穴位。此穴位是脑部的反射区，要慢慢地出力揉捏，不要用蛮力，左右手可以互相按。

▶ 精确取穴

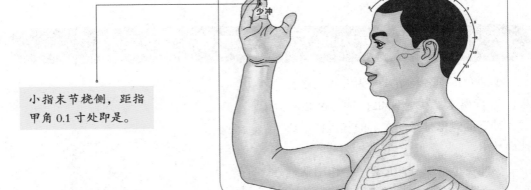

小指末节桡侧，距指甲角 0.1 寸处即是。

▶ 取穴技巧

手平伸，掌心向下，用另手轻握小指，弯曲大拇指，指尖到达的小指指甲下缘，靠无名指侧的边缘处即是该穴。

功用

生发心气、清热熄风、醒神开窍。

配伍治病

热病、昏迷：少冲配太冲、中冲、大椎。

▶ 自我按摩

弯曲大拇指，用指甲尖垂直掐按穴位，每日早晚，左右各掐按3～5分钟，先左后右。

程度	拇指压法	时间/分钟
适度		3～5

极泉穴：清心理气，宽胸宁神

极泉穴不但是手少阴心经的起始穴，同时也是非常重要的一个穴，有理气宽胸、活血止痛的作用。有的人，尤其是四五十岁的人，常会觉得自己前胸或者后背疼，但是到医院一检查发现什么问题也没有，这时极泉就可以帮你解决这个问题了。可以用手指弹拨极泉穴，可适当稍用些力，让局部有酸麻的感觉，要是觉得这种感觉顺着手臂向下传导直到手指那就更好了。这个穴位还对心情郁闷的人有帮助，可以帮你赶走忧愁。

刺激极泉的方法是，施治者一手托起被治者左侧上肢，使其腋窝暴露，另一手示、中指并拢，伸入腋窝内，用力弹拨位于腋窝顶点的极泉穴，此处腋神经、腋动脉、腋静脉集合成束，弹拨时手指下会有条索感，注意弹拨时手指要用力向内勾按，弹拨的速度不要过急，被治者会有明显的酸麻感，并向肩部、上肢放散。

【找准穴位】

在腋窝顶点，腋动脉搏动处。

取法：

上臂外展，在腋窝中部有动脉搏动处取穴；或是曲肘，手掌按于后枕，在腋窝中部有动脉搏动处取穴。

【保健功效】

（1）循环系统疾病：冠心病、心绞痛、心包炎、脑血管病后遗症。

（2）精神-神经系统疾病：肋间神经痛、癔症。

（3）其他：腋臭、肩周炎、颈淋巴结核、乳汁分泌不足。

【配伍】

（1）配神门、内关穴，治心痛、心悸。

（2）配侠白穴，治疗心痛、干呕、烦满。

（3）配日月、肩贞、少海、内关、阳辅、丘墟穴，治腋窝痛。

（4）配日月、脾俞穴，治四肢不收。

（5）配太渊、偏历、太冲、天突，治咽干咽喉肿痛。

（6）配神门、内关、心俞穴，有宁心安神的作用，治心悸、冠心病。

（7）配侠白穴，有通经活络的作用，治肘臂冷痛。

【注意事项】

（1）本穴位于动脉搏动处，所以按摩时用力要轻，切不可用力挤压。尤其是

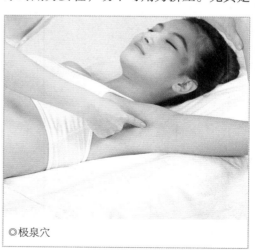

◎极泉穴

儿童，要慎重。

（2）对本穴的按揉一般为1～2分钟，一日2～3次。

（3）弹拨本穴可预防冠心病、肺心病。

（4）刺法：避开腋动脉，直刺0.3～0.5寸，整个腋窝酸胀，有麻电感向前臂、指端放散，或上肢抽动，以3次为度。但本穴一般不灸，而且不宜大幅度提插，因为腋腔内组织疏松，且腋静脉与深筋膜附着，保持扩张状态，如不慎刺中血管，会造成血肿。

（5）灸法：艾炷灸或温针灸3～5壮，艾条灸5～10分钟。

通里穴："丢三落四"的毛病，揉通里穴可改善

古书上说"来往不穷谓之通"。通，通往；里，内里。通里穴位于前臂两侧，心经的经气运行到这里的时候，分出去一支走入小肠，与小肠长期保持联系，所以，称为"通里"。

通里穴位于心经上，这个穴位可以安抚心神，帮助我们增长智慧。如果经常感到自己心慌，没办法安静下来做事，自觉心智不够的人，可以经常刺激通里穴。在日常生活中经常有这样一类人，总是丢三落四，捡了这个忘了那个，这就是因为心经的气血不足造成的，通里穴就可以解决这个问题，它可以帮助我们开心窍，通心神，长心眼。尤其是上班族，如果感觉工作累的时候，在办公室里腾出几分钟的时间，握拳立起，将手的小鱼际放在桌子上边沿上，从手腕内侧开始，沿着桌边向上推，一直推到手肘部位，这样反复推个30～50次，大脑得到了休息的同时，还可以疏通心经，增长智慧。

【找准穴位】

在前臂掌侧，当尺侧腕屈肌腱的桡侧缘，腕横纹上1寸。

取法：

仰掌，在尺侧腕屈肌腱桡侧缘，当神门与少海连线上，腕横纹上1.5寸处取穴。

【保健功效】

（1）精神-神经系统疾病：头痛、眩晕、神经衰弱、癔症性失语、精神分裂症。

（2）循环系统疾病：心绞痛、心动过缓。

（3）呼吸系统疾病：扁桃体炎、咳嗽、哮喘。

（4）其他：急性舌骨肌麻痹、胃出血、子宫内膜炎。

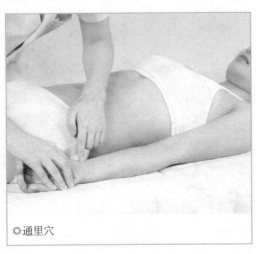

◎通里穴

【配伍】

配内关、心俞穴，治心绞痛、心律不齐。

【注意事项】

（1）按揉时用力均衡、沉稳、做到"轻而不浮，重而不滞"。

（2）点时要节奏和谐，用力适度。

（3）本穴出现压痛、结节等阳性反应，可作为心动过缓的定性诊断。

（4）每日2～3次，每次治疗时间2～5分钟。

（5）刺法：直刺0.3～0.5寸。

（6）灸法：艾炷灸1～3壮，艾条温灸10～20分钟。

神门穴：益心安神，通经活络

神门穴，别名兑冲穴、中都穴、锐中穴、兑骨穴，隶属手少阴心经。神，与鬼相对，气也；门，出入的门户也。该穴名意指心经体内经脉的气血物质由此交于心经体表经脉。本穴因有地部孔隙与心经体内经脉相通，气血物质为心经体内经脉的外传之气，其气性同心经气血之本性，为人之神气，故名。神门穴有补益心气的功效。

这个穴位是心经的原穴、腧穴，中医说"心藏神"，因此神门穴可以治疗神志方面的疾病。现代社会，人们工作繁忙，生活节奏紧张，日常工作中，用脑一段时间后，可在神门穴处按摩，这样有助于提神醒脑，也有助于提高工作效率，这正是"磨刀不误砍柴工"。

此外，神门穴在手腕上，心气郁结的时候，刺激它，效果很好。就相当于给心气打开了一条"阳关大道"，让这些郁结的心气能够畅通无阻，横行自如，自然不会存在郁结的问题了。

【找准穴位】

在腕部，腕掌侧横纹尺侧端，尺侧腕屈肌腱的桡侧凹陷处。

取法：

正坐，仰掌，神门穴位于手腕部位，手腕关节手掌侧，尺侧腕屈肌肌腱的桡侧凹陷处，腕横纹上取穴。

【保健功效】

（1）循环系统疾病：心悸、心脏肥大、心绞痛。

（2）精神–神经系统疾病：神经衰弱、癔症、癫痫、精神病、痴呆。

（3）五官科系统疾病：舌骨肌麻痹、鼻内膜炎。

（4）其他：产后失血、淋巴结炎、

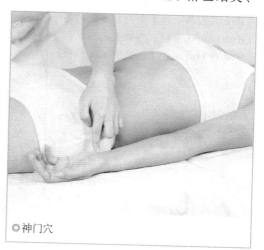

◎神门穴

▶ 精确取穴

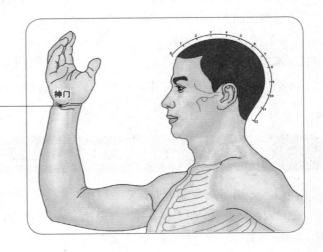

神门

腕横纹尺侧端，尺侧腕屈肌腱的桡侧凹陷处即是。

▶ 取穴技巧

功用

安神、宁心、通络。

配伍治病

健忘失眠、无脉：神门配支正；癫狂：神门配大椎、丰隆。

正坐，伸手、仰掌，屈肘向上约45度，在无名指与小指掌侧向外方，用另手四指握住手腕，弯曲大拇指，指甲尖所到的豆骨下、尺骨端凹陷处即是。

▶ 自我按摩

弯曲大拇指，以指甲尖垂直掐按穴位，每日早晚，左右手各掐按3~5分钟，先左后右。

程度	拇指压法	时间/分钟
适度		3 ~ 5

扁桃体炎。

【配伍】

配太阳、风池、内关穴，健脑醒神。

【注意事项】

（1）对本穴按揉时可以适度用力，柔中带刚、沉稳深透。

（2）对本穴的按揉时间为2～3分钟，每日3～5次。

（3）刺法：直刺0.3～0.5寸。

（4）灸法：艾炷灸1～3壮；艾条温灸10～15分钟。

青灵穴：治疗心绞痛的灵药

青灵穴隶属手少阴心经。青，肝之色也，指穴内气血的运行为风的横行；灵，灵巧也。该穴名意指本穴的气血运行为风木的横向运行方式。本穴物质为极泉穴下传血液的气化之气，在本穴的运行过程中，它因散热而缩合为水湿云气并以云气的方式向下传输，表现出风木的灵巧特征，故名。青灵泉名义与青灵名同，泉指天部运行的云气中富含水湿。青灵穴有理气止痛、宽胸宁心的功效。

【找准穴位】

在臂内侧，当极泉与少海的连线上，肘横纹上3寸，肱二头肌的内侧沟中。

取法：

伸臂，在少海与极泉的连线上，少海穴直上3寸，肱二头肌的尺侧沟中。

【保健功效】

（1）循环系统疾病：心绞痛。

（2）精神-神经系统疾病：神经性头痛、肋间神经痛。

（3）其他：肩胛及前臂肌肉痉挛。

【配伍】

配肩穴、曲池穴，治肩臂痛。

【注意事项】

（1）刺法：直刺0.5～1寸，局部酸胀，针感可向前臂及腋部放散。

（2）灸法：艾炷灸3～7壮，艾条灸5～10分钟。

灵道穴：心之疾，灵道穴来帮忙

为手少阴心经穴，五行属金。灵，与鬼怪相对，神灵也，指穴内气血物质为天部之气；道，道路。该穴名意指心经经水在此气化。本穴物质为少海穴传来的地部经水，在本穴处为气化散热，气化之气循心经气血通道而上行，故名。灵道穴有宁心、安神、通络的功效。

【找准穴位】

位于人体的前臂掌侧，当尺侧腕屈肌肌腱的桡侧缘，腕横纹上1.5寸。

取法：

仰掌，在尺侧腕屈肌肌腱与指浅屈肌之间，腕横纹上1.5寸处取穴。

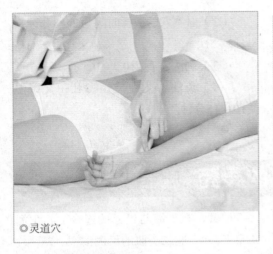

◎灵道穴

【保健功效】

（1）循环系统疾病：心内膜炎、心

绞痛。

（2）精神-神经系统疾病：癔症、失眠、精神分裂症、失语、肘关节神经麻痹或疼痛。

（3）其他：急性舌骨肌麻痹或萎缩。

【配伍】

配心俞穴，治心痛。

【注意事项】

（1）刺法：直刺0.3～0.5寸，局部酸胀，针感可向前臂及手指放散。针刺时避开尺动、静脉。

（2）灸法：艾炷灸1～3壮，艾条灸10～15分钟。

阴郄穴：安神止血清虚热

阴郄穴，别名手少阴郄、石宫、少阴郄穴。阴，水也；郄，空隙也。阴郄名意指心经经水由本穴回流心经的体内经脉。本穴物质为通里穴传来的地部经水，因本穴有地部孔隙与心经体内经脉相通，经水即由本穴的地部孔隙回流心经的体内经脉，故名阴郄。起着沟通心肾的作用，有宁心安神、清心除烦的功效。

阴郄这个穴位能安神止血、清虚热，所以由于阴虚引起的心悸、盗汗等都可以用它来治疗。止血一般是止人体上部出血，比如说吐血、鼻衄等。

【找准穴位】

在前臂掌侧，当尺侧腕屈肌肌腱的桡侧缘，腕横纹上0.5寸。

【保健功效】

（1）心神疾病：心痛、心悸、失

语、惊悸、神经衰弱、急性舌肌麻痹等。

（2）出血症：吐血、衄血、暴喑、鼻衄、胃出血。

（3）其他：骨蒸盗汗、子宫内膜发炎。

【配伍】

（1）配心俞、巨阙穴，治心痛。

（2）配大椎穴，治阴虚盗汗。

（3）配心俞、神道穴，有通阳行气、宁心定悸的作用，主治心痛、心悸、神经衰弱。

【注意事项】

刺法：直刺0.3～0.5寸，局部酸胀，并可循经下行至无名指和小指，或循经上行至前臂、肘窝、上臂内侧，有患者针感还可传向胸部。针刺时避开尺动脉、尺静脉。

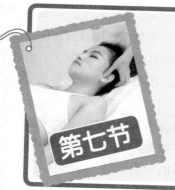

手太阳小肠经：疏通经气的护肩大脉

第七节

❤ 小肠经：心脏健康的晴雨表

手太阳小肠经上有19个穴位：少泽、前谷、后溪、腕骨、阳谷、养老、支正、小海、肩贞、臑俞、天宗、秉风、曲垣、肩外俞、肩中俞、天窗、天容、颧髎、听宫。

手太阳小肠经的循行路线与大肠经比较相似，只是位置上要比大肠经靠后，从作用上来讲也没有大肠经那么广。它从小指的外侧向上走，沿着胳膊外侧的后缘，到肩关节以后向脊柱方向走一段，然后向前沿着脖子向上走，到颧骨，最后到耳朵。

中医认为，小肠是"受盛之官，化物出焉"。它的主要工作是先吸收被脾胃消化后的食物的精华，然后进行分配，将水液归于膀胱，糟粕送入大肠，精华输入到脾脏。

为什么说小肠经是心脏健康的晴雨表呢？

我们先来了解一个生活现象，现在很多人的工作要每天守在电脑旁，经常会肩膀酸痛，如果不知道休息和保养，发展

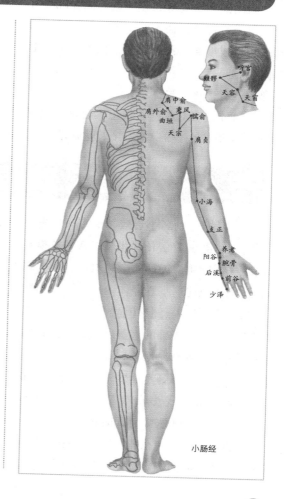

小肠经

下去，就是后背痛，接下来是脖子不能转动、手发麻。通常医院会将这些症状诊断为颈椎病，其实，这是因心脏供血不足，造成小肠气血虚弱导致的。心与小肠相表里，这种表里关系是通过经络通道联系起来的。心脏有问题，小肠就会有征兆。比如西医所说的颈椎病，开始只是肩膀酸，这就是告诉你：这里的气血已经不足了。然后是酸痛，酸痛是因为血少，流动缓慢而瘀滞，不通则痛。后来发展到僵硬疼痛，也是由于血少，血流缓慢，再加上长期采用同一个姿势，血液就停滞在那里。如果心脏持续供血不足，那么停滞的血液就会形成瘀血。没有新鲜血液的供应，肌肉、筋膜就会变得僵硬，而且极易遭受风寒的侵袭，睡觉时容易落枕。

另外，有的人脾气很急，总是心烦气躁，好争执，这在中医看来就是心火亢盛。心里的火气太大，无处宣泄，就拿小肠经"撒气"了。结果小肠经就会肿胀、硬痛，然后牵连到耳朵、喉咙、脖子、肩膀、肘、臂、腕、小手指，造成这些地方疼痛或麻木。

所以，我们说小肠经是心脏健康的晴雨表，一定要多加关注。通过小肠经，我们可以预测心脏的功能状况，还能够用调节小肠经的方法来治疗心脏方面的疾患。

按摩小肠经的最佳时间是13～15点，这时小肠经当值，经气最旺，人体主吸收。所以这也是为什么总强调"午餐要吃好"的根源了。因此，应在午时13点前用餐，而且午饭的营养要丰富，这样才能在小肠功能最旺盛的时候把营养物资充分吸收和分配，但是营养丰富还有一个前提，就是人体的吸收能力要好。

♥ 少泽穴：通乳，乳汁不通就靠它

少泽穴，别名小吉穴、少吉穴。少，阴也，浊也；泽，沼泽也。该穴名意指穴内的气血物质为天部的湿热水汽。本穴因有地部孔隙连通小肠经体内经脉，穴内物质为小肠经体内经脉外输的经水，经水出体表后汽化为天部的水湿之气，如热带沼泽汽化之气一般，故名。

少泽穴是小肠经的井穴，它最好的作用就是通乳。很多女性朋友产后乳汁不通，而且乳房还胀痛。此时按揉少泽穴是最好的方法，因为在哺乳期是不能乱吃药的。乳汁不通的妈妈可以找几根牙签，或者小小圆钝头的东西，在小指甲的外侧轻轻按揉，按到酸胀就可以。每天这样按揉几分钟，就自然会起到通乳的效果。

另外，少泽配合膻中和天宗，还有美乳丰胸的作用。这几个穴位之所以能丰胸，是因为刺激这几个穴位能促使脑垂体释放激素，这些激素作用于卵巢，进而激活乳腺细胞，促进乳房发育，同时也把血液引流到胸部，给乳腺输送营养，从而达到丰胸的效果。按摩少泽穴不但能丰胸，还能促进神经末梢的血液循环，改善女性手脚总是冰冷的现象。

【找准穴位】

在手小指末节尺侧，距指甲角0.1寸（指寸）。

取法：微握拳，掌心向下，伸小指，在小指尺侧，去指甲角0.1寸处取穴。

【保健功效】

（1）精神–神经系统疾病：头痛、精神分裂症、脑血管病、昏迷。

（2）五官科系统疾病：扁桃体炎、咽炎、结膜炎、白内障。

（3）妇产科系统疾病：乳腺炎、乳汁分泌不足。

（4）其他：热证、前臂神经痛。

（5）此穴为急救穴之一。

【配伍】

（1）配肩井、膻中、足三里穴，治产后乳汁不足。

（2）配人中穴，醒神开窍，治昏迷休克。

【注意事项】

（1）施用捻法，应注意捻动要快，移动要慢。

（2）孕妇慎用。

（3）治疗时，一般3～5分钟，每日2～3次。

（4）治疗热证，通常在少泽穴泻血疗法比较好，不适宜按摩。咽喉痛、发烧、牙肿点刺，滴一滴血就可缓解。

♥ 天宗穴：舒筋活络，有效缓解肩背疼痛

天宗穴位于肩胛部，当冈下窝中央凹陷处，与第四胸椎相平，与小肠经上的曲垣、秉风排列在一起，像星相一样，所以这几个穴位的名字都以星名命名，天宗穴也是如此。天宗穴内气血运行的部位为天部。宗，祖庙，宗仰、朝见之意。该穴名意指小肠经气血由此气化上行于天。穴内物质为臑俞穴传来的冷降地部经水，至本穴后经水复又气化上行天部，如向天部朝见之状，故名。

天宗穴具有舒筋活络、理气消肿的功效，因此对治疗肩背疼痛有很好的效果，尤其对于长期伏案工作的上班族来说，经常按摩此穴，对缓解疲劳有很好的效果。这个穴位自己按摩起来不方便，这里给大家推荐一个很简单的方法，现在的小区里有各式各样的健身器材，也有专门按摩后背的。我们就可以利用这种器材来按摩后背，也能刺激到本穴位。而且后背上有很多的背俞穴，这些背俞穴也是我们脏腑的反射点。刺激它们，就相当于在给我们的

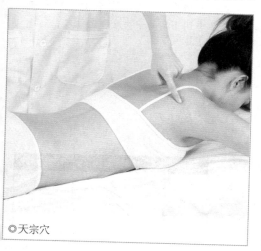

◎天宗穴

► **精确取穴**

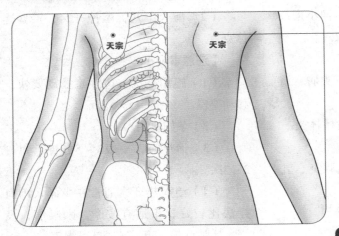

肩胛骨冈下窝中央凹陷处，约肩胛冈下缘与肩胛下角之间的上1/3折点处即是。

► **取穴技巧**

| 功用 |
| 通络活血、消炎止痛。 |

| 配伍治病 |
肩胛疼痛：天宗配秉风；
乳痈：天宗配膻中、足三里。

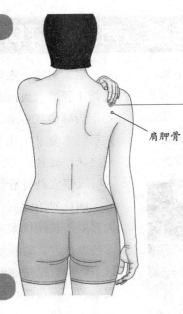

肩胛骨

以对侧手，由颈下过肩，手伸向肩胛骨处，中指指腹所在的肩胛骨冈下窝的中央处即是该穴。

► **自我按摩**

以中指指腹按揉，每次先左后右各(或双侧同时)按揉1~3分钟。

程度	中指折叠法	时间/分钟
适度		1~3

脏腑做按摩了，强身健体的效果非常好。

【找准穴位】

在肩胛部，当冈下窝中央凹陷处，与第四胸椎相平。

取法：正坐或俯伏位，在冈下缘与肩胛骨下角的等分线上，当上1/3与下2/3交点处；或是肩胛冈下缘与肩胛骨下角连一直线，与第四胸椎棘突下间平齐处，与臑俞、肩贞成三角形处是本穴。

指压取法：上半身保持直立，左手搭上右肩，左手掌贴在右肩膀1/2处。手指自然垂直，中指指尖所碰触之处就是天宗穴。

【保健功效】

（1）运动系统疾病：肩胛疼痛、肩周炎、肩背软组织损伤。

（2）其他：气喘、乳腺炎。

【配伍】

（1）配膻中、足三里穴，治疗乳腺炎、产后乳少。

（2）配肩外俞穴，治肩胛痛。

（3）配秉风穴，治肩胛疼痛。

【注意事项】

（1）对此穴施治疗时，注意用力要适度，不要过猛。点的时候，适度用力，节奏快慢有序；采用按法时也要注意手法，不要用力太过猛，逐渐加力，以患者接受程度为度。

（2）治疗时间为每次2~3次，每日2~3次。

（3）刺法：直刺或斜刺0.5~1寸。

（4）灸法：艾炷灸或温针灸3~5壮，艾条灸10~15分钟。

♥ 后溪穴：轻轻按摩后溪穴，落枕好得快

古医书说："后溪专治督脉病"，就是说后溪专治督脉上的问题，督脉上的问题都可以找后溪穴来配合治疗，所以后溪穴就是专门为督脉提供水源的地方。

此穴是手太阳小肠经之腧穴，同时又是八脉交会穴，通督脉，可以用来治疗急性腰扭伤、落枕等疾病，如果能在按摩的同时轻度活动腰部或者颈部，效果会更好，不久症状就能消除。

后溪穴最擅长治疗脖子上的问题，如颈椎病、落枕。有些人晚上睡觉着凉了，姿势不对了，早上起来发现脖子不能动了，也就是我们通常说的落枕，这个时候我们可以轻轻地按摩后溪穴，在按摩的时候轻轻转动脖子，一直到脖子可以自由转动的时候停下来，

此外，这个穴位对驾车族也有很好的

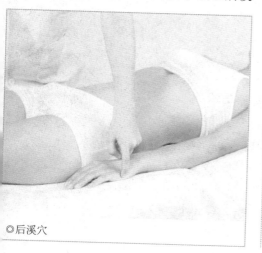

◎后溪穴

帮助，开车的时候，需要精力集中，长时间保持一个姿势，颈椎很容易受伤。在等待红绿灯的时候、别心急，静下心来，一手握着方向盘，另一只手顺势在握方向盘的手上按摩，几乎不影响任何事情，却可以很好地按摩后溪穴，保护自己的颈椎。

【找准穴位】

在手掌尺侧，微握拳，当小指本节（第五掌指关节）后的远侧掌横纹头赤白肉际。

取法：微握拳，在第五掌指关节尺侧后方，第5掌骨小头后缘，赤白肉际处取穴；或是轻握拳，手掌感情线的尾端在小指下侧边凸起如一火山口状处即是。

【保健功效】

（1）精神—神经系统疾病：头痛、癫痫、精神分裂症、癔症、面肌痉挛。

（2）五官科系统疾病：耳鸣、耳聋、角膜炎、睑腺炎、鼻出血、扁桃体炎。

（3）运动系统疾病：腰痛、落枕、肩臂痛。

（4）其他：疥疮。

【配伍】

（1）配天柱穴，有通经活络、舒筋止痛的作用，治颈项强痛、落枕。

（2）配翳风、听宫穴，有聪耳开窍的作用，治耳鸣、耳聋。

【注意事项】

（1）用捻法按摩本穴位时，用拇指与示指外侧捻住，上下快速揉捻即可。

（2）每次施治的时间为2～3分钟，每日2～3次。

（3）刺法：直刺0.5～1寸。

（4）灸法：艾炷灸3～5壮，艾条灸5～10分钟。

♥ 秉风穴：散风活络，止咳化痰

秉风穴隶属手太阳小肠经穴，为手三阳与足少阳经交会穴。秉就是柄，也通"禀"，有秉受的意思；风，穴内气血物质为远动着的风气。秉风穴在肩胛部，从天宗穴上，举起手臂，会发现一处凹陷的地方，这个穴位可以调理风气引起的疾病。

人体的气息贯穿于全身各处，无孔不入。天宗穴和秉风穴紧密相连，在背后肩胛部位，对身体的保健作用也是大同小异，都是治疗肩背痛的好手。在按摩时两穴配合按摩，取得的疗效会更明显。

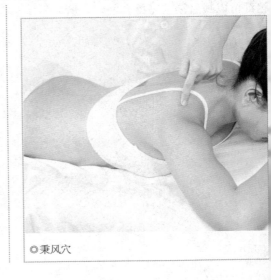

◎秉风穴

【找准穴位】

在肩胛部，肩胛冈上窝中央，天宗穴直上，举臂有凹陷处。

取法：正坐或俯伏位，在肩胛冈上窝中点，当天宗穴直上，举臂有凹陷处取穴。

【保健功效】

（1）运动系统疾病：冈上肌腱炎、肩周炎、肩胛神经痛。

（2）其他：支气管炎等。

【配伍】

配天宗穴，治肩胛疼痛。

【注意事项】

（1）对本穴按摩时，力度要适中，以患者能接受为准。

（2）每天按摩2～3次，每日3～5次。

（3）刺法：直刺或斜刺0.5～1寸，局部酸胀。

（4）灸法：艾炷灸或温针灸3～5壮，艾条灸10～20分钟。

天容穴：清热利咽，消肿降逆

天容穴在颈外侧部，当下颌角的后方，胸锁乳突肌的前缘凹陷中，也就是头盔、帽子弯曲下垂的地方，扶持头容正直的作用。

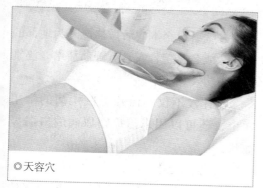

◎天容穴

天容穴最大的作用就是能治疗嗓子问题，如咽喉疼痛，老师和歌唱家经常用嗓子更需要此穴的保护。当嗓子不舒服的时候可以按揉本穴3～5分钟，对疼痛有很好的缓解效果。

【找准穴位】

在颈外侧部，当下颌角的后方，胸锁乳突肌的前缘凹陷中。

取法：

正坐或仰卧，平下颌角，在胸锁乳突肌的前缘凹陷中取穴。

【保健功效】

（1）五官科系统疾病：咽喉炎、扁桃体炎、耳聋、耳鸣。

（2）其他：甲状腺肿大、哮喘、胸膜炎、齿龈炎、癔症、颈项部扭伤。

【配伍】

（1）配列缺穴，治颈项强痛。

（2）配少商穴，治咽喉肿痛。

【注意事项】

（1）在按揉时要注意力集中，力度均匀，不可用力过大，尤其儿童要适度。

（2）按摩时以两手手指指腹端按压此穴，做环状运动。

（3）此穴的按摩时间一般为1～3分钟，每日1～2次。

前谷穴：五官健康的保证

前谷穴为手太阳小肠经的荥穴。前，与后相对，指本穴气血作用于人体的前面；谷，两山的中空部位也。该穴名意指小肠经经气在此散热冷降。本穴物质为少泽穴传来的天部湿热水汽，至本穴后其变化为散热化雨冷降，所作用的人体部位为胸腹前部，故名。

【找准穴位】

前谷穴位于人体的手掌尺侧，微握拳，当小指本节（第五指掌关节）前的掌指横纹头赤白肉际。

【保健功效】

（1）五官科疾病：头痛项强、耳聋、耳鸣、目赤、鼻塞、咽痛、疟腮、扁桃体炎、腮腺炎。

（2）精神—神经系统疾病：癫痫、前臂神经痛、手指麻木。

（3）妇产科系统疾病：产后无乳、乳腺炎。

（4）其他：热病无汗。

【配伍】

配耳门、翳风穴，治耳鸣。

【注意事项】

（1）刺法：直刺0.3~0.5寸。

（2）灸法：艾炷灸3壮，或艾条灸5~10分钟。

腕骨穴：治疗糖尿病也有效

腕骨穴为手太阳小肠经腧穴。腕骨穴所在部位为手腕部也。腕，腕部；骨，水也。该穴名意指小肠经经气行在此冷降为地部水液。本穴物质为后溪穴传来的天部水湿之气，行至本穴后散热冷降为地部的水液，故名。腕骨穴具有舒筋活络、泌别清浊的功效。

腕骨穴不仅是治疗上肢疾病的常用穴位，还可以用来治疗糖尿病的口渴等症状。

【找准穴位】

在手掌尺侧，当第五掌骨基底与钩骨之间的凹陷，赤白肉际处。

取法：沿后溪穴赤白肉际向上推，有高骨挡住，凹陷中即是。

【保健功效】

（1）五官科疾病：头痛、耳鸣耳聋、目翳、口腔炎。

（2）运动系统疾病：项强、肩臂疼

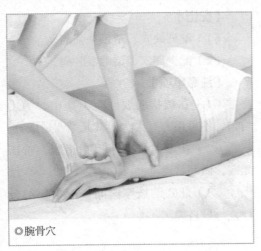

◎腕骨穴

痛麻木、腕痛、指挛、胁痛。

（3）神经系统疾病：癫、惊风、疟疾。

（4）消化系统疾病：呕吐、胆囊炎。

（5）其他：热病汗不出、黄疸、消渴、糖尿病、胸膜炎。

【配伍】

（1）配胰俞、脾俞、足三里、三阴交穴，治消渴。

（2）配通里穴，治高热、惊风、癫。

（3）配太冲、阳陵泉穴，治胁痛、黄疸、胆囊炎。

【注意事项】

刺法：直刺0.3～0.5寸。

阳谷穴：口腔溃疡，该按阳谷穴了

阳谷穴隶属手太阳小肠经，是补充阳气的穴位。阳，是指阳气；谷，就是两座山之间的缝隙。阳谷属于小肠经的穴位，阳谷穴就是阳气的生发之谷。

因此，阳谷穴有明目安神、通经活络的功效，对很多痛症也有很好的治疗作用，因为痛症大多数是由于经络不通、气血凝滞造成的，而阳谷穴又能补充身体内的阳气，疏通经络，所以此穴对头痛、目眩、耳鸣、耳聋、腕痛等痛症和热证也有很好的治疗效果。此外，阳谷穴治疗口腔溃疡效果较好。

【找准穴位】

在手腕尺侧，当尺骨茎突与三角骨之间的凹陷中。

取法：俯掌，在三角骨后缘，赤白肉际上，当豌豆骨与尺骨茎突之间取穴。

【保健功效】

（1）精神–神经系统疾病：精神病、癫痫、肋间神经痛、尺神经痛。

（2）五官科系统疾病：神经性耳聋、耳鸣、口腔炎、齿龈炎、腮腺炎。

【配伍】

配阳池穴，治腕痛。

【注意事项】

（1）按摩阳谷穴的时候，用力要适宜，不要太大，只需用大拇指轻轻拨动就可以了。

（2）每次按摩的时间也不用长，3分钟就行，每日3～4次。

（3）刺法：直刺0.3～0.5寸，局部酸胀，可扩散至整个腕关节。

（4）灸法：艾炷灸3～5壮，艾条灸5～10分钟。

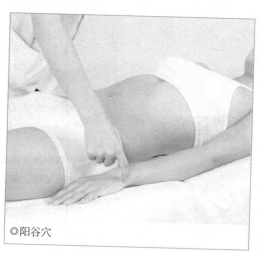

◎阳谷穴

▶ 精确取穴

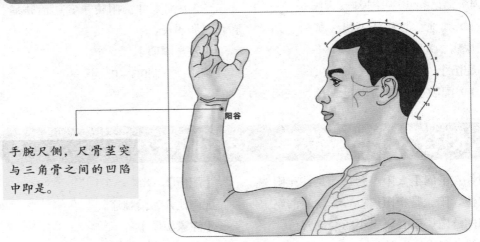

手腕尺侧，尺骨茎突
与三角骨之间的凹陷
中即是。

阳谷

▶ 取穴技巧

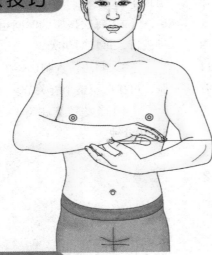

功用

明目安神、通经活络。

配伍治病

腕痛：阳谷配阳池。

屈肘，手背朝上，另一手四指轻托
手臂，拇指置于小指侧手腕附近的
骨头凸出处的前方凹陷处，则拇指
所在的穴位即是。

▶ 自我按摩

屈肘侧腕，以拇指指腹按压穴
位，并做圈状按摩，每次按压
1~3分钟。

程度	拇指压法	时间/分钟
适度		1~3

肩外俞穴：舒筋活络，祛风止痛

肩外俞穴，一看名字就知道这个穴位与肩部疾病有关，它有舒筋活络、祛风止痛的功效，可以用来治疗颈椎病、肩周炎等问题。指压该穴道，可以使体内血液流畅，对缓解并治疗肩膀僵硬、耳鸣非常有效；此外，还可以治疗精神性阳痿等疾病，治疗该疾病要和手三里穴位一起配合治疗才能发挥显著的疗效。

【找准穴位】

在背部，当第一胸椎棘突下，旁开3寸。

取法：

前倾坐位或俯伏位，在第一胸椎棘突下，陶道（督脉）旁开3寸，当肩胛骨脊柱缘的垂线上取穴。

【保健功效】

（1）运动系统疾病：颈椎病、肩胛区神经痛、痉挛、麻痹。

（2）其他：肺炎、胸膜炎、神经衰弱、低血压等。

【配伍】

配手三里穴，治精神性阳痿。

【注意事项】

（1）刺法：向外斜刺0.5～0.8寸，局部酸胀。不可深刺，以防气胸。

（2）灸法：艾炷灸或温针灸3～5壮，艾条灸10～20分钟。

肩中俞穴：降低胸腔温压，让呼吸顺畅

肩中俞穴为手太阳小肠经穴。肩，穴所在部位为肩胛部；中，肩脊中穴部也。俞，腧也。该穴名意指胸内部的高温水湿之气由本穴外输小肠经。本穴位处肩脊中穴部，内部为胸腔，因本穴有地部孔隙与胸腔相通，胸腔内的高温水湿之气由本穴外输小肠经，故名。有降低胸腔温压的作用。

【找准穴位】

在背部，当第七颈椎棘突下，旁开2寸。

取法：

前倾坐位或俯伏位，在第七颈椎棘突下，大椎（督脉）旁开2寸处取穴。

【保健功效】

（1）呼吸系统疾病：支气管炎、哮喘、支气管扩张、吐血。

（2）其他：视力减退、肩背疼痛。

【配伍】

配肩外俞、大椎穴，治肩背疼痛。

【注意事项】

（1）刺法：斜刺0.5～0.8寸，局部酸胀。注意不可深刺，以防气胸。

（2）灸法：艾炷灸3～5壮，或温和灸10～15分钟。

足太阳膀胱经：护佑全身的通调大脉

第八节

♥ 膀胱经：让身体固若金汤的根本

　　足太阳膀胱经上有67个穴位：睛明、攒竹、眉冲、曲差、五处、承光、通天、络却、玉枕、天柱、大杼、风门、肺俞、厥阴俞、心俞、督俞、膈俞、肝俞、胆俞、脾俞、胃俞、三焦俞、肾俞、气海俞、大肠俞、关元俞、小肠俞、膀胱俞、中膂俞、白环俞、上髎、次髎、中髎、下髎、会阴、承扶、殷门、浮郄、委阳、委中、附分、魄户、膏肓、神堂、譩譆、膈关、魂门、阳纲、意舍、胃仓、肓门、志室、胞肓、秩边、合阳、承筋、承山、飞扬、跗阳、昆仑、仆参、申脉、金门、京骨、束骨、足通谷、至阴。

　　足太阳膀胱经是人体经脉中最长的一条，起于内眼角的睛明穴，止于足小趾尖的至阴穴，交于足少阳肾经，循行经过头、颈、背、腿、足，左右对称，每侧67个穴位，是十四经中穴位最多的一条经，共有一条主线，三条分支。

　　从前面的介绍中，我们得知膀胱经

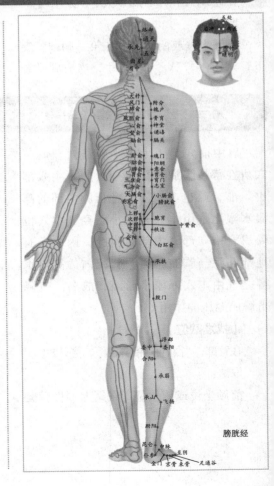

膀胱经

与肾经是相连的。《黄帝内经》上说"肾开窍于二阴"，就是指肾与膀胱相表里。肾是做强之官，肾精充盛则身体强壮，精力旺盛；膀胱是州都之官，负责贮藏水液和排尿。它们一阴一阳，一表一里，相互影响。所以说，如果小便有问题，就是肾的毛病。另外，生活中我们经常会说有的人因为惊吓，小便失禁，其实这就是"恐伤肾"，恐惧对肾脏造成了伤害，而肾脏受到的伤害又通过膀胱经表现出来。同样，肾的病变也会导致膀胱的气化失司，引起尿量、排尿次数及排尿时间的改变。

膀胱经的涉及范围很广，不仅仅是因为它属于膀胱以及与其他脏腑有联系，更多的是因为它的循行路线。它在后背上有两条直线，线上分布着所有背俞穴，这些穴位和脏腑的分布位置相对应，是脏腑器官的反应点，就像现在耳穴足疗的发射区一样，具有调节脏腑的重要作用。

另外，膀胱经还是人体最大的排毒通道，无时不在传输邪毒，其他诸如大肠排便、毛孔发汗、脚气排湿毒、气管排痰浊，以及涕泪、痘疹、呕秽等虽也是排毒的途径，但都是局部分段而行，最后也要并归膀胱经。所以，要想去驱除体内之毒，膀胱经必须畅通无阻。

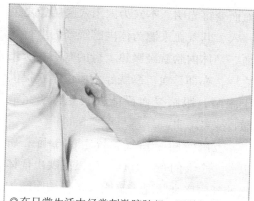

◎在日常生活中经常刺激膀胱经，可以起到舒通经络、补充气血的作用。

足太阳膀胱经统领人体阳气，为一身之表，外界的风邪首先侵袭足太阳膀胱经，所以，膀胱经异常时人体会出现腰、背、肩的筋肉痛、关节痛等症状，同时还会影响呼吸循环，消化吸收。经常刺激膀胱经就可以改善这些症状。

刺激膀胱经的最佳时间应该是15～17点，这时是膀胱经当令，是膀胱经的气血最旺的时候，这时如果能按摩一下，把气血疏通了，对人体是很有保健作用的。膀胱经还是一条可以走到脑部的经脉，所以气血很容易上输到脑部，因而这个时候不论是学习还是工作，效率都是很高的。

💗 睛明穴：泄热明目，祛风通络

睛明穴，别名目内眦穴、泪孔穴、泪空穴、泪腔穴、目眦外，隶属足太阳膀胱经，为手足太阳、足阳明、阳跷、阴跷五脉之会穴。睛，指穴所在部位及穴内气血的主要作用对象为眼睛也；明，光明之意。睛明名意指眼睛接受膀胱经的气血而变得光明。本穴为太阳穴膀胱经之第一穴，其气血来源为体内膀胱经的上行气血，乃体内膀胱经吸热上行的气态物所化之液，亦即是血。膀胱经之血由本穴提供于眼睛，眼睛受血而能视，变得明亮清澈，故名睛明。

五脏六腑之精气，皆上注于目。所以，一个人的视力好坏，可以反映出他体内的气血盛衰状况。睛明穴是保护眼睛的穴位，它在目内眦角稍上方凹陷处，是手太阳、足太阳、足阳明、阳跷、阴跷五条经脉的会穴，阳气汇集于此，所以是泻热去火最适用的穴位。睛明穴是缓解眼睛疲劳和近视的最好的穴位，它位于眼睛边上。当我们用眼过度的时候，闭上眼睛轻轻地按揉睛明，可以很好地缓解眼疲劳。

【找准穴位】

位于面部，目内眦角稍上方凹陷处。

【保健功效】

（1）眼部疾病：目赤肿痛、流泪、视物不明、目眩、近视、夜盲、色盲、迎风流泪结膜炎、睑缘炎、眼睛疲劳、眼部

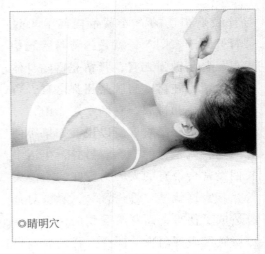

◎睛明穴

疾病。

（2）其他：偏头痛、三叉神经痛。

【配伍】

配球后、光明穴，治视目不明。

【注意事项】

（1）刺法：直刺，将眼球轻轻推向外侧固定，沿眼眶边缘缓缓刺入0.3～0.5寸。但不捻转、不提插（或只轻微地捻转和提插）。出针后按压针孔片刻，以防出血。

（2）禁止艾灸。

♥ 攒竹穴：清热明目，祛风通络

攒竹穴，别名眉本、眉头、员在、始光、夜光、明光、光明穴、员柱、矢光、眉柱、始元、小竹、眉中穴。攒，聚集也；竹，山林之竹也。该穴名意指膀胱经湿冷水汽由此吸热上行。本穴物质为睛明穴上传而来的水湿之气，因其性寒而为吸热上行，与睛明穴内提供的水湿之气相比，由本穴上行的水湿之气量小，如同捆扎聚集的竹竿小头一般（小头为上部、为去部，大头为下部、为来部），故名。

攒竹穴在眉内侧，就想竹叶从这里开始长出来，而且眉头是眉毛最粗的地方，就好像将所有的眉毛攒在一起，所以称为攒竹。

很多人都有打嗝的经历，很是不舒服，攒竹就是治疗打嗝的好穴位。当打嗝

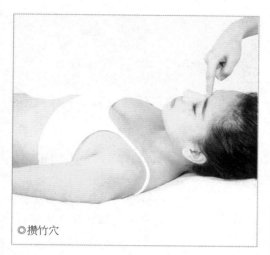

◎攒竹穴

的时候，用双手大拇指直接按压双侧的眉头，使劲一点儿，按压下去几秒钟，再松开，然后再按压，松开，反复几次，打嗝就停止了。比起喝水的方法更健康安全。

【找准穴位】

在面部，当眉头陷中，眶上切迹处。

取法：

正坐仰靠或仰卧位，在眉毛内侧端，眶上切迹处取穴。

【保健功效】

（1）五官科系统疾病：近视眼、泪囊炎、视力减退、急性结膜炎、眼肌痉挛。

（2）精神-神经系统疾病：头痛、眶上神经痛、面神经麻痹、膈肌痉挛。

（3）其他：腰背肌扭伤。

【配伍】

配阳白穴，治口眼斜、眼睑下垂。

【注意事项】

（1）在按摩时，用力不宜重，宜缓不宜急。

（2）两手用力及速度均匀对称。

（3）刺法：平刺0.5～0.8寸。

（4）本穴禁艾灸。

❤ 委中穴：丹毒湿疹不用愁，疗法委中有

委中穴，别名腘中、郄中、血郄穴。委，堆积也；中，指穴内气血所在为天人地三部的中部也。该穴名意指膀胱经的湿热水汽在此聚集。本穴物质为膀胱经膝下部各穴上行的水湿之气，为吸热后的上行之气，在本穴为聚集之状，故名。

委中穴主治急性腰扭伤、腰背疼痛、下肢痿痹、转筋等。四穴总歌中说"腰背委中求"，意思就是腰背疾病可以找委中穴。确实如此，后溪配委中一直是治疗腰肌劳损的不二选择。委中还有一个很好的作用，就是可以治疗丹毒。

丹毒，就是脚癣的毒气从脚趾、脚面、脚踝一直蔓延到了小腿当中，形成了丹毒。对付丹毒，委中穴是很好的选择，在窝内抹一点点润肤油，将腿伸直，用示指和中指在窝内用力按摩。长期坚持，必能起到很好的效果。

【找准穴位】

在腘横纹中点，当股二头肌腱与半腱肌肌腱的中间。

取法：

俯卧位，在窝横纹中央，股二头肌腱与半腱肌腱的中间处取穴。

【保健功效】

（1）消化系统疾病：急性胃肠炎、

▶ **精确取穴**

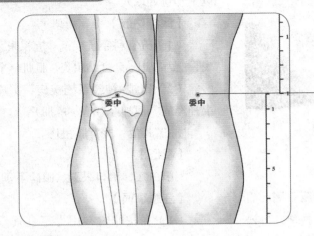

横纹中点,当股二头肌腱与半腱肌肌腱的中间即是。

▶ **取穴技巧**

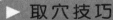

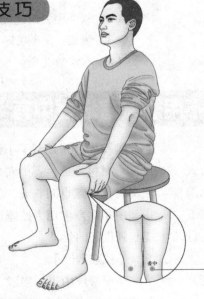

功用

通络止痛、利尿祛燥。

配伍治病

腰痛:委中配肾俞、阳陵泉、腰阳关、志室、太溪;
便血:委中配长强、次髎、上巨虚、承山。

端坐垂足,双手轻握大腿两侧,大拇指在上,其余四指在下,示指放于膝盖里侧,即腿弯的中央,则示指所在的位置即是该穴。

▶ **自我按摩**

用示指指腹,用力向内揉按,每次左右各(或双侧同时)揉按1~3分钟。

程度	示指压法	时间/分钟
适度		1~3

肠炎、腹痛。

（2）泌尿生殖系统疾病：遗尿、尿潴留。

（3）精神-神经系统疾病：坐骨神经痛、脑血管病后遗症、癫痫。

（4）皮肤科系统疾病：湿疹、风疹、荨麻疹、牛皮癣、疔疮。

（5）运动系统疾病：腰背痛、风湿性膝关节炎、腓肠肌痉挛。

（6）其他：中暑、疟疾、鼻出血。

【配伍】

（1）配肾俞、阳陵泉、腰阳关、志室、太溪穴，治腰痛。

（2）配长强、次髎、上巨虚、承山穴，治便血。

【注意事项】

（1）在点按时注意手法的运用适当，用力适中。

（2）点的时候注意节奏的和谐，

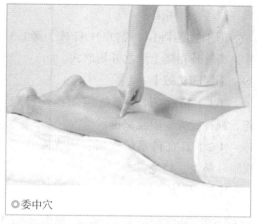

◎委中穴

按的时候要注意力度适中。

（3）本穴的施治时间每次一般为3分钟左右，每日2~3次。

（4）刺法：直刺1~1.5寸，或用三棱针点刺，静脉出血。针刺不宜过快、过强、过深，以免损伤血管和神经。

（5）灸法：艾炷灸或温针灸5~7壮，艾条温灸10~15分钟。

玉枕穴：通经安神，防治秃顶很有效

玉枕穴为足太阳膀胱经穴。玉，金性器物，肺金之气也；枕，头与枕接触之部位，就是该穴所在的位置。该穴名意指膀胱经气血在此化为凉湿水汽。本穴物质为络却穴传来的寒湿水汽与天柱穴传来的强劲风气，至本穴后汇合而成天部的凉湿水汽，其性表现出肺金的秋凉特征，故名。

玉枕穴位于后脑勺，对防治秃顶有很好的效果。秃顶问题困扰着现在很多的中年人士，多处求医也未必有效果。秃顶的人们平时可以多按玉枕穴。先将五指分

开自然放松，散开，像一把梳子一样。然后从前额梳到后脑勺，用指腹的位置，这样不容易伤到头皮，要微微用力，这样头皮才能受到刺激，每次梳理50次左右，一直到头皮有酸胀的感觉为止。

秃顶的人士，还需要保持良好的情绪，心情好了，身体自然会处于健康的状态，阴阳调和，才能减少脱发现象。

【找准穴位】

在后头部，当后发际正中直上2.5寸，旁开1.3寸，平枕外隆凸上缘的凹陷处。

取法：

正坐或俯卧位，脑户（督脉）旁1.3寸，当枕外粗隆上缘之外侧取穴。

【保健功效】

（1）精神-神经系统疾病：枕神经痛、视神经炎、嗅觉减退。

（2）五官科系统疾病：青光眼、近视眼、鼻炎、口疮。

（3）其他：足癣。

【配伍】

配大椎穴，治头颈痛。

【注意事项】

（1）在按摩的时候要注意力集中，快慢要适中。

（2）每次施治时间为3分钟左右，每日2～3次。

（3）刺法：平刺0.3～0.5寸。

（4）灸法：温灸5～10分钟。

♥ 大杼穴：强健筋骨，治疗骨关节疾病有特效

人体穴位中，跟大有关的一般都很重要的穴位。大杼穴也是如此，它隐含"机杼"的意思，也就是是关键、机要之处。大杼穴是八会穴中的骨会，也就是说所有的骨头都集聚在此。

大杼穴，别名背俞、本神、百旁、百劳、骨会。大，大也，多也；杼，古指织布的梭子。大杼名意指膀胱经水湿之气在此吸热快速上行。本穴物质为膀胱经背俞各穴吸热上行的水湿之气，至本穴后虽散

热冷缩为水湿成分较多的凉湿水汽，但在本穴的变化为进一步的吸热胀散并化为上行的强劲风气，上行之气中水湿如同织布的梭子般向上穿梭，故名大杼。

大杼穴作为骨会，在治疗骨关节方面有特效。比如骨头疼痛、关节炎、风湿、类风湿性关节炎等。对大杼穴除了按摩外，还可以采用捏脊的方法来刺激它。我们先在后背上抹一点儿润肤油，从尾骨端上一直向上捏，捏到大椎穴处停止，这样来回重复3～5次，后背会感到发热发胀。经常这样捏，对于推动膀胱经气血，促使督脉阳气上升都非常有好处，会祛湿散寒，去火祛邪气。

【找准穴位】

在背部，当第一胸椎棘突下，旁开1.5寸。

取法：

正坐低头或俯卧位，在第一胸椎棘突下，督脉旁开1.5寸处取穴。

【保健功效】

（1）呼吸系统疾病：支气管炎、支

○大杼穴

气管哮喘、肺炎。

（2）精神-神经系统疾病：头痛、癫痫。

（3）运动系统疾病：颈椎病、腰背肌痉挛、膝关节骨质增生。

（4）其他：咽炎、感冒、骨结核。

【配伍】

（1）配心俞穴，治胸中郁郁。

（2）配曲泉穴，治风痹痿厥。

（3）配绝骨、复溜、申脉、厉兑、肾俞穴，治骨髓冷痛。

（4）配间使、列缺、合谷、中脘、三阴交穴，治湿温。

（5）配身柱、肩中俞、肩外俞、肺俞、心俞、膈俞穴，治肌肉风湿症（背肌）。

（6）配风池、风门、肺俞穴，治感冒。

【注意事项】

（1）在运用一指禅推法来进行按摩时，要注意指关节的屈伸和腕关节的摆动要协调一致。

（2）注意拇指在穴位上要相对固定。

（3）每次施治时间为3～5分钟，每日2～3次最好。

（4）刺法：向内斜刺0.5～0.8寸，局部酸胀，针感可向肩部扩散。

（5）灸法：艾炷灸5～7壮，艾条温灸10～15分钟。

膏肓穴：补虚益损，调理肺气

膏肓穴，是个至关生死的大穴。这里的膏指的是心脏和横膈膜之间的位置。膏肓指的就是心下膈上的脂膜，内与心膈之间的脂膜相对应，位置很深。病入膏肓，就是说病已经很深了，很重了，没法再治。

膏肓穴也是一个警示穴，当我们疲惫不堪，全身无力的时候，这时候的身体信号就在提醒我们，我们的五脏已经很脆弱了，需要好好休息调理，不要等到身体到了不可挽回的地步才重视。当我们越来越健忘、越来越瘦弱、越来越容易盗汗时，就说明身体在走下坡路，五脏已经疲惫不堪了需要好好休息。这个时候我们不妨停下手头的工作，认真地调理自己的身体，刺激膏肓穴。轻轻地按揉几分钟，闭目养神一会儿，好让身体恢复元气。

【找准穴位】

在背部，当第四胸椎棘突下，旁开3寸。

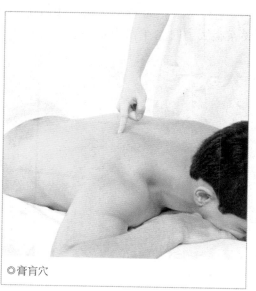

◎膏肓穴

取法：

俯卧位，两手抱肘，平第四胸椎棘突下，督脉旁开3寸，当肩胛骨脊柱缘处取穴。

【保健功效】

（1）呼吸系统疾病：肺结核、支气管炎、哮喘。

（2）泌尿生殖系统疾病：阳痿、遗精。

（3）其他：慢性胃炎、胃出血、神经衰弱、胸膜炎、乳腺炎、贫血。

（4）本穴为各种慢性虚损性疾病的常用穴。

【配伍】

（1）配肝俞穴（点刺），治疗肝郁痰凝型乳腺增生。

（2）配百劳穴，治虚劳。

（3）配大椎、复溜穴，治自汗。

（4）配关元、足三里穴，治久病体弱。

【注意事项】

（1）按揉手法可适当用力，以患者能接受为佳。

（2）每次施治时间为3～5分钟，每日2～3次最佳。

（3）刺法：斜刺0.5～0.8寸，局部酸胀，针感可向肩胛部放散。不可深刺，以防气胸。

（4）灸法：艾炷灸5～9壮，艾条灸10～20分钟。

昆仑穴：安神清热，纠正脊柱弯曲

昆仑穴为人体足太阳膀胱经上的主要穴道之一，位于足部外踝后方，昆仑穴有个很好的作用就是治疗颈椎病。

它还有一个奇特的作用，跟承山穴关系很大。日常生活中我们会发现新买

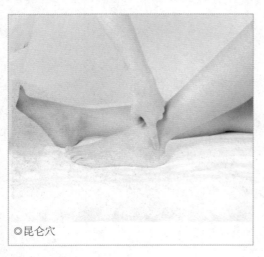

◎昆仑穴

的鞋子穿几次，脚后跟就会有磨损，倾向于一侧。这个问题一般不痛不痒不会被人们重视，其实，造成这个问题的原因是我们的脊椎倾斜了。脊椎不平衡，年轻的时候不会有太大影响，但到了中年之后问题就会越来越严重。所以，要防微杜渐。我们可以按揉昆仑穴和太溪穴来纠正脊椎。太溪是肾经的原穴，和昆仑两两相对，在脚踝的两边。昆仑是膀胱经的穴位，肾与膀胱相表里，肾是阴经，膀胱是阳经，二者好像是夫妻一样，一起守持着脚踝部位。两穴一起按摩，可以很好地调整人体平衡，纠正脊柱弯曲。

【找准穴位】

在足部外踝后方，当外踝尖与跟腱

之间的凹陷处。

取法：

正坐垂足着地或俯卧位，在跟腱与外踝之间凹陷处取穴。

【保健功效】

（1）精神–神经系统疾病：坐骨神经痛、神经性头痛、眩晕、癫痫。

（2）运动系统疾病：腰骶疼痛、下肢瘫痪、膝关节炎、踝关节扭伤、膝关节周围软组织疾病、项强、后头痛。

（3）其他：甲状腺肿大、脚气、鼻出血、滞产、痔疮。

【配伍】

（1）配风池、天柱、肩中俞、后溪穴，治项强。

（2）配太溪、丘墟、三阴交穴，治足跟痛。

【注意事项】

（1）在对本穴按摩时，点时要沉稳、深透、揉时则手法须轻柔有力道。

（2）对本穴的施治时间为2~3分钟，每日2~3次。

（3）刺法：直刺0.5~0.8寸。孕妇禁用，经期慎用。

秩边穴：舒筋活络，强壮腰膝

秩边穴隶属足太阳膀胱经穴。秩，是秩序的意思；边，就是边缘。这个和穴位有什么关系呢？我们知道膀胱经在背部的穴位就像是经过了规划一样，两两相对，秩序井然。而秩穴在最下面，也就是臀部部位，是膀胱经上最后一个穴位，所以称为秩边穴。

秩边穴在臀部，配合环跳穴是治疗坐骨神经痛的绝佳穴位。有此症状的时候，趴在床上，让人在秩边和环跳上按揉几分钟，就会感觉到酸痛感消失了。秩边穴是个很奇特的穴位，当你用力按压的时候，会清晰地感觉到有一股气息一直从臀部传到脚趾头。可见它在治疗坐骨神经痛方面的疗效。

【找准穴位】

在臀部，平第四骶后孔，骶正中嵴旁开3寸。

取法：

俯卧位，胞肓直下，在骶管裂孔旁开3寸处取穴。

【保健功效】

（1）运动系统疾病：急性腰扭伤、梨状肌损伤综合征、下肢瘫痪。

（2）精神–神经系统疾病：坐骨神

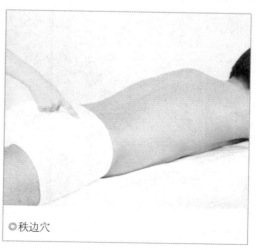

◎秩边穴

经痛、脑血管病后遗症。

（3）泌尿生殖系统疾病：膀胱炎、生殖器疾病。

（4）其他：痔疮、脱肛。

【配伍】

配委中、大肠俞穴，治腰腿疼痛。

【注意事项】

（1）在按摩施治过程中，注意用力要适度，手法正确。

（2）每次施治时间为3～5分钟，每日2～4次。

（3）刺法：直刺1.5～2寸。

（4）灸法：艾炷灸或温针灸7～9壮，艾条灸10～20分钟。

申脉穴：清热安神，改掉"夜不能寐"的毛病

申脉穴，别名鬼路穴、阳跷穴，为八脉交会穴之一，通阳跷脉。申，八卦中属金也，此指穴内物质为肺金特性的凉湿之气；脉，脉气也。该穴名意指膀胱经的气血在此变为凉湿之性。本穴物质为来自膀胱经金门穴以下各穴上行的天部之气，其性偏热（相对于膀胱经而言），与肺经气血同性，故名。

失眠，指无法入睡或无法保持睡眠状态，从而导致睡眠不足，又称入睡障碍和维持睡眠障碍，祖国医学又称其为"不寐""不得眠""不得卧""目不瞑"，是以经常不能获得正常睡眠为特征的一种病症，为各种原因引起入睡困难、睡眠深度或频度过短（浅睡性失眠）、早醒及睡眠时间不足或质量差等。造成失眠的原因很多，有一个常见的症状就是心肾不交，也就是肾水无法上升，心火上亢，水火无法相济，导致人心烦意乱，无法安然入睡。这时候，刺激申脉穴和照海穴再好不过。将手的大拇指和示指同时掐按住两穴，按揉3～5分钟，每天坚持，可以促使肾水上升，滋养心脏，防止心火旺。

【找准穴位】

在足外侧部，外踝直下方凹陷中。

取法：

正坐垂足着地或俯卧位，在外踝正下方凹陷处取穴。

【保健功效】

（1）精神–神经系统疾病：头痛、内耳性眩晕、失眠、癫痫、精神分裂症、脑血管病后遗症。

（2）运动系统疾病：腰肌劳损、下

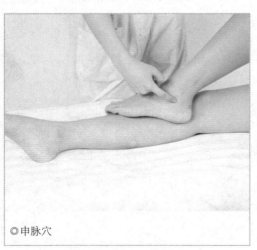

◎申脉穴

肢瘫痪、关节炎、踝关节扭伤。

【配伍】

配肾俞、肝俞、百会穴，治眩晕。

【注意事项】

（1）在按摩过程中，手法要正确，用力应适宜，快慢须有节奏。

（2）每次按摩时间为3～4分钟，每日2～3次。

（3）刺法：直刺0.3～0.5寸。

（4）灸法：艾炷灸3～5壮，艾条温灸5～10分钟。

至阴穴：散热生气，胎位不正多艾灸

至阴穴为足太阳膀胱经穴。至，极的意思；阴、寒、水的意思。"至阴"的意思是指人体内膀胱经的寒湿水汽由此外输体表，本穴物质为来自体内膀胱经的寒湿水汽，它位于人体的最下部，是人体寒湿水汽到达的极寒之地，故名。

至阴穴有一个很大的作用就是矫正胎位。大家都知道，女性在怀孕之后，在饮食各方面都要非常注意，胎儿在母体内会不停地运动，所以这个阶段要保证胎儿胎位的正确，至阴穴在脚的小脚趾头上，如果孕妇在体检后发现胎位不正，就可以即时在小脚趾的至阴穴上行灸法。临床上一般一到两周就可以见效，且操作简单，基本无副作用。

【找准穴位】

在足小趾末节外侧，距趾甲角0.1寸。

取法：

正坐垂足着地或俯卧位，在足小趾外侧，距趾甲角0.1寸处取穴。

【保健功效】

（1）妇产科系统疾病：胎位不正、难产、胎盘滞留。

（2）精神–神经系统疾病：脑出血、神经性头痛、脑血管病后遗症。

（3）泌尿生殖系统疾病：尿潴留、遗精。

（4）五官科系统疾病：眼结膜充血、角膜白斑、鼻塞。

【配伍】

配太冲、百会穴，治头痛。

【注意事项】

（1）在按摩过程中，手法要正确，用力适宜，快慢须有节奏。

（2）每次按摩时间为3～4分钟，每日2～3次。

（3）刺法：浅刺0.1寸。

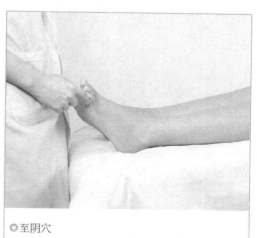

◎至阴穴

承山穴：理气止痛，舒筋消痔

承山穴，别名鱼腹、肉柱、伤山、鱼肠、肠山、鱼腹山、玉柱、鱼腰穴。承，承受、承托也；山，土石之大堆也，此指穴内物质为脾土。承山名意指随膀胱经经水下行的脾土微粒在此固化，本穴物质为随膀胱经经水上行而来的脾土与水液的混合物，行至本穴后，水液气化而干燥的脾土微粒则沉降穴周，沉降的脾土堆积如大山之状，故名承山。

承山穴在小腿后面正中，委中与昆仑之间。承山穴最大的作用是治疗小腿抽筋。我们都有这样的感触，在下蹲或者游泳的时候经常会出现腿抽筋的现象，这个时候赶紧蹲下来，按摩几分钟承山穴。

再者，上班族也要好好地利用本穴。我们在开会或者劳累的时候，可以双脚并立，脚跟往上提，这样不仅可以美化小腿，也能很好地刺激承山穴。承山穴除了治疗小腿抽筋外，还可以对腰部起到防护作用。长期坐办公室的人容易损伤腰背

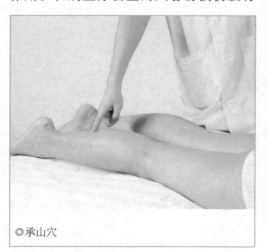

◎承山穴

部，容易有赘肉，每天有意识地这样抬脚后跟15分钟，可以强身健体。

【找准穴位】

在小腿后面正中，委中与昆仑之间，当伸直小腿或足跟上提时腓肠肌肌腹下出现尖角凹陷处。

取法：

俯卧位，下肢伸直，足趾挺而向上，其腓肠肌部出现人字陷纹，于其尖下取穴；或者直立，两手上举按着墙壁，足尖着地，在腓肠下部出现人字陷纹，当人字尖下取穴。

【保健功效】

（1）运动系统疾病：腰肌劳损、腓肠肌痉挛、下肢瘫痪。

（2）肛肠科疾病：痔疮、脱肛。

（3）精神-神经系统疾病：坐骨神经痛、小儿惊风。

（4）其他：痛经。

【配伍】

配大肠俞穴，治痔疾。

【注意事项】

（1）在按揉的过程中需要注意部位选择正确，用力适度。

（2）拇指翘立，用力点按承山穴，尽量用力，并坚持点住不要放松，直至肌肉痉挛缓解为止。

（3）每次施治时间为3～4分钟，每日2～3次。

（4）刺法：刺灸法，直刺1～2寸。不宜做过强的刺激，以免引起腓肠肌痉挛。

▶ **精确取穴**

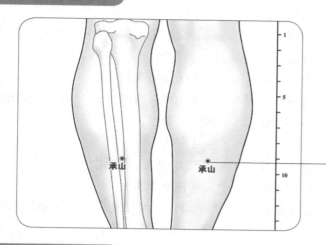

小腿后面正中，委中穴与昆仑穴之间，当伸直小腿和足跟上提时腓肠肌肌腹下出现凹陷处即是。

功用
舒筋活络。

配伍治病
痔疾：承山配大肠俞；
下肢痿痹：承山配环跳、阳陵泉。

▶ **取穴技巧**

正坐翘足，将欲按摩的脚抬起，置放在另外一腿的膝盖上方。用同侧的手掌握住脚踝，大拇指指腹循着脚后跟正中（阿里基腱）直上，在小腿肚下，"人"字形的中点处即是该穴。

▶ **自我按摩**

四指轻握小腿，用大拇指指腹揉按穴位，每次左右各（或双侧同时）按1~3分钟。

程度	拇指压法	时间/分钟
适度		1~3

飞扬穴：小腿抽筋，拍拍飞扬穴

飞扬穴，别名厥阳、厥阴、厥扬穴，为足太阳经之络穴。飞，指穴内物质为天部之气；扬，指穴内物质扬而上行也。飞扬穴名意指膀胱经气血在此吸热上行。本穴物质为膀胱经跗阳至至阴各穴吸热上行的水湿之气，在本穴的变化为进一步的吸热蒸升，故名飞扬。

飞扬穴有个很重要的作用，就是治疗小腿抽筋。飞扬穴都在小腿的后面，是腓肠肌所在位置，肌肉比较丰厚，用手指掐按的话，不容易准确按到。我们可以用一个轻松的方法，将腿抬起，然后将手握拳在小腿上敲打。大家走路感到累的时候，也会自然的敲打这个地方，这样也刺激到了飞扬穴。

【找准穴位】

在小腿后面，当外踝后，昆仑穴直上7寸，承山外下方1寸处。

取法：

正坐垂足，在承山穴外下方，当昆仑上7寸处取穴。

【保健功效】

主治风湿性关节炎、痔疮、膀胱炎、癫痫、眩晕等。

【配伍】

配委中穴，治腿痛。

【注意事项】

（1）在按揉的过程中需要注意部位选择正确，用力适度。

（2）每次施治时间为3～4分钟，每日2～3次。

（3）刺法：直刺0.7～1寸，局部酸胀，针感可向下肢放散。

（4）灸法：艾炷灸或温针灸3～5壮，艾条灸5～10分钟。

天柱穴：指压天柱穴，轻松赶走抑郁情绪

天柱穴隶属足太阳膀胱经穴。天，一指穴内物质为天部阳气，二指穴内气血作用于人的头颈天部；柱，支柱也，支承重物的坚实之物，在此寓意穴内气血饱满坚实也。该穴名意指膀胱经的气血在此为坚实饱满之状。本穴气血乃会聚膀胱经背部各腧穴上行的阳气所成，其气强劲，充盈头颈交接之处，颈项受其气乃可承受头部重量，如头之支柱一般，故名，起着化气壮阳的作用。

天柱穴是治疗头部、颈部、脊椎以及神经类疾病的中医首选穴之一。凡治疗颈部以上异常之处，都离不开天柱穴。通过指压该穴道，能治疗肩膀肌肉僵硬、酸痛；治疗疼痛、麻痹等后遗症；治疗宿醉；穴道指压法治疗忧郁症等。比如，指压颈部左右2厘米处的天柱穴，对治疗忧郁症最有效，具体操作是：用手刀在左右天柱穴交换强劈10下，每天重复5～10次。

此外，它与视神经也有关，能使眼睛爽朗明亮。

【找准穴位】

在颈部，大筋（斜方肌）外缘之后发际凹陷中，约当后发际正中旁开1.3寸。

取法：

在后头骨正下方凹处，颈项处有一块突起的肌肉（斜方肌），此肌肉外侧凹处，后发际正中旁开约2厘米（1.3寸）处即是此穴。

【保健功效】

天柱穴的主治病证为：颈椎酸痛、睡觉扭了脖子（落枕）、五十肩、高血压、目眩、头痛、缓解眼睛疲劳、头痛、项强、鼻塞、癫痫、肩背病、热病等。

【配伍】

配大椎穴，治头痛项强。

【注意事项】

（1）指压天柱穴时，一面缓缓吐气一面揉6秒，如此反复10次，就可治愈肩膀僵硬、酸痛。

（2）刺法：直刺或斜刺0.5～0.8寸，不可向内上方深刺，以免伤及延髓。

风门穴：拍拍风门穴，感冒咳嗽好得快

风门穴，别名热府、背俞、热府俞穴，为足太阳经与督脉交会穴。本穴物质为膀胱经背腧各穴上行的水湿之气，至本穴后吸热胀散化风上行，故名风门。

【找准穴位】

位于背部，当第二胸椎棘突下，旁开1.5寸。

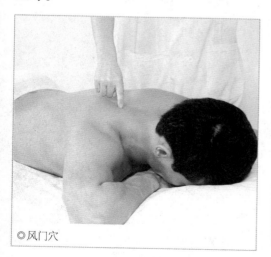

◎风门穴

取法：

正坐或俯卧，风门穴位于背部，从朝向大椎下的第二个凹陷（第二胸椎与第三胸椎间）的中心，左右各2厘米左右之处；或以第二胸椎棘突下，旁开1.5寸。此两处就是风门穴。

【保健功效】

（1）呼吸系统疾病：支气管炎、肺炎、哮喘、百日咳。

（2）外科系统疾病：破伤风、背部痈疽、胸膜炎、项强、胸背痛。

（3）其他：感冒、咳嗽、发热头痛、荨麻疹、肩背软组织疾患、遗尿。

【配伍】

（1）配肺俞、大椎穴，治咳嗽、气喘。

（2）配合谷穴，治伤风咳嗽。

【注意事项】

刺法：斜刺0.5～0.8寸。

肺俞穴：散发肺腑之气，让呼吸顺畅的秘密

肺俞穴隶属足太阳膀胱经。肺，指肺脏；俞，腧，输也。肺俞名意指肺脏的湿热水汽由此外输膀胱经。肺俞穴起着散发肺腑之气的功效，主治呼吸系统疾病。

【找准穴位】

人体肺俞穴位于背部，当第三胸椎棘突下，旁开1.5寸。

取法：

肺俞穴取定穴位时，一般采用正坐或俯卧姿势，肺俞穴位于人体的背部，当第三胸椎棘突下，左右旁开2指宽处。

【保健功效】

（1）呼吸系统疾病：咳嗽、气喘、吐血、鼻塞。

（2）其他：骨蒸、潮热、盗汗、

【配伍】

（1）配风门穴，治咳嗽、气喘。

（2）配合谷、迎香穴，治鼻疾。

【注意事项】

（1）用示、中两指端在穴上按揉。揉15～30次；用两手大拇指腹自肺俞穴沿肩胛骨后缘向下分推，分推30～50次。

（2）刺法：斜刺0.5～0.8寸。

厥阴俞穴：怯懦者寻回自信的法宝

厥阴俞穴，别名厥俞、厥俞、心包俞、关俞穴。

指压该穴，可以治疗疾病性气喘、止咳。此外还能使胸部伸张，使怯弱性格者缓解紧张，降低自我防卫意识，从而增加自信，克服掉懦弱的性格。

【找准穴位】

在背部，当第四胸椎棘突下旁开1.5寸处。

取法：

正坐或俯卧，该穴位于人体的背部，第五胸椎棘突上方，左右两指宽处（约2厘米）。

【保健功效】

主治咳嗽、胸闷、呕吐、失眠及风湿性心脏病、心动过速、心律不齐、心绞痛、肋间神经痛等。

【配伍】

配内关穴，治心痛、心悸。

【注意事项】

刺法：斜刺0.3～0.5寸。

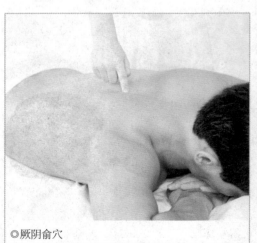

◎厥阴俞穴

心俞穴：散发心室之热，失眠心悸不再有

心俞穴，别名背俞穴，隶属足太阳膀胱经。

【找准穴位】

位于第五胸椎棘突、旁开1.5寸。

取法：

正坐或俯卧，心俞穴位于人体的背部，当第五胸椎棘突下，左右旁开两指宽处（或左右约1.5寸）。

【保健功效】

心经及循环系统疾病：心痛、惊悸、咳嗽、吐血、失眠、健忘、盗汗、梦遗、癫痫、胸痛、心悸亢进、晕车、头痛、恶心想吐、神经官能症等。

【配伍】

（1）配巨阙、内关穴，治心痛、惊悸。

（2）配内关、神门穴，治失眠、健忘。

【注意事项】

（1）拍打按揉此穴时不要太用力，因为击中该穴后会冲击心脏，破血伤气。

（2）刺法：斜刺0.5～0.8寸。

督俞穴：补阳益气，心脏疾病早预防

督俞穴，别名高盖穴、商盖穴、高益穴。督，督脉，阳气也；俞，腧，输也。该穴名意指督脉的阳气由此输向膀胱经。本穴为膀胱经接受督脉阳气之处，故名。有补阳益气的功效。

【找准穴位】

在背部，当第六胸椎棘突下，旁开1.5寸。

取法：

俯卧位，在第六胸椎棘突下，灵台（督脉）旁开1.5寸处取穴。

【保健功效】

（1）循环系统疾病：冠心病、心绞痛、心动过速、心内外膜炎。

（2）其他：胃炎、膈肌痉挛、乳腺炎、皮肤瘙痒、银屑病等。

【配伍】

配内关穴，治心痛、胸闷。

【注意事项】

（1）刺法：向内斜刺0.5～0.8寸，局部酸胀，针感可扩散至肋间。不可深刺，以防造成气胸。

（2）灸法：艾炷灸5～7壮，艾条温灸10～15分钟。

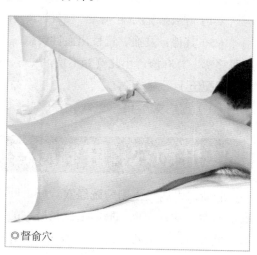

◎督俞穴

膈俞穴：理气宽胸，活血通脉

膈俞穴隶属足太阳膀胱经穴。膈，心之下、脾之上也，膈膜也；俞，腧，输也。膈俞名意指膈膜中的气血物质由本穴外输膀胱经。本穴物质来自心之下、脾之上的膈膜之中，故名膈俞。有理气宽胸、活血通脉的功效。

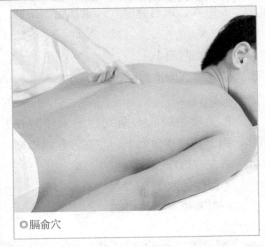

◎膈俞穴

【找准穴位】

在背部，当第七胸椎棘突下，旁开1.5寸。

取法：

俯卧位，在第七胸椎棘突下，至阳（督脉）旁开1.5寸处取穴。

【保健功效】

（1）消化系统疾病：神经性呕吐、胃炎、胃溃疡、肝炎、肠炎、肠出血。

（2）循环系统疾病：心动过速、心脏肥大、心内外膜炎。

（3）外科系统疾病：食道癌、胃癌、食道狭窄、淋巴结结核、胸膜炎。

（4）呼吸系统疾病：哮喘、支气管炎。

（5）其他：贫血、慢性出血性疾患、膈肌痉挛、荨麻疹、小儿营养不良。

【配伍】

（1）配内关、足三里穴，治呕吐、呃逆。

（2）配足三里、血海、膏肓穴，治贫血。

【注意事项】

（1）刺法：向内斜刺0.5～0.8寸，局部酸胀，针感可扩散至肋间。不可深刺，以防造成气胸。

（2）灸法：艾炷灸5～7壮，治疗上呼吸道感染；艾条温灸10～15分钟，治疗咳喘，胸闷；溃脓灸，治疗肺痨；隔姜灸中脘，治疗胃寒刺痛；隔蒜灸百会，可防感冒。

肝俞穴：肝病患者的福音

肝俞穴隶属足太阳膀胱经穴。肝，肝脏也；俞，腧，输也。肝俞名意指肝脏的水湿风气由此外输膀胱经。有疏肝利胆、理气明目的功效。

【找准穴位】

第9胸椎棘突下，旁开1.5寸。

取法：

俯卧位，在第9胸椎棘突下，筋缩

（督脉）旁开1.5寸处取穴。

【保健功效】

（1）消化系统疾病：急慢性肝炎、胆囊炎、慢性胃炎、胃扩张、胃痉挛、黄疸。

（2）五官科系统疾病：眼睑下垂、结膜炎、青光眼、夜盲症、视网膜炎。

（3）精神-神经系统疾病：偏头痛、神经衰弱、肋间神经痛、精神病。

（4）外科系统疾病：淋巴结结核、胃出血、肠出血、胆结石。

（5）其他：月经不调等。

【配伍】

（1）配期门穴，有清利肝胆湿热的作用，主治肝炎、胆囊炎、胁痛。

（2）配百会、太冲穴，有平肝潜阳、清热明目的作用，主治头昏、肝俞穴痛、眩晕。

（3）配肾俞、太溪穴，有滋阴养血补肾的作用，主治健忘、失眠。

（4）配大椎、曲池穴，有清热泻火、安神定志的作用，主治癫痫、精神分裂症。

【注意事项】

（1）刺法：向内斜刺0.5～0.8寸，局部酸胀，针感可扩散至肋间。不可深刺，以防造成气胸。

（2）灸法：艾炷灸5～7壮，艾条温灸10～15分钟。

胆俞穴：胆经疾病的克星就是它

胆俞穴。胆，胆腑也；俞，腧，输也。胆俞名意指胆腑的阳热风气由此外输膀胱经，起着外散胆腑之热的作用。主治胆经疾病，比如胆囊炎、坐骨神经痛、风湿性关节炎、肝炎等。

【找准穴位】

人体胆俞穴位于背部，当第10胸椎棘突下，旁开1.5寸。

取法：

正坐或俯卧姿势，胆俞穴位于背部，当第10胸椎棘突下，左右两指宽处。

【保健功效】

主治黄疸、口苦、肋痛、肺痨、潮热。

【配伍】

配阳陵泉、太冲穴，治胆管疾病。

【注意事项】

刺法：斜刺0.5～0.8寸。

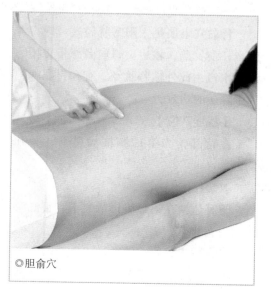

◎胆俞穴

脾俞穴：常拍脾俞穴，脾胃保安康

脾俞穴隶属足太阳膀胱经穴。脾，脾脏也；俞，腧，输也。脾俞名意指脾脏的湿热之气由此外输膀胱经，有健脾和胃、利湿升清的功效。

【找准穴位】

在背部，第11胸椎棘突下，旁开1.5寸。

取法：

俯卧位，在第11胸椎棘突下，脊中（督脉）旁开1.5寸处取穴。

【保健功效】

（1）消化系统疾病：胃溃疡、胃炎、胃下垂、胃痉挛、胃扩张、胃出血、神经性呕吐、消化不良、肠炎、痢疾、肝炎。

（2）其他：贫血、进行性肌营养不良、肝脾肿大、慢性出血性疾病、肾下垂、月经不调、糖尿病、肾炎、小儿夜盲、荨麻疹、背痛。

【配伍】

（1）配中脘、三阴交、足三里穴，治呕吐。

（2）配胃俞、中脘、章门、足三里、关元俞穴，治泄泻。

（3）配肾俞、三阴交穴，治消渴。

【注意事项】

（1）刺法：斜刺0.5～0.8寸。不宜深刺，以免造成气胸或刺伤肝脏。

（2）灸法：艾炷灸5～7壮，艾条温灸10～15分钟。

胃俞穴：胃痛胃胀，就找胃俞穴

胃俞穴隶属足太阳膀胱经穴。胃，胃腑也；俞，腧，输也。胃俞名意指胃腑的湿热水汽由此外输膀胱经。有和胃健脾、理中降逆的功效。

【找准穴位】

在背部，当第12胸椎棘突下，旁开1.5寸。

取法：

俯卧位，在第12胸椎棘突下，督脉旁开1.5寸处取穴。

【保健功效】

（1）消化系统疾病：胃炎、胃溃疡、胃扩张、胃下垂、胃痉挛、肝炎、腮腺炎、肠炎、痢疾。

（2）其他：糖尿病、失眠等。

【配伍】

（1）胃俞穴（点按）配足三里穴（点刺），治糖尿病胃轻瘫。

（2）配中脘、梁丘穴，治胃痛。

【注意事项】

（1）刺法：直刺0.5～0.8寸，局部酸胀，针感可扩散至腰部及腹部。不可深刺，以免刺伤肾脏。

（2）灸法：艾炷灸或温针灸5～7壮，艾条温灸10～15分钟。

三焦俞穴：养护三焦的健康密码

三焦俞穴在背部。腰系上腰带，腰带正好在左右腰骨上，以线连接左右腰骨的最高处。此线正好通过第四腰椎骨，然后，从此骨往下的第二个突骨即第二腰椎骨，第三个突骨是第一腰椎骨，三焦俞穴就从这两块突骨的中央起，往左右各两指宽处。

三焦，三焦腑也；俞，腧，输也。该

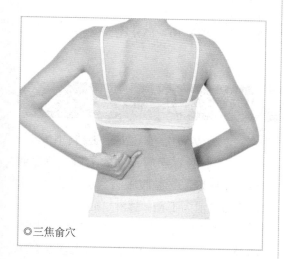

◎三焦俞穴

穴名意指三焦腑的水湿之气由此外输膀胱经，起着外散三焦腑之热的作用。

【找准穴位】

该穴位于腰部，当第一腰椎棘突下，旁开1.5寸。

取法：

取穴时常采用俯卧姿势，三焦俞穴位于人体背部穴位图的腰部，当第一腰椎棘突下，左右旁开两指宽处。

【保健功效】

（1）消化系统疾病：胃炎、胃痉挛、消化不良、肠炎。

（2）泌尿生殖系统疾病：肾炎、尿潴留、遗精。

（3）其他：腹水、神经衰弱、腰肌劳损等。

【配伍】

配气海、足三里穴，治肠鸣、腹胀。

【注意事项】

刺法：直刺0.5～1寸。

肾俞穴：益肾助阳，强腰利水

肾俞穴，别名高盖。肾，肾脏也；俞，腧，输也。肾俞名意指肾脏的寒湿水汽由此外输膀胱经，有益肾助阳、强腰利水的功效。

【找准穴位】

在腰部，当第二腰椎棘突下，旁开1.5寸。

取法：

俯卧位，在第二腰椎棘突下，命门（督脉）旁开1.5寸处取穴。

【保健功效】

（1）泌尿生殖系统疾病：肾炎、肾绞痛、遗尿、尿路感染、阳痿、早泄、遗精、精液缺乏。

（2）外科系统疾病：肾下垂、膀胱肌麻痹及痉挛、胃出血、肠出血、痔疮、肝大。

（3）其他：月经不调、腰痛、哮喘、耳聋、贫血、肋间神经痛、脑血管病后遗症等。

【配伍】

（1）配太溪穴、三阴交穴，治月经不调。

（2）配翳风、耳门穴，治耳鸣、耳聋。

【注意事项】

（1）刺法：直刺0.8～1寸，局部酸胀，有麻电感向臀部及下肢放散。

（2）灸法：艾炷灸或温针灸5～7

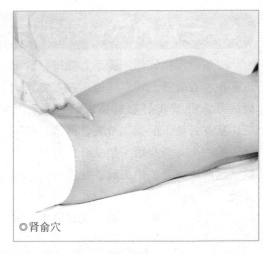

◎肾俞穴

壮，艾条温灸10～15分钟。

气海俞穴：生发阳气的气之海洋

气海俞穴隶属足太阳膀胱经。气，气态物也；海，大也。气海名意指任脉水汽在此吸热后气化胀散。本穴物质为石门穴传来的弱小水汽，至本穴后，水汽吸热胀散而化为充盛的天部之气，本穴如同气之海洋，故名气海，有生发阳气的功效。

【找准穴位】

人体气海穴位于下腹部，前正中线上，当脐中下1.5寸。

取法：

仰卧，气海穴位于人体的下腹部，直线连接肚脐与耻骨上方，将其分为十等份，从肚脐3/10的位置，即为此穴。

【保健功效】

（1）妇科疾病：月经不调、痛经、经闭、崩漏、带下、阴挺、产后恶露不止、胞衣不下。

（2）男科疾病：遗尿、遗精、阳痿。

（3）肠胃疾病：食欲不振、绕脐腹痛、水肿鼓胀、脘腹胀满、水谷不化、大便不通、泄泻不止、癃淋、疝气。

（4）其他：脏气虚惫、形体羸瘦、四肢乏力、腰痛、夜尿症、儿童发育不

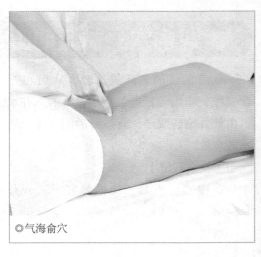

◎气海俞穴

良等。

【配伍】

（1）配三阴交穴，治白浊、遗精。

（2）配关元穴，治产后恶露不止。

（3）配灸关元、膏肓、足三里穴，治喘息短气（元气虚怠）。

（4）配关元、命门（重灸）、神阙穴（隔盐灸），急救中风脱证。

（5）配足三里、脾俞、胃俞、天枢、上巨虚，治胃腹胀痛、呃逆、呕吐、水谷不化、大便不通、泄泻不止（脾气虚弱）。

（6）配足三里、合谷、百会穴，治胃下垂、子宫下垂、脱肛。

【注意事项】

刺法：直刺0.5～1寸。

灸法：可灸，孕妇慎用。

大肠俞穴：理气降逆，调和肠胃

大肠俞穴，别名大肠背俞穴。大肠，大肠腑也；俞，腧，输也。大肠俞名意指大肠腑中的水湿之气由此外输膀胱经。此穴具有外散大肠腑之热、理气降逆、调和肠胃之功效。

【找准穴位】

该穴位于腰部，当第四腰椎棘突下，旁开1.5寸。

取法：

俯卧位，在第四腰椎棘突下，腰阳关（督脉）旁开1.5寸处取穴，约与髂嵴高点相平。

【保健功效】

（1）运动系统疾病：腰痛、骶髂关节炎、骶棘肌痉挛。

（2）消化系统疾病：肠炎、痢疾、便秘、小儿消化不良。

（3）外科系统疾病：阑尾炎、肠出血。

（4）精神-神经系统疾病：坐骨神经痛。

（5）泌尿生殖系统疾病：遗尿、肾炎、淋病。

【配伍】

配气海、足三里穴、支沟穴，治便秘。

【注意事项】

（1）刺法：直刺0.8～1寸，局部酸胀，有麻电感向臀部及下肢放散；向下平刺2～2.5寸，透小肠俞，局部酸胀，针感可向骶髂关节放散。

（2）灸法：艾炷灸或温针灸5～7壮，艾条温灸10～15分钟。

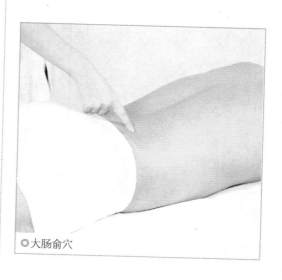

◎大肠俞穴

关元俞穴：培补元气，调理下焦

关元，脐下关元穴也，指气血来源于与关元穴对应的小腹内部；俞，腧，输也。关元俞名意指小腹内部的湿热水汽由此外输膀胱经。本穴物质为来自于小腹内部的湿热水汽，所对应的部位为脐下的关元穴，故名关元俞。关元俞外散之热循膀胱经上行，冷降之液循膀胱经下行。具有外散小腹内部之热、培补元气，调理下焦之功效。

【找准穴位】

在腰部，当第五腰椎棘突下，旁开1.5寸。

取法：

俯卧位，在第五腰椎棘突下，督脉旁开1.5寸处取穴。

【保健功效】

（1）消化系统疾病：慢性肠炎、痢疾。

（2）泌尿生殖系统疾病：膀胱炎、阳痿、尿潴留。

（3）妇产科系统疾病：慢性盆腔炎、痛经。

（4）其他：腰部软组织损伤等。

【配伍】

配气海穴，治腹胀。

【注意事项】

（1）刺法：直刺0.8～1寸，局部酸胀，有麻电感向下肢放散。

（2）灸法：艾炷灸或温针灸5～7壮，艾条温灸10～15分钟。

小肠俞穴：通调二便，清热利湿

小肠，小肠腑也；俞，腧，输也。小肠俞名意指小肠腑的湿热之气由此外输膀胱经。此穴气血物质为湿热之气，其运行外散之热循膀胱经上行，冷降之液循膀胱经下行，具有外散小肠腑之热功能。

【找准穴位】

在骶部，当骶正中嵴旁1.5寸，平第一骶后孔。

取法：

俯卧位，平第一骶后孔，督脉旁1.5寸处，当髂后上棘内缘与骶骨间的凹陷处取穴。

【保健功效】

（1）消化系统疾病：肠炎、痢疾、

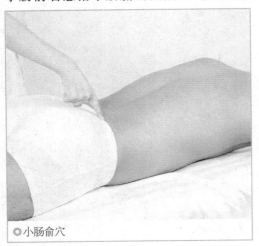

◎小肠俞穴

便秘。

（2）泌尿生殖系统疾病：遗尿、遗精。

（3）妇产科系统疾病：盆腔炎、子宫内膜炎。

（4）其他：骶髂关节炎、痔疮。

【配伍】

配大肠俞穴，可以明显改善男性早泄状况。

【注意事项】

（1）刺法：直刺0.8～1寸，局部酸胀；向下斜刺2～2.5寸，针感扩散至骶髂关节，用以治疗骶髂关节疾患。

（2）灸法：艾炷灸或温针灸5～7壮，艾条温灸10～15分钟。

膀胱俞穴：清热利湿，通经活络

膀胱，膀胱腑也；俞，腧，输也。膀胱俞名意指膀胱腑中的寒湿水汽由此外输膀胱经。故，膀胱俞穴的主要功能为外散膀胱腑之热。

【找准穴位】

在骶部，当骶正中嵴旁1.5寸，平第二骶后孔。

取法：

俯卧位，平第二骶后，孔当髂后上棘内缘下与骶骨间的凹陷处取穴。

【保健功效】

（1）消化系统疾病：肠炎、便秘、痢疾。

（2）精神-神经系统疾病：腰骶神经痛、坐骨神经痛。

（3）泌尿生殖系统疾病：膀胱炎、遗尿。

（4）其他：糖尿病、脚气、子宫内膜炎等。

【配伍】

配肾俞穴，治小便不利。

【注意事项】

（1）刺法：直刺0.8～1寸，局部酸胀，有麻电感向臀部及下肢放散。

（2）灸法：艾炷灸或温针灸5～7壮，艾条温灸10～15分钟。

中膂俞穴：益肾温阳，调理下焦

中膂俞穴，别名中膂、中膂内俞、脊内俞穴。中，与外、旁相对，指体内；膂，脊骨也；俞，腧，输也。中膂俞名意指脊骨中的气化之气由此外输膀胱经。本穴位在脊背下部，脊骨为肾之所主，内藏水液，水液气化后由此外输膀胱经，故名中膂俞。此穴外散之热循膀胱经上行，冷降之液循膀胱经下行，主要功能作用为外散脊骨之热。

【找准穴位】

在骶部，当骶正中嵴旁1.5寸，平第三骶后孔。

取法：

俯卧位，平第三骶后，孔后督脉旁1.5

寸处取穴。

【保健功效】

主治腰骶痛、坐骨神经痛、腹膜炎、肠炎、脚气、糖尿病、肠疝痛等。

【配伍】

配大敦穴，治疝气。

【注意事项】

（1）刺法：直刺0.8~1寸，局部酸胀。

（2）灸法：艾炷灸或温针灸5~7壮，艾条温灸10~15分钟。

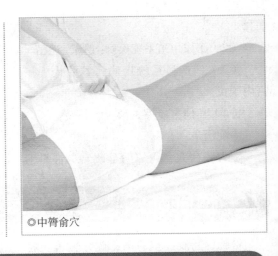

◎中膂俞穴

♥ 白环俞穴：益肾固精，调理经带

白环俞穴，别名腰俞。白，肺之色也，气也；环，古指环状且中间有孔的玉器，此指穴内气血为肺金之性的凉湿之气；俞，腧，输也。

白环俞，腰、肾之府也，此指穴内气血有寒冷之性。白环俞名意指穴内气血来自腰臀肌肉层中的气化之气，其性寒湿，表现出肾气的润下特征，故又名腰俞。其运行时大部分水汽冷降后循膀胱经下行，小部分水汽吸热后循膀胱经上行。具有外散腰臀之热、益肾固精、调理经带的功能。

【找准穴位】

在骶部，当骶正中嵴旁1.5寸，平第四骶后孔。

取法：

俯卧位，平第四骶后孔，督脉旁开1.5寸处取穴。

【保健功效】

主治腰骶、痛坐骨神经痛、子宫内膜炎、肛门诸肌痉挛、小儿麻痹后遗症、下肢瘫痪、尿潴留等。

【配伍】

配三阴交、肾俞穴，治遗尿、月经不调。

【注意事项】

（1）刺法：直刺0.8~1寸，局部酸胀，有麻电感向臀部放散。

（2）灸法：艾炷灸或温针灸5~7壮，艾条温灸10~15分钟。

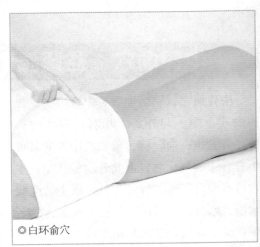

◎白环俞穴

❤ 会阳穴：散发水湿，补阳益气

会阳穴隶属足太阳膀胱经穴，别名利机穴。会，会合、交会也；阳，阳气也。会阳名意指膀胱经经气由此会合督脉阳气。本穴物质为下穴传来的地部剩余经水，其量也小，至本穴后吸热气化为天部之气，此气与督脉外传的阳气会合后循膀胱经散热下行，穴内气血的变化特点是天部的阳气相会，故名会阳。具有散发水湿，补阳益气之功用。

【找准穴位】

在骶部，尾骨端旁开0.5寸。

取法：

俯卧位或跪伏位，在尾骨下端两旁，督脉旁0.5寸处取穴。

【保健功效】

（1）泌尿生殖系统疾病：前列腺炎、阳痿。

（2）皮肤科系统疾病：外阴湿疹、阴部瘙痒、阴部神经性皮炎。

（3）其他：经期腰痛、肠炎、肠出血、痔疮、坐骨神经痛等。

【配伍】

配承山穴，治痔疮。

【注意事项】

（1）刺法：直刺0.8～1寸，局部酸胀，有麻电感向会阴部放散。

（2）灸法：艾炷灸或温针灸3～5壮，艾条温灸10～15分钟。

❤ 承扶穴：燥湿生气，通便消痔

承扶穴，别名肉郄、阴关、皮部穴。承，承担、承托也；扶，扶助也。承扶名意指膀胱经的地部经水在此大量蒸发外散。本穴物质为膀胱经下行的地部经水和经水中夹带的脾土微粒，由于膀胱经经水在上髎、次髎、中髎、下髎四穴处大部分流落于地之地部，至本穴后气血物质实已变为经水与脾土微粒的混合物。气血物质在本穴的变化为吸热气化，水湿气化上行于天部，脾土微粒则固化于穴周，固化的脾土物质质干坚硬，能很好地承托并阻止随膀胱经经水流失的脾土，故名承扶。有燥湿生气的功效。

【找准穴位】

在大腿后面，臀下横纹的中点。

取法：

俯卧位，在臀下横纹正中取穴。

【保健功效】

（1）精神–神经系统疾病：坐骨神经痛、腰骶神经根炎、下肢瘫痪、小儿麻痹后遗症。

（2）其他：便秘、痔疮、尿潴留、臀部炎症等。

【配伍】

配委中穴，治腰骶疼痛。

【注意事项】

（1）刺法：直刺1.5～2.5寸，局部酸胀，有闪电样感向下肢放散。

（2）灸法：艾炷灸或温针灸5～7壮，艾条温灸10～15分钟。

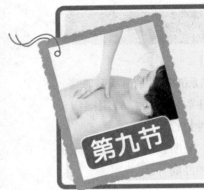

足少阴肾经：滋养脏腑的补水大脉

第九节

♥ 肾经：关乎你一生幸福的经络

足少阴肾经上有27个穴位：涌泉、然谷、太溪、大钟、水泉、照海、复溜、交信、筑宾、阴谷、横骨、大赫、气穴、四满、中注、肓俞、商曲、石关、阴都、腹通谷、幽门、步廊、神封、灵墟、神藏、彧中、俞府。

足少阴肾经起于足小趾下，斜走足心（涌泉），出于舟状骨粗隆下，沿内踝后，进入足跟，再向上行于腿肚内侧，出于窝内侧半腱肌腱与半膜肌之间，上经大腿内侧后缘，通向脊柱，属于肾脏，联络膀胱，还出于前（中极，属任脉），沿腹中线旁开半寸、胸中线旁开两寸，到达锁骨下缘（俞府）。

肾经有两条支脉：

（1）肾脏直行支脉：向上通过肝和横膈，进入肺中，沿着喉咙，至舌根两侧。

（2）肺部支脉：从肺出来，联络心脏，流注胸中，与手厥阴心包经相接。

从肾经的循行路线可以看出，虽然

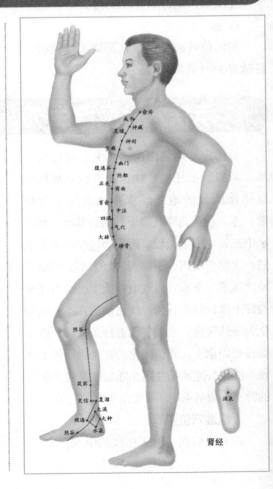

肾经

肾经穴位不多，只有27个，但它与肾、膀胱、肝、肺、心脏等都有联系，是与人体脏腑器官联系最多的一条经脉，它的作用也就变得非同一般了。

肾主藏精，这是肾的一个非常重要的功能。这里所说的精是维持人体生命活动的基本物质。肾藏精气有先天、后天之分。先天之精是从父母那里传承来的，是构成人体胚胎的原初物质；后天之精是出生后摄取的水谷精气及脏腑生理活动过程中所化生的精微物质，又称脏腑之精。先天之精是人体生长、发育的根本，后天之精是维持生命的物质基础，所以说，肾精是否充足与人的生老病死都有很密切的关系。

肾经如果有问题，人体通常会表现出口干、舌热、咽喉肿痛、心烦、易受惊吓，还有心胸痛、腰、脊、下肢无力或肌肉萎缩麻木，脚底热、痛等症状。

针对这些问题，我们可以通过刺激肾经来缓解。一种方法是沿着肾经的循行路线进行刺激，因为肾经联系着很多脏腑器官，通过刺激肾经就可以疏通很多经络的不平之气，还能调节安抚相连络的内脏器官。

每日的17～19点，也就是酉时，是肾

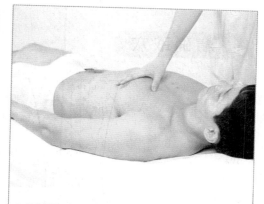

◎补肾精、补肾气可在每天17～19点的时候按摩足少阴肾经。

经当令的时间，此时肾经气血最旺，因此这时候按摩肾经的效果是最好的。如果需要服中药的话，这个时候服用，效果也比较好。另外，如果家里有人经常在这个时候发低烧，很可能就是肾气大伤引起的，一定要多加注意。这种情况多发生在青春期的男孩子和新婚夫妇身上。青春期的男孩子情窦初开，手淫的次数可能会比较多，新婚夫妇性生活往往不加节制，这两者都会过多损耗肾精，伤了元气。

总之，为了我们一生的幸福，一定要了解肾经，利用好肾经，如果肾精充足，肾就会变得强大，整个人充满了创造力，很多问题也就迎刃而解了。

💚 涌泉穴：滋阴益肾，平肝息风

涌泉穴隶属足少阴肾经穴。涌，溢出的意思；泉，泉水。"涌泉"是指体内肾经的经水从此处穴位溢出体表，所以称"涌泉"。涌泉穴为全身腧穴的最下部，乃是肾经的首穴。我国现存最早的医学著

作《黄帝内经》中说："肾出于涌泉，涌泉者足心也。" 意思是说，肾经之气犹如源泉之水，来源于足下，涌出灌溉周身四肢各处。所以，涌泉穴在人体养生、防病、治病、保健等各个方面显示出它的重

▶ **精确取穴**

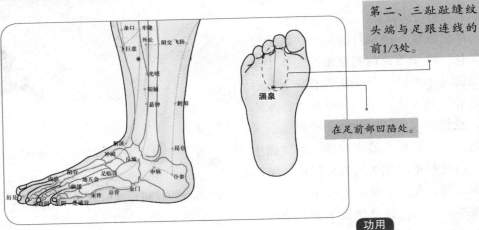

第二、三趾趾缝纹头端与足跟连线的前1/3处。

涌泉

在足前部凹陷处。

▶ **取穴技巧**

功用

散热生气。

配伍治病

喉痹：涌泉配然谷；
热病挟脐急痛：涌泉配阴陵泉。

正坐，翘一足于另一膝上，足掌朝上，用另一手轻握，四指置于足背，弯曲大拇指按压处即是。

▶ **自我按摩**

以大拇指指腹由下往上推按每日早晚，左右足心各推按1~3分钟。

程度	拇指压法	时间/分钟
重		1~3

要作用。经常按摩此穴，则肾精充足、耳聪目明，发育正常，精力充沛，性功能强盛，腰膝壮实不软，行走有力。

经常灸法涌泉穴对于促使肾水上升、祛除人体的寒冷之气是非常有好处的。尤其是冬天手脚冰凉的女性朋友，如果灸法不方便的话也可以打一盆热水，在泡脚的时候同时按揉几分钟涌泉穴，效果也非常的好。

【找准穴位】

在足底部，卷足时足前部凹陷处，约在足底2、3趾缝纹头端与足跟连线的前1/3与后2/3交点上。

取法：

俯卧或仰卧位，在足心前1/3的凹陷处取穴。

【保健功效】

（1）精神–神经系统疾病：休克、晕车、脑出血、失眠、癔症、癫痫、精神病、小儿惊风、神经性头痛、舌骨肌麻痹。

（2）五官科系统疾病：咽喉炎、急性扁桃体炎。

（3）消化系统疾病：胃痉挛、黄疸。

（4）泌尿生殖系统疾病：遗尿、尿潴留。

（5）运动系统疾病：足底痛、下肢肌痉挛。

（6）其他：子宫下垂、支气管炎、心肌炎、风疹等。

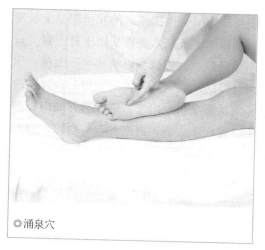

◎涌泉穴

【配伍】

（1）配然谷穴，治喉痹。

（2）配阴陵泉穴，治热病挟脐急痛、胸胁满。

（3）配水沟、照海穴，治癫痫。

（4）配太冲、百会穴，治头颈痛。

【注意事项】

（1）对本穴施以点按法时要注意节奏快慢和谐，用力大小适度。

（2）本穴的每次施治时间一般为3～5分钟，每日2～3次即可。

（3）刺法：直刺0.5～0.8寸。

（4）灸法：艾炷灸3～5壮，艾条温灸5～10分钟；或是将一片姜切成薄片，然后在上面用针扎一些小孔，贴在涌泉穴上。

♥ 太溪穴：滋阴益肾，壮阳强腰

太溪穴隶属足少阴肾经穴，别名大溪穴、吕细穴。太，是大的意思；溪，溪流的意思。太溪的意思是指肾经水液在此行成较大的溪水。太溪是肾经上的原穴，也就是说肾经的元气大会于此，是人体当中元气旺盛、无与伦比的穴位。肾是我们的后天之本，中医说肾阴和肾阳是生长发育的根本，五脏六腑皆根植于肾，肾一旦出现问题，人体就会百病丛生。太溪，作为肾经的原穴，是人体一大功臣，肾经的经水从涌泉当中出来，进入然谷的川谷当中，流注于太溪，再滋养五脏六腑，为人体提供所需的营养。

【找准穴位】

在足内侧，内踝后方，当内踝尖与跟腱之间的凹陷处。

取法：

正坐或仰卧位，在足内踝与跟腱之间的凹陷处取穴。

【保健功效】

（1）泌尿生殖系统疾病：肾炎、膀胱炎、遗精、遗尿。

（2）呼吸系统疾病：肺气肿、支气管炎、哮喘。

（3）五官科系统疾病：慢性喉炎、口腔炎、耳鸣。

（4）运动系统疾病：下肢瘫痪、足跟痛、腰肌劳损。

（5）其他：心内膜炎、神经衰弱、乳腺炎、膈肌痉挛。

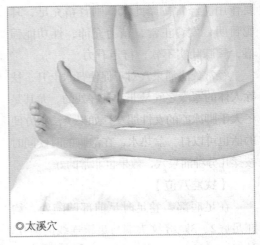

◎太溪穴

【配伍】

（1）配然谷穴，治热病烦心、足寒清、多汗。

（2）配肾俞穴，治肾胀。

（3）配支沟、然谷穴，治心痛如锥刺。

【注意事项】

（1）按摩本穴时，注意力要集中，揉的时候要用力柔和，但要沉稳不能轻浮，应有渗透力。

（2）每次施治时间为3~5分钟，每日2~3次。

（3）刺法：直刺0.5~0.8寸；可灸。

♥照海穴：滋阴清热，调经止痛

照海穴，别名阴跷穴、漏阴穴。照就是照耀、光明的意思；海自然是有水的地方。该穴名意指肾经经水在此大量蒸发。本穴物质为水泉穴传来的地部经水，至本穴后比水形成一个较大水域，水域平静如镜，较多地接收天部照射的热能而大量蒸发水液，故名。具有吸热生气的功效。

【找准穴位】

在足内侧，内踝尖下方凹陷处。

取法：

正坐垂足或仰卧位，在内踝正下缘之凹陷处取穴。

【保健功效】

（1）五官科系统疾病：急性扁桃体炎、慢性咽喉炎。

（2）精神–神经系统疾病：神经衰弱、癔症、癫痫、失眠。

（3）妇产科系统疾病：子宫脱垂、月经不调。

（4）其他：便秘。

【配伍】

（1）配列缺、天突、太冲、廉泉穴，治咽喉病症。

（2）配神门、风池、三阴交穴，治阴虚火旺之失眠症。

【注意事项】

（1）施以点穴时，要注意节奏的快慢要均匀，用力要适度。

（2）每日施2~3次，每次2~3分钟即可。

（3）刺法：直刺0.5～0.8寸

（4）灸法：艾炷灸或温针灸3～5壮，艾条温灸5～10分钟。

然谷穴：益气固肾，清热利湿

然谷穴，别名龙渊穴、龙泉穴。具有升清降浊、益气固肾、清热利湿之功效。

【找准穴位】

在足内侧缘，足舟骨粗隆下方，赤白肉际。

取法：

正坐或仰卧位，在舟骨粗隆下缘凹陷处取穴。

【保健功效】

（1）泌尿生殖系统疾病：膀胱炎、尿道炎、睾丸炎、精液缺乏、遗尿。

（2）五官科系统疾病：喉痹、咽喉炎、扁桃体炎。

（3）妇产科系统疾病：月经不调、不孕症。

（4）其他：心肌炎、阴痒、糖尿病、精神病、足跗肿痛。

【配伍】

（1）配肾俞、太溪、关元、三阴交穴，治月经不调。

（2）配肾俞、志室、气海穴，治遗精。

（3）配中极、血海、三阴交穴，治阴痒。

（4）配承山穴，治转筋。

（5）配气冲、四满穴，治石水。

（6）配太溪穴，治热病烦心、足寒、多汗。

【注意事项】

刺法：直刺0.3～0.5寸，局部胀痛，针感可向足底部扩散。

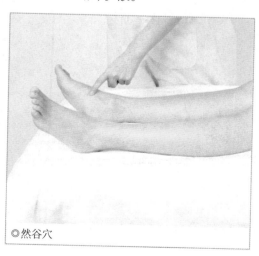

◎然谷穴

❤ 大钟穴：益肾平喘，调理二便

大钟穴隶属足少阴肾经穴。大，巨大也；钟，古指编钟，为一种乐器，其声浑厚洪亮。本穴物质为太溪穴传来的地部经水，在本穴的运行为从高处流落低处，如瀑布落下一般，声如洪钟，故名。具有联络表里、益肾平喘、调理二便之功用。

【找准穴位】

在足内侧，内踝后下方，当跟腱附着部的内侧前方凹陷处。

取法：

正坐或仰卧位，平太溪下0.5寸，当跟腱附着部的内侧凹陷处取穴。

【保健功效】

（1）精神-神经系统疾病：神经衰弱、精神病、痴呆、癔症。

（2）泌尿生殖系统疾病：尿潴留、淋病。

（3）其他：哮喘、咽痛、口腔炎、食道狭窄、便秘、疟疾。

【配伍】

（1）配太溪、神门穴，治心肾不交之心悸、失眠。

（2）配行间穴，治虚火上炎之易惊善怒。

（3）配鱼际穴，治虚火上炎之咽痛。

【注意事项】

（1）刺法：直刺0.5~0.8寸，局部酸胀。

（2）灸法：艾炷灸或温针灸3~5壮，艾条温灸5~10分钟。

❤ 水泉穴：清热益肾，通经活络

水泉穴隶属足少阴肾经穴。水，水液也；泉，水潭也。该穴名意指肾经水液在此聚集形成水潭。本穴物质为大钟穴传来的地部经水，在本穴聚集后如同水潭，故名水泉穴，具有传递水液、清热益肾、通经活络之功用。

【找准穴位】

在足内侧，内踝后下方，当太溪直下1寸（指寸），跟骨结节的内侧凹陷处。

取法：

正坐垂足或仰卧位，在太溪直下方1寸，当跟骨结节之内侧前上部凹陷处取穴。

【保健功效】

（1）妇科系统疾病：月经不调，痛经、闭经，月经过少，子宫脱垂，不孕症。

（2）其他：近视眼，膀胱痉挛、腹痛、小便不利、目昏花。

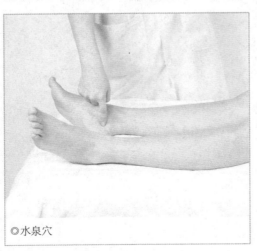

◎水泉穴

【配伍】

（1）配中极、水道穴，治肾气亏虚。

（2）配气海、血海、肾俞、三阴交、气海俞穴，治肾绞痛、肾结石。

（3）配肾俞、中极、血海穴，治血尿。

【注意事项】

（1）刺法：直刺 0.5 ~ 0.8 寸，局部酸胀。

（2）灸法：艾炷灸或温针灸 3 ~ 5 壮，艾条温灸 5 ~ 10 分钟。

♥ 复溜穴：补肾益气，温阳利水

复溜穴，别名昌阳穴、伏白穴、外命穴。复，再也；溜，悄悄地散失也。复溜名意指肾经的水湿之气在此再次吸热蒸发上行。本穴物质为照海穴传输来的寒湿水汽，上行至本穴后因其此再次吸收天部之热而蒸升，气血的散失如溜走一般，故名复溜。具有补肾益阴，温阳利水的功效。

【找准穴位】

在小腿内侧，太溪直上2寸，跟腱的前方。

取法：

正坐垂足或仰卧位，在太溪上2寸，在跟腱之前缘处取穴。

【保健功效】

（1）泌尿生殖系统疾病：肾炎、睾丸炎、尿路感染。

（2）精神-神经系统疾病：小儿麻痹后遗症、脊髓炎。

（3）其他：功能性子宫出血、腹膜炎、痔疮、腰肌劳损。

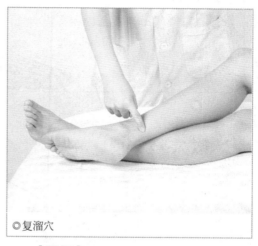
◎复溜穴

【配伍】

（1）配后溪、阴郄穴，治盗汗不止。

（2）配中极、阴谷穴，治癃闭。

【注意事项】

（1）刺法：直刺 0.8 ~ 1 寸，局部酸胀，有麻电感向足底放散。

（2）灸法：艾炷灸或温针灸3 ~ 5壮，艾条温灸5 ~ 10分钟。

▶ 精确取穴

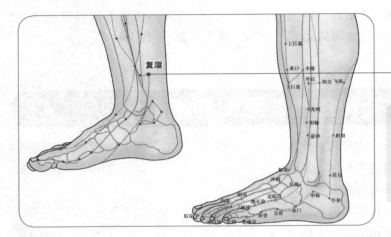

复溜穴位于人体的小腿里侧，脚踝内侧中央上二指宽处，胫骨与跟腱间(或太溪穴直上2寸，跟腱的前方)。

功用

清热生气。

配伍治病

盗汗不止：复溜配后溪、阴郄；

癃闭：复溜配中极和阴谷。

▶ 取穴技巧

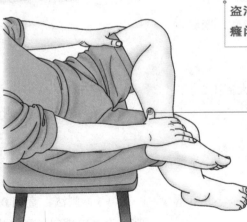

垂足，将一足抬起，翘放另一足膝盖上。再以另手轻握，四指放脚背，大拇指指腹所压之处即是。

▶ 自我按摩

用大拇指指腹由下往上推按该穴，每日早晚，左右各推按1~3分钟。

程度	拇指压法	时间/分钟
轻		1~3

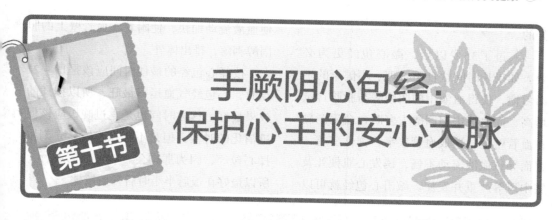

第十节

手厥阴心包经：保护心主的安心大脉

♥ 心包经：为心脑血管保驾护航

手厥阴心包经上有9个穴位：天池、天泉、曲泽、郄门、间使、内关、大陵、劳宫、中冲。手厥阴心包经是从心脏的外围开始的，到达腋下三寸处，然后沿着手前臂中间的中线，经过劳宫穴止于中指。

心包是中医的概念，西医中并没有心包这个概念。从名称可以看出，心包经与心脏是有一定关联的，其实心包就是心脏外面的一层薄膜。心为君主之官，是不能受邪的。因此在外邪侵犯时，心包就要挡在心脏的前面首当其冲，"代心受过，替心受邪"，所以，很多心脏上的毛病都可以归纳为心包经的病。如果没有原因的感觉心慌或者心脏似乎要跳出胸膛，这就是心包受邪引起的，不是心脏的病。

经常刺激心包经对于解郁、解压的效果非常好。刺激心包经时，先找到自己腋下里边的一根大筋，然后用手指掐住拨动，这时你会感觉小指和无名指发麻。如果每天晚上临睡前拨十来遍，就可以排遣郁闷、排去心包积液，对身体是非常有好

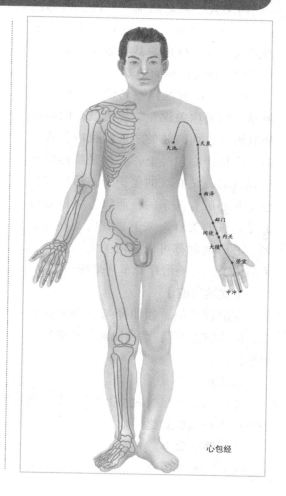

天池　天泉

曲泽

郄门

间使　内关

大陵

劳宫

中冲

心包经

处的。

人过了35岁以后，敲心包经更为必要。如果长时间饮食不合理、不健康的生活习惯，使得血液中的胆固醇与脂肪含量增高，而血液中胆固醇太多时，会逐渐黏在血管壁上，造成血管狭窄，弹性变差，继而导致血液流动不畅，诱发心肌梗死及脑中风等严重并发症。敲击心包经就可以使血液流动加快，使附着在血管壁上的胆固醇剥落，排出体外。

按揉心包经的最佳时间应该是19～21点时，心包经气血运行最旺，所以按揉的效果最好。这段时间也是吃过晚饭应该促进消化的时候，但是不要在晚饭后立刻按揉心包经，因为那样会影响气血的运行，所以最好在饭后半小时后开始按揉。

❤ 内关穴：宁心安神，理气镇痛

内关穴，别名阴维穴。内，内部；关，关卡。内关是指心包经的体表经水由此穴位注入体内，具有疏导水湿、宁心安神、理气镇痛的功效。

四穴总歌有这样一句话："酸痛取阿是，胸胁内关谋"。意思就是酸痛的病取阿是，而胸胁的病症则找内关穴。内关穴位于心包经上，心包是替心脏行使职权的，是心脏的保护伞，治疗疾病也是和心脏有关系的。所以，可以算得上是心脏的关口，关于心脏病、心绞痛等，心脏问题都可以找内关穴。此外，手揩内关穴还能治疗晕车、晕船。

【找准穴位】

在前臂掌侧，当曲泽与大陵的连线上，腕横纹上2寸，掌长肌腱与桡侧腕屈肌腱之间。

取法：

伸臂仰掌，在腕横纹上2寸，掌长肌腱与桡侧腕屈肌腱之间取穴。

【保健功效】

（1）循环系统疾病：风湿性心脏病、心绞痛、心肌炎、心内外膜炎、心动过速、心动过缓、心律不齐、血管闭阻性脉管炎、无脉症、高血压。

（2）消化系统疾病：胃炎、胃痉挛、肠炎、痢疾、急性胆管疾患。

（3）精神-神经系统疾病：癫痫、癔症、失眠、血管性头痛、多发性神经炎、脑血管病后遗症以及手术疼痛、膈肌痉挛、休克。

（4）其他：甲状腺功能亢奋、哮喘、疟疾。

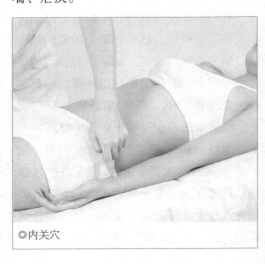

◎内关穴

（5）为针麻、镇痛常用穴之一。

【配伍】

（1）配公孙穴，治肚痛。

（2）配膈俞穴，治胸满支肿。

（3）配中脘、足三里穴，治胃脘痛、呕吐、呃逆。

（4）配外关、曲池穴，治上肢不遂、手震颤。

（5）配患侧悬厘穴，治偏头痛。

（6）配建里穴，除胸闷。

【注意事项】

（1）对按揉本穴对调节心律失常有很好的效果，按揉时用力不需太大，每次2分钟左右，有酸胀感就好。

（2）用拇指对本穴位进行一压一放的按摩，还可以起到止嗝的作用。

（3）刺法：直刺0.5～1寸。

（4）灸法：艾炷灸或温针灸5～7壮，艾条温灸10～20分钟。

❤ 劳宫穴：清心泄热，安定心神

劳宫穴，别名五里穴、掌中穴、鬼路穴。劳，就是劳作的意思；宫，宫殿的意思。劳宫的意思是指心包经的高热之气在此处穴位带动脾土的水湿气化，具有清心泄热、开窍醒神、消肿止痒的功效。

劳宫穴最大的作用就是安定心神。我们经常有这样的感受，在进行面试或者考场时，总会紧张的手心出汗，很多人用

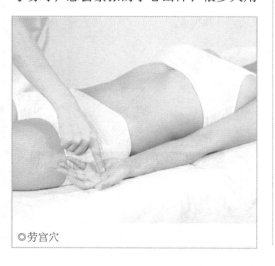

◎劳宫穴

的方法就是多做几个深呼吸，让自己的心平静下来，但也有些人是越呼吸越紧张。这个时候最好的办法，就是刺激劳宫穴，用双手互相在对侧按摩，用力掐按3～5分钟，就可以让心情放松下来。

【找准穴位】

在手掌心，当第二、三掌骨之间偏于第三掌骨，握拳屈指时中指尖处。

取法：

屈指握掌，在掌心横纹中，第三掌骨的桡侧，屈指握拳时，中指尖所点处取穴。

【保健功效】

（1）精神−神经系统疾病：脑血管意外、昏迷、中暑、癔症、精神病、小儿惊厥、吞咽困难。

（2）消化系统疾病：黄疸、食欲不振。

（3）五官科系统疾病：口腔炎、齿龈炎。

（4）其他：手癣、手指麻木、高血

▶ 精确取穴

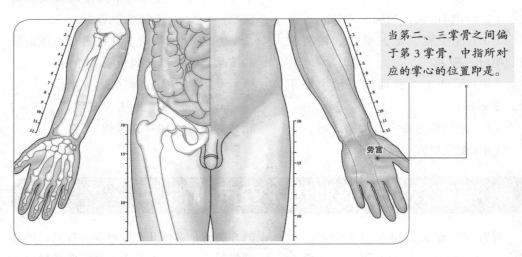

当第二、三掌骨之间偏于第3掌骨，中指所对应的掌心的位置即是。

劳宫

▶ 取穴技巧

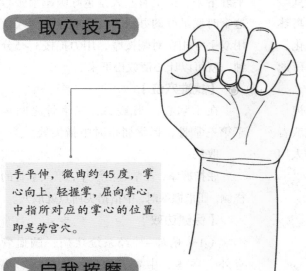

手平伸，微曲约45度，掌心向上，轻握掌，屈向掌心，中指所对应的掌心的位置即是劳宫穴。

功用
镇静安神、清热解毒。

配伍治病
中暑昏迷：劳宫配水沟、十宣、曲泽和委中；
口疮、口臭：劳宫配金津、玉液和内庭。

▶ 自我按摩

正坐、手平伸，掌心向上。以另手轻握，四指置手背，弯曲大拇指，用指甲尖垂直掐按。每天早晚左右各掐按一次，每次1~3分钟，先左后右。

程度	拇指压法	时间/分钟
重		1~3

压等。

【配伍】

（1）配水沟、十宣、曲泽、委中穴，治疗中暑昏迷。

（2）配金津、玉液、内庭穴，治疗口疮、口臭。

【注意事项】

（1）对本穴的按摩时间，一般为

3～5分钟，每日2～3次。

（2）对儿童要用力适度，以免挫伤手指。

（3）刺法：直刺0.3～0.5寸，局部胀痛，针感可扩散至整个手掌。

（4）灸法：艾炷灸3～5壮，艾条灸5～10分钟。

♥ 中冲穴：清心泄热，治疗睑腺炎有奇效

中，与外相对，指穴内物质来自体内心包经；冲，冲射之状。中冲的意思是指体内心包经的高热之气从这个穴位冲出体表。中冲穴是手厥阴心包经的井穴，具有苏厥开窍、清心泄热的功效，是常用穴之一。

中冲有一个很好的作用，就是治愈睑腺炎。我们会发现很多人的眼睛周围会长一些痘痘，医学称为睑腺炎，因为在眼睛周围故而不好随便乱动，但又影响美观。我们可以通过对中冲穴放血疗法来治疗。这个方法也很容易操作，用三棱针或者家用的缝衣针，用火或者95%的酒精消毒之后，捏紧中冲穴处的皮肤，迅速地点刺几下，挤出5～10滴血，然后迅速用棉球压紧止血。一般来说放血1～3次就可以见到疗效。

【找准穴位】

在手中指末节尖端中央。

取法：

仰掌，在手中指尖端之中央取穴。

【保健功效】

（1）精神–神经系统疾病：昏迷、休克、

脑出血、中暑、癔症、癫痫、小儿惊风。

（2）循环系统疾病：高血压、心绞痛、心肌炎。

（3）其他：小儿消化不良、舌炎、结膜炎等。

【配伍】

（1）配内关、水沟穴，治小儿惊风、中暑、中风昏迷等。

（2）配金津、玉液、廉泉穴，治舌强不语、舌本肿痛。

（3）配商阳穴，治耳聋时不闻音。

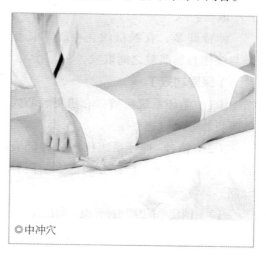

◎中冲穴

【注意事项】

（1）在施以捻法时，着力要和缓持续。

（2）本穴的施治一般为3～5分钟，每日3次左右。

（3）刺法：浅刺0.1寸，或用三棱针点刺出血。

（4）灸法：艾炷灸1～3壮，艾条灸5～10分钟。

大陵穴：清心安神，有效治疗癫痫

大陵穴，别名心主穴、鬼心穴。大，与小相对；陵，丘陵、土堆的意思。大陵的意思是指随心包经经水冲刷下行的脾土物质在这里堆积如山，如丘陵一般，故名大陵，具有燥湿生气的作用。

大陵穴有个最大的作用就是治疗癫痫。当癫痫突然发作的时候，赶紧刺激手腕上的大陵穴，用力掐按，能够很好地抑制病情的发作。控制病情后，再去医院进行进一步治疗。当我们突然感觉身体不适，身体有抽搐现象的时候，我们就要按压刺激大陵穴，来防治病情的复发。

【找准穴位】

在腕掌横纹的中点处，当掌长肌腱与桡侧腕屈肌腱之间。

取法：

伸臂仰掌，在腕横纹正中，掌长肌腱与桡侧腕屈肌腱之间取穴。

【保健功效】

（1）循环系统疾病：心肌炎、心内外膜炎、心动过速。

（2）精神-神经系统疾病：神经衰弱、失眠、癫痫、精神分裂症、肋间神经痛。

（3）消化系统疾病：胃炎、胃出血。

（4）运动系统疾病：腕关节及周围软组织疾患、足跟痛。

（5）其他：咽炎、腋窝淋巴结炎、疥癣等。

【配伍】

（1）配劳宫穴，治心绞痛、失眠。

（2）配外关、支沟穴，治腹痛、便秘。

（3）配水沟、间使、心俞、丰隆穴，治癫狂、惊悸。

【注意事项】

（1）对本穴的按摩时间不可太长，2分钟左右即可，有酸痛之感就可以。

（2）对于失眠者，睡前按揉本穴，可起到放松作用。

（3）对患有"鸡爪风"的患者，发作时用力按压本穴，痉挛立解。

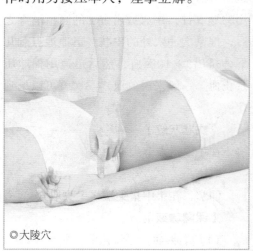

◎大陵穴

天池穴：活血化瘀，宽胸理气

天池穴，别名天会穴。穴位于乳头外侧，而乳头为人体体表的高地势处，故而本穴也位于高地势处，即天部，穴内物质又为心包经募穴膻中穴传来的高温水汽，至本穴后散热冷降为地部经水，本穴气血既处高位又为经水，故名天池穴。其具有活血化瘀、宽胸理气之功效。

【找准穴位】

在胸部，当第四肋间隙，乳头外1寸，前正中线旁开5寸。

取法：

仰卧位，在第四肋间隙中，乳头外侧1寸处取穴。

【保健功效】

（1）循环系统疾病：心绞痛、心脏外膜炎。

（2）妇产科系统疾病：乳腺炎、乳汁分泌不足。

（3）外科系统疾病：淋巴结核、腋窝淋巴结炎。

（4）其他：肋间神经痛、脑充血等。

【配伍】

（1）配列缺、丰隆穴，治咳嗽。

（2）配内关穴，治心痛。

（3）配支沟穴，治胁肋痛。

【注意事项】

刺法：斜刺或平刺0.5～0.8寸，局部酸胀。本穴正当胸腔，内容心、肺，不宜深刺，以免造成气胸。

天泉穴：宽胸理气，活血通脉

天泉穴，别名天温穴、天湿穴。天，天部也；泉，泉水也。该穴名意指心包经的下行经水是从高处飞落而下。本穴物质为天池穴传来的地部温热经水，由天池穴上部传至本穴时是从高处落下，气血物质如同由天而降，故名天泉穴。其具有宽胸理气、活血通脉之功效。

【找准穴位】

在臂内侧，当腋前纹头下2寸，肱二头肌的长、短头之间。

取法：

伸臂仰掌，在腋纹头下2寸，肱二头肌的长、短头之间取穴。

【保健功效】

（1）循环系统疾病：心绞痛、心动

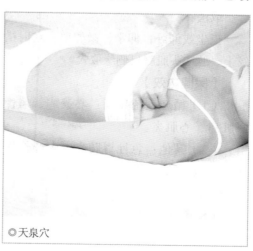

◎天泉穴

过速、心内膜炎。

（2）精神–神经系统疾病：肋间神经痛、膈肌痉挛、胸满、胁胀。

（3）其他：支气管炎、咳嗽、上臂内侧痛、视力减退等。

【配伍】

（1）配内关、通里穴，治心痛、心悸。

（2）配肺俞、支沟穴，治咳嗽、胸胁痛。

（3）配侠白、曲池、外关穴，治上肢痿、痹、瘫、痛。

【注意事项】

（1）刺法：直刺0.5～0.8寸，局部酸胀，针感可扩散至肩部。

（2）灸法：艾炷灸3～5壮，艾条灸5～10分钟。

曲泽穴：和胃降逆，清热解毒

曲泽穴隶属手厥阴心包经，为心厥阴心包经的合穴。本穴为心包经之穴，所处为南方之地，虽然心经上、下两部经脉的经气在此汇合并散热冷降，表现出水的润下特征，但天泉穴下传本穴的经水仍大量气化水湿，本穴如同热带沼泽一般生发气血，故名曲泽穴。其具有清暑泄热、和胃降逆、清热解毒之功效。

【找准穴位】

在肘横纹中，当肱二头肌腱的尺侧缘。

取法：

正坐或仰卧，仰掌，微屈肘，在肘横纹上，肱二头肌腱尺侧缘取穴。

【保健功效】

（1）循环系统疾病：心绞痛、风性心脏病、心肌炎。

（2）其他：急性胃肠炎、呕吐、胃痛、支气管炎、热病、瘾诊、中暑、小儿舞蹈病等。

【配伍】

（1）配内关、大陵穴，治心胸痛。

（2）配神门、鱼际穴，治呕血。

（3）配内关、中脘、足三里穴，治呕吐、胃痛。

（4）配大陵、心俞、厥阴俞穴，治心悸、心痛。

（5）配少商、尺泽、曲池穴，治肘臂挛急、肩臂痛。

【注意事项】

刺法：直刺0.8～1寸，局部酸胀，针感可向中指放散，或用三棱针点刺泻血。

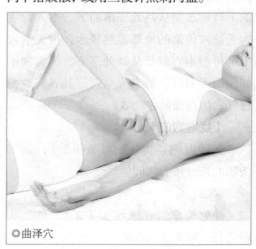

◎曲泽穴

▶ 精确取穴

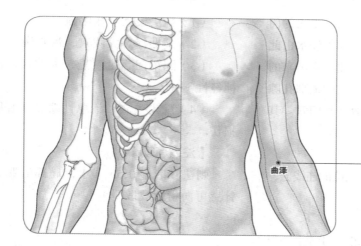

曲泽

曲泽穴位于人体的肘横纹中，当肱二头肌腱的尺侧缘。

▶ 取穴技巧

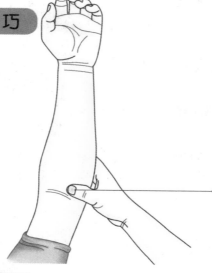

功用

散热降浊。

配伍治病

呕血：曲泽配神门和鱼际；
心胸痛：曲泽配内关和大陵。

正坐伸肘、掌心向上，微曲约45度，以另手轻握肘尖，四指在外，弯曲大拇指，用指尖垂直按压穴位即是。

▶ 自我按摩

用大拇指指尖垂直按压穴位，有酸、胀、痛的感觉。每天早晚，左右各按压一次，每次1~3分钟。

程度	拇指压法	时间/分钟
重		1~3

郄门穴：宁心安神，清营止血

郄门穴隶属手厥阴心包经，手厥阴心包经的郄穴。郄，孔隙也；门，出入的门户也。该穴名意指心包经的体表经水由此回流体内经脉。本穴物质为曲泽穴传来的温热经水，行至本穴后由本穴的地部孔隙回流心包经的体内经脉，故名郄门穴。其具有宁心安神、清营止血之功效。

【找准穴位】

在前臂掌侧，当曲泽与大陵的连线上，腕横纹上5寸。

取法：

仰掌，微屈腕，在腕横纹上5寸，当曲泽穴与大陵穴的连线上，于掌长肌腱与桡侧腕屈肌腱之间取穴。

【保健功效】

（1）循环系统疾病：心绞痛、心肌炎、风湿性心脏病、心悸。

（2）精神–神经系统疾病：膈肌痉挛、癔症、精神病。

（3）其他：乳腺炎、胸膜炎、胃出血等。

【配伍】

（1）配大陵穴，止咯血。

（2）配曲泽、大陵穴，治心痛。

（3）配梁门、足三里、太冲穴，治神经性呕吐。

（4）配内关穴，治急性缺血性心肌损伤。

【注意事项】

刺法：直刺0.5～1寸，局部酸胀，针感可向指端放散。

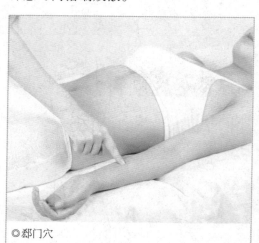

◎郄门穴

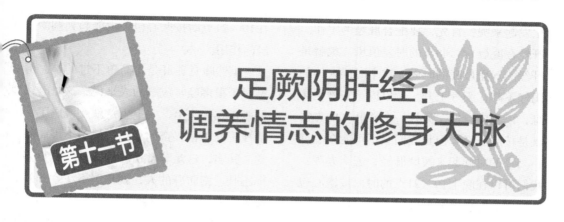

第十一节

足厥阴肝经：
调养情志的修身大脉

♥ 肝经：护卫身体的大将军

足厥阴肝经上有14个穴位：大敦、行间、太冲、中封、蠡沟、中都、膝关、曲泉、阴包、足五里、阴廉、急脉、章门、期门。

足厥阴肝经有14个穴位，从下往上走，起于大脚趾内侧的指甲缘，向上到脚踝，然后沿着腿的内侧向上，在肾经和脾经中间，绕过生殖器，最后到达肋骨边缘止。肝经和肝、胆、胃、肺、膈、眼、头、咽喉都有联系，所以虽然循行路线不长，穴位不多，但是作用很大，可以说是护卫我们身体的大将军。

前面我们讲了，肝是将军之官，是主谋略的。所谓"将军之官"的意思是指，将军不仅可以打仗，而且还能够运筹帷幄。将军运筹帷幄的功能，就相当于肝的藏血功能，而"谋略出焉"，指的就是把肝气养足了才能够出谋略，才能让我们更聪明。因此，我们的聪明才智能否最大限度地发挥，全看我们的肝气足不足。

那如何能够使肝气畅通，让人体气机

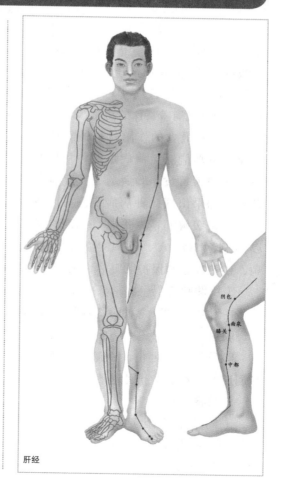

肝经

生发起来呢？首先，要配合肝经的工作。肝经在凌晨1点到3点的时候值班，也就是肝经的气血最旺的时候，这个时候人体的阴气下降，阳气上升，所以应该安静地休息，以顺应自然。另外一个养肝气的方法就是按摩肝经，但是我们又不可能在凌晨1～3点的时候起来按摩肝经，怎么办呢？我们可以在晚上19～21点的时候按摩心包经，因为心包经和肝经属于同名经，所以在19～21点时按摩心包经也能起到刺激肝经的作用。

虽然睡觉养肝是再简单不过的事，但是对于很多经常应酬的人来说，这个时候可能正在兴头上，一笔生意就要谈成了，精神正处于很兴奋的状态，根本不可能睡觉。其实，这是非常伤肝的，现在有很多得乙肝、脂肪肝的人，就是因不注意养肝造成的。

章门穴：祛除黄疸，强化肝脏功能

章门穴，别名长平、胁髎、季胁。章，通"障"；门是守护、出入的地方，刺激章门穴，就好像打开四围的屏障，所以称为章门。章门穴是肝经上的大穴，对治疗肝脏疾病有着特殊的功效。

章门穴最大的作用就是祛除黄疸，强化肝脏功能。黄疸病是一种常见的疾病，表现为目黄、脸黄、尿黄、身黄等现象。如果出现此种病症我们可以按揉章门穴来缓解病情。平时空闲的时候可以多刺激章门穴，不只是为了治疗疾病，还可以起到保护肝脏的作用。

【找准穴位】

在侧腹部，当十一肋游离端的下方处。

取法：

仰卧位或侧卧位，在腋中线上，合腋屈肘时，在肘尖止处是该穴。

【保健功效】

（1）消化系统疾病：消化不良、腹痛腹胀、肠炎泄泻、肝炎黄疸、肝脾肿大、小儿疳积。

（2）其他：高血压、胸胁痛、腹膜炎、烦热气短、胸闷肢倦、腰脊酸痛。

【配伍】

（1）配足三里穴，治荨麻疹、组织胺过敏症。

（2）配天枢、脾俞、中脘、足三里穴，治肝脾不和之腹胀、痞块、胁痛、泄泻、消瘦。

（3）配肾俞、肝俞、水道、京门、阴陵泉、三阴交、阳谷、气海穴，治肝

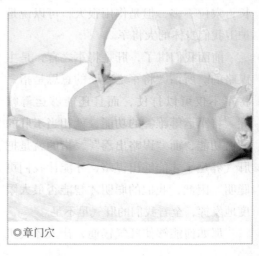

◎章门穴

硬化腹水、肾炎。

【注意事项】

（1）手法宜轻柔，千万不可过度用力，对儿童尤应注意。

（2）每次施治的时间3～5分钟，每日2～3次。

（3）刺法：斜刺0.5～0.8寸。

（4）灸法：艾炷灸5～9壮，艾条灸10～20分钟。

❤ 太冲穴：疏肝养血，防治高血压的大穴

太冲穴是肝经上用得最多的一个穴位，可以说是个明星穴位。太，大的意思；冲，冲射之状。太冲的意思是指肝经的水湿风气在此穴位向上冲行。太冲的有很多的作用，可以调节情绪，降低血压。

高血压症，已成为现在人们最头疼的问题，高血压是肝的问题。对于肝阳上亢而导致的血压增高。太冲配合大墩穴就可以引血下行，阻止血压升高。太冲穴位于我们的脚部，所以每次泡完脚后，顺势掐揉3～5分钟，效果非常的好。

【找准穴位】

在足背侧，当第一跖骨间隙的后方凹陷处。

取法：正坐垂足或仰卧位，于足背第一、二跖骨之间，跖骨底结合部前方凹陷处，当拇长伸肌腱外缘处取穴。

【保健功效】

（1）神经系统疾病：高血压、头痛头晕、失眠多梦。

（2）泌尿生殖系统疾病：月经不调、功能性子宫出血、子宫收缩不全、遗尿、癃闭、淋病、阴缩、泌尿系感染。

（3）消化系统疾病：腹痛腹胀、大便困难或溏泻。

（4）五官科疾病：目赤肿痛、咽痛喉痹。

（5）心血管系统疾病：心绞痛、胸胁胀痛。

（6）外科疾病：疝气、乳痈、肠炎、颈淋巴结核。

（7）其他：肝炎、血小板减少症、四肢关节疼痛、肋间神经痛、下肢痉挛、各种昏迷。

【配伍】

（1）配大敦穴，治七疝。

（2）泻太冲、补太溪、复溜穴，治肝阳上亢之眩晕。

（3）配肝俞、膈俞、太溪、血海

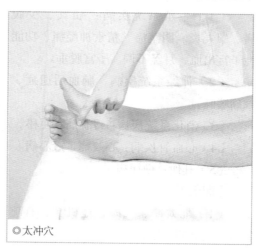

◎太冲穴

穴，治贫血、羸瘦。

（4）配间使、鸠尾、心俞、肝俞穴，治癫狂痫。

【注意事项】

（1）按揉时，要力道沉稳，用力适度。

（2）每日2～3次，每次施治时间5分钟左右即可。

（3）刺法：直刺0.5～0.8寸。

（4）灸法：艾炷灸或温针灸3～5壮，艾条灸10～20分钟。

♥ 大敦穴：回阳救逆，调经通淋

大敦穴，是肝经上的第一个穴位。大墩，大树墩的意思，这里指穴内气血的生发特性。大敦穴，性情敦厚，担负着调和周围的穴位的重担。它也是肝经上的井穴，就是经气汇聚的地方。

当我们生闷气、心情不畅的时候用大拇指指腹揉按穴位，有酸、胀、痛的感觉。每次左右揉按3～5分钟，先左后右。

【找准穴位】

在足大趾末节外侧，距趾甲角0.1寸。

取法：

正坐伸足或仰卧位，从拇趾爪甲外侧缘与基底部各作一线，于交点处取穴。

【保健功效】

（1）生殖系统疾病：疝气、少腹痛、睾丸炎、阴茎痛、精索神经痛、功能性子宫出血、月经不调、子宫脱垂。

（2）神经系统疾病：脑血后遗症、癫痫嗜睡。

（3）消化系统疾病：胃脘痛、便秘。

（4）心血管疾病：心绞痛、冠心病。

（5）其他：糖尿病。

【配伍】

（1）配太冲、气海、地机穴，有疏肝行气止痛的作用，主治疝气。

（2）配隐白穴，直接艾炷灸，有补益肝脾、调理冲任的作用，主治功能性子宫出血。

（3）配百会、三阴交、照海穴，有调补肝肾、益气固脱的作用，主治子宫脱垂。

【注意事项】

（1）按摩时用力要适中，节奏要和谐。

（2）每日2～3次，每次施治时间3～5分钟即可。

（3）刺法：浅刺0.1～0.2寸。

（4）灸法：艾炷灸3～5壮，艾条灸5～10分钟

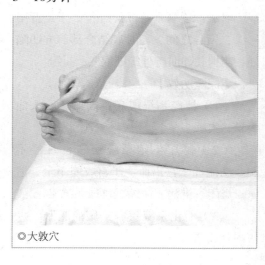

◎大敦穴

▶ 精确取穴

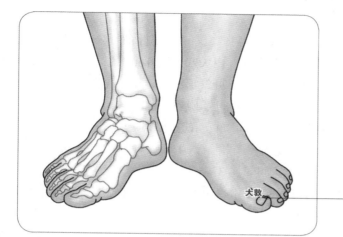

人体大敦穴位于足大
趾末节外侧，距趾甲
角0.1寸。

犬敦

▶ 取穴技巧

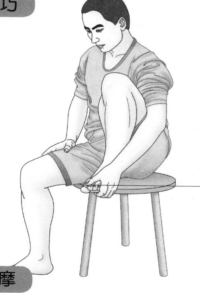

功用
生发风气。

配伍治病
癫狂和中风：大敦配内关和水沟；
梅核气：大敦配膻中、天突和间使。

正坐垂足，屈曲左膝，抬左
足置于椅上，用左手轻握左
脚趾，四指在下，弯曲大拇
指，以指甲尖垂直掐按穴位
即是。

▶ 自我按摩

用大拇指指腹揉按穴位，有酸、
胀、痛的感觉。每次左右各揉按
3~5分钟，先左后右。

程度	拇指压法	时间/分钟
重		3~5

期门穴：健脾疏肝，理气活血

期门穴隶属足厥阴肝经，为肝之募穴，是足太阴、厥阴、阴维之会穴。期，同时也有周期的意思；门，是出入的门户。中医讲，气血运行是有周期的，它从肺经的云门穴出来，历经肺经、大肠经、肝经，到期门穴为一个周期。

期门穴一个最大的作用就是消除疼痛。日常生活中，尤其是女性，心思细密，火气大，总是爱生闷气。这一类人可以每天按摩一下肝经在胸腹部这一块的经络，将手放在腋窝下面，然后从腋窝一直往下推，每次推30～50次，对于缓解两胁疼痛有很好的效果。而且，对于肝气的瘀滞导致的其他病症也有很好的疗效。爱生气的人士，可以多经常按揉，对修身养性有很好的帮助。

【找准穴位】

在胸部，当乳头直下，第六肋间隙，前正中线旁开4寸。

取法：

仰卧位，先定第四肋间隙的乳中穴，并于其下二肋（第六肋间）处取穴。对于女性患者则应以锁骨中线的第六肋间隙处定取。

【保健功效】

（1）消化系统疾病：胃肠神经官能症、肠炎、胃炎、胆囊炎、肝炎、肝肿大。

（2）其他：心绞痛、胸胁胀满、癃闭遗尿、肋间神经痛、腹膜炎、胸膜炎、心肌炎、肾炎、高血压。

【配伍】

（1）配大敦穴，治疝气。

（2）配肝俞、公孙、中脘、太冲、内关穴，治肝胆疾患、胆囊炎、胆结石及肝气郁结之胁痛、食少、乳少、胃痛、呕吐、呃逆、食不化、泄泻等。

【注意事项】

（1）每日2～3次，每天施治时间3～5分钟即可。

（2）手法宜轻柔，千万不可过度用力，对儿童尤应注意。

（3）刺法：斜刺0.5～0.8寸，局部酸胀，可向腹后壁放散；沿肋间方向平刺0.5～1.0寸；针刺时应控制好方向、角度和深度，以防刺伤肝肺。

（4）灸法：艾炷灸5～9壮，艾条灸10～20分钟。

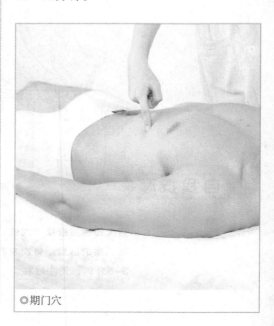

◎期门穴

行间穴：凉血安神，熄风活络

行间穴隶属足厥阴肝经，为足厥阴肺经的荥穴。行，行走、流动、离开也；间，二者当中也。该穴名意指肝经的水湿风气由此顺传而上。本穴物质为大敦穴传来的湿重水汽，至本穴后吸热并循肝经向上传输，气血物质遵循其应有的道路而行，故名。有泻肝热、凉血安神、熄风活络的功效。

【找准穴位】

在足背侧，当第一、二趾间，趾蹼缘的后方赤白肉际处。足厥阴肝经的荥穴。

取法： 正坐或仰卧位，于足背第一、二趾趾缝端凹陷处取穴。

【保健功效】

（1）生殖系统疾病：睾丸炎、阴茎痛、疝气、功能性子宫出血、痛经。

（2）神经系统疾病：小儿惊风、精神经分裂症、神经衰弱、脑血管后遗症。

（3）泌尿系统疾病：遗尿、淋疾。

（4）消化系统疾病：消化不良、便秘、胃脘胀痛、呃逆腹胀。

（5）运动系统疾病：急慢性腰腿痛、膝部扭伤及慢性劳损。

（6）呼吸系统疾病：咳嗽气喘、齿痛喉痹。

（7）心血管系统疾病：心绞痛、心悸、胸闷气短。

（8）外科疾病：疔疮痈肿。

（9）其他：高血压、青光眼、肋间神经痛、腹膜炎、糖尿病、牙痛、失眠及足跟痛。

【配伍】

（1）配睛明穴，治青光眼、降眼压。

（2）配太冲、合谷、风池、百会穴，治肝火上炎、头痛、眩晕、鼽衄。

（3）配中脘、肝俞、胃俞穴，治肝气犯胃之胃痛。

（4）配中府、孔最穴，治肝火犯肺干咳或咯血。

（5）配合太冲穴，由太冲穴向行间穴方向掐揉，可治疗因肝气郁结引起的疾病。

【注意事项】

（1）按摩：用大拇指指尖掐。

（2）刺法：直刺0.5～0.8寸，局部酸胀，可放散至足背；斜刺0.5～0.8寸，局部酸胀，可放散至足背部。

（3）灸法：艾炷灸3～5壮，艾条灸5～10分钟。

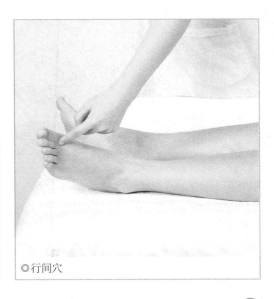

◎行间穴

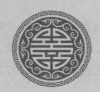